国家卫生健康委员会住院医师规范化培训规划教材

重症医学

第 2 版

主　编　于凯江　杜　斌
副主编　管向东　王祥瑞　马晓春　康　焰

人民卫生出版社
·北　京·

图书在版编目（CIP）数据

重症医学 / 于凯江，杜斌主编. —2 版. —北京：
人民卫生出版社，2022.4（2024.9重印）
国家卫生健康委员会住院医师规范化培训规划教材
ISBN 978-7-117-32070-2

Ⅰ．①重… Ⅱ．①于… ②杜… Ⅲ．①险症－诊疗－
职业培训－教材 Ⅳ．①R459.7

中国版本图书馆 CIP 数据核字（2021）第 191981 号

人卫智网	www.ipmph.com	医学教育、学术、考试、健康，购书智慧智能综合服务平台
人卫官网	www.pmph.com	人卫官方资讯发布平台

重 症 医 学
Zhongzheng Yixue
第 2 版

主　　编：于凯江　杜　斌
出版发行：人民卫生出版社（中继线 010-59780011）
地　　址：北京市朝阳区潘家园南里 19 号
邮　　编：100021
E - mail：pmph @ pmph.com
购书热线：010-59787592　010-59787584　010-65264830
印　　刷：人卫印务（北京）有限公司
经　　销：新华书店
开　　本：850×1168　1/16　印张：16
字　　数：542 千字
版　　次：2015 年 11 月第 1 版　2022 年 4 月第 2 版
印　　次：2024 年 9 月第 4 次印刷
标准书号：ISBN 978-7-117-32070-2
定　　价：58.00 元
打击盗版举报电话：010-59787491　E-mail：WQ @ pmph.com
质量问题联系电话：010-59787234　E-mail：zhiliang @ pmph.com

编者名单

编　委（按姓氏笔画排序）

于凯江　哈尔滨医科大学附属第一医院

于湘友　新疆医科大学第一附属医院

万献尧　大连医科大学附属第一医院

马晓春　中国医科大学附属第一医院

王　雪　西安交通大学第一附属医院

王春亭　山东省立医院

王祥瑞　同济大学附属东方医院

艾宇航　中南大学湘雅医院

安友仲　北京大学人民医院

孙荣青　郑州大学第一附属医院

严　静　浙江医院

杜　斌　中国医学科学院北京协和医院

李文雄　首都医科大学附属北京朝阳医院

杨　毅　东南大学附属中大医院

陈德昌　上海长征医院

林建东　福建医科大学附属第一医院

周飞虎　中国人民解放军总医院

赵鸣雁　哈尔滨医科大学附属第一医院

胡振杰　河北医科大学第四医院

姜　利　首都医科大学宣武医院

诸杜明　复旦大学附属中山医院

康　焰　四川大学华西医院

管向东　中山大学附属第一医院

黎毅敏　广州医学院第一附属医院

潘景业　温州医科大学附属第一医院

编写秘书　刘海涛　哈尔滨医科大学附属肿瘤医院

数字编委（按姓氏笔画排序）

丁仁彧　中国医科大学附属第一医院

王学斌　上海市东方医院

尹万红　四川大学华西医院

邓一芸　四川大学华西医院

朱　然　中国医科大学附属第一医院

刘海涛　哈尔滨医科大学附属肿瘤医院

何征宇　上海交通大学医学院附属仁济医院

陈敏英　中山大学附属第一医院

欧阳彬　中山大学附属第一医院

出 版 说 明

为配合 2013 年 12 月 31 日国家卫生计生委等 7 部门颁布的《关于建立住院医师规范化培训制度的指导意见》，人民卫生出版社推出了住院医师规范化培训规划教材第 1 版，在建立院校教育、毕业后教育、继续教育三阶段有机衔接的具有中国特色的标准化、规范化临床医学人才培养体系中起到了重要作用。在全国各住院医师规范化培训基地四年多的使用期间，人民卫生出版社对教材使用情况开展了深入调研，全面征求基地带教老师和学员的意见与建议，有针对性地进行了研究与论证，并在此基础上全面启动第二轮修订。

第二轮教材依然秉承以下编写原则。①坚持"三个对接"：与 5 年制的院校教育对接，与执业医师考试和住培考核对接，与专科医师培养与准入对接；②强调"三个转化"：在院校教育强调"三基"的基础上，本阶段强调把基本理论转化为临床实践、基本知识转化为临床思维、基本技能转化为临床能力；③培养"三种素质"：职业素质、人文素质、综合素质；④实现"三医目标"：即医病、医身、医心；不仅要诊治单个疾病，而且要关注患者整体，更要关爱患者心理。最终全面提升我国住院医师"六大核心能力"，即职业素养、知识技能、患者照护、沟通合作、教学科研和终身学习的能力。

本轮教材的修订和编写特点如下：

1. 本轮教材共 46 种，包含临床学科的 26 个专业，并且经评审委员会审核，新增公共课程、交叉学科以及紧缺专业教材 6 种：模拟医学、老年医学、临床思维、睡眠医学、叙事医学及智能医学。各专业教材围绕国家卫生健康委员会颁布的《住院医师规范化培训内容与标准(试行)》及住院医师规范化培训结业考核大纲，充分考虑各学科内亚专科的培训特点，能够符合不同地区、不同层次的培训需求。

2. 强调"规范化"和"普适性"，实现培训过程与内容的统一标准和规范化。其中临床流程、思维与诊治均按照各学科临床诊疗指南、临床路径、专家共识及编写专家组一致认可的诊疗规范进行编写。在编写过程中反复征集带教老师和学员意见并不断完善，实现"从临床中来，到临床中去"。

3. 本轮教材不同于本科院校教材的传统模式，注重体现基于问题的学习(PBL)和基于案例的学习(CBL)的教学方法，符合毕业后教育特点，并为下一阶段专科医师培养打下坚实的基础。

4. 充分发挥富媒体的优势，配以数字内容，包括手术操作视频、住培实践考核模拟、病例拓展、习题等。通过随文或章节二维码形式与纸质内容紧密结合，打造优质适用的融合教材。

本轮教材是在全面实施以"5+3"为主体的临床医学人才培养体系，深化医学教育改革，培养和建设一支适应人民群众健康保障需要的临床医师队伍的背景下组织编写的，希望全国各住院医师规范化培训基地和广大师生在使用过程中提供宝贵意见。

融合教材使用说明

本套教材以融合教材形式出版,即融合纸书内容与数字服务的教材,读者阅读纸书的同时可以通过扫描书中二维码阅读线上数字内容。

获取数字资源的步骤

1 扫描封底红标二维码,获取图书"使用说明"。

2 揭开红标,扫描绿标激活码,注册/登录人卫账号获取数字资源。

3 扫描书内二维码或封底绿标激活码随时查看数字资源。

4 下载应用或登录zengzhi.ipmph.com体验更多功能和服务。

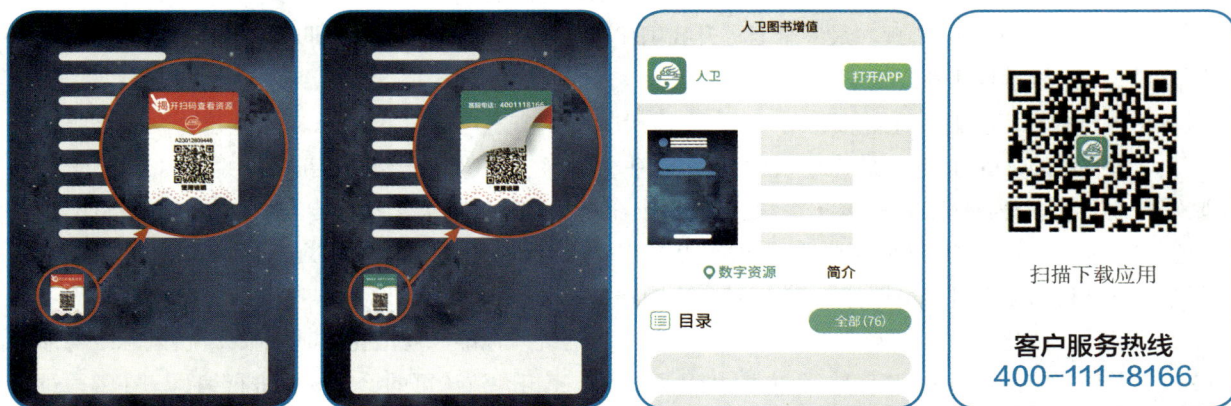

配 套 资 源

➢ **电子书:《重症医学》(第2版)** 下载"人卫APP",搜索本书,购买后即可在APP中畅享阅读。

➢ **住院医师规范化培训题库** 中国医学教育题库——住院医师规范化培训题库以本套教材为蓝本,以住院医师规范化培训结业理论考核大纲为依据,知识点覆盖全面、试题优质。平台功能强大、使用便捷,服务于住培教学及测评,可有效提高基地考核管理效率。题库网址:tk.ipmph.com。

主 编 简 介

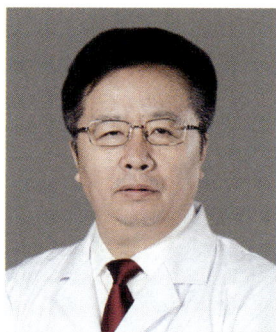

于凯江

教授，博士生导师。哈尔滨医科大学附属第一医院院长，哈尔滨医科大学副校长。中华医学会重症医学分会第四届主任委员，中国医师协会重症医学医师分会副会长，中国病理生理学会危重病医学专业委员会全国常务委员。

从事教学工作20余年，一直致力于脓毒症、多器官功能障碍综合征、急性呼吸窘迫综合征、急性重症胰腺炎及各种心脏病术后等临床常见重症的病理生理、治疗原则的研究。在重症感染，连续性血液净化治疗，呼吸机治疗，有创、无创血流动力学监测等方面的研究处于国内领先水平。

发表SCI收录论文30余篇。曾获得"中国医师奖""全国抗击新冠肺炎疫情先进个人""黑龙江省卫生系统有突出贡献中青年专家"等荣誉和称号。

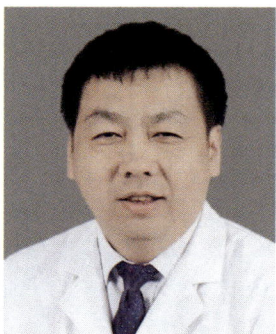

杜斌

教授，博士生导师。中国医学科学院北京协和医院副院长。中国医师协会重症医学医师分会会长，亚太危重病医学协会（APACCM）副主席。

多次参与国内各种突发公共卫生事件的医疗救治工作，圆满完成临床医疗工作。近5年发表论文47篇。在SCI收录的25篇论文中（IF 239），以第一作者或通信作者发表15篇（IF 174.2）。应邀为国外学术期刊撰写述评，并向国际学术界介绍中国的重症医学与重症医学科研工作，多次代表中国重症医学界在国际学术会议上进行演讲。

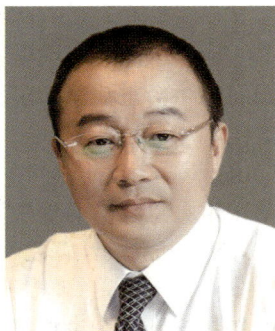

管向东

教授,博士生导师。中山大学附属第一医院重症医学科、重症医学教研室主任。中华医学会重症医学分会第五届主任委员,*Critical Care Medicine* 中文版执行主编,*Critical Care* 中文版主编,*Critical Care* 英文版的海外咨询专家。

从事重症医学教学、临床与科研工作近 30 年,于国内率先开设本科重症医学与研究生课程,是国内第一批(2003 年)重症医学专业博士点导师。

获"全国抗击新冠肺炎疫情先进个人"称号。

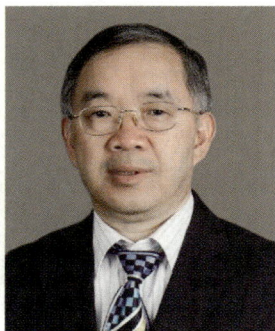

王祥瑞

教授,博士生导师。同济大学附属东方医院麻醉与危重病医学科主任。中华针灸学会针刺麻醉分会副主任委员,中国医师学会疼痛科医师分会常务委员,《中华麻醉学》《中国疼痛医学杂志》《临床麻醉学》《国际麻醉与复苏杂志》编委。

主持国家自然基金 7 项,国家重点基础研究发展计划(973 计划)2 项,发表论文 300 余篇,其中 SCI 收录论文 70 篇,主编专著和译著 7 部。2017 年荣获"国之名医•优秀风范"称号。

副主编简介

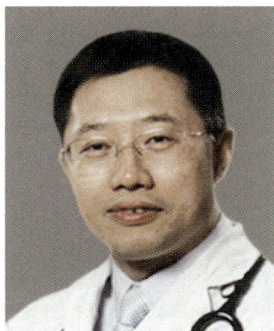

马晓春

教授,博士生导师。中国医科大学附属第一医院重症医学科主任。中华医学会重症医学分会副主任委员,中国病理生理学会危重病医学专业委员会常务委员,中国医师协会重症医学医师分会常务委员。

从事教学工作近 30 年,参编著作 7 部、全国危重病诊疗指南 12 部。获得国家科学技术进步奖二等奖。

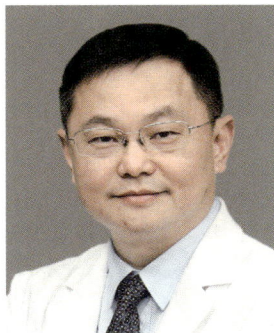

康焰

教授,博士生导师。四川大学华西天府医院院长,四川大学华西医院重症医学科主任。中华医学会重症医学分会副主任委员,中国医师协会重症医学医师分会第一至三届副会长。

曾获亚洲医院管理奖、中华医学科学技术进步奖二等奖等多项荣誉。先后参与了武汉、绥芬河、牡丹江、乌鲁木齐、喀什等多地的抗疫工作。获"全国优秀共产党员""全国抗击新冠肺炎疫情先进个人"等称号。

前　言

从 1984 年陈德昌教授在北京协和医院创建我国第一个现代意义上的重症治疗病房开始，到 2008 年 7 月 4 日，在学科分类的国家标准中确立重症医学为临床医学二级学科，重症医学得到了迅猛的发展。但是它与传统二级学科相比底子还很薄，专业力量还很弱。为了使重症医学能健康地发展，中华医学会重症医学分会做出了大量的工作并付出了辛勤的努力。为了帮助刚刚从事重症医学的医师更快地掌握重症医学知识，并且把学到的知识有效地应用到重症患者，使之受益最大化，2013 年人民卫生出版社组织编写了住院医师规范化培训规划教材《重症医学》。

《重症医学》(第 2 版)延续上版特色，注重理论知识和临床实践相结合，突出临床思维能力的培养。体现培训特色，强化"三个临床"，提高"三个能力"；把握院校教育与毕业后教育的区别，强调"创新性""针对性"；注重教材的"全面性"以及"整体优化"；凸现学科特色，体现专业个性；注重"包容性"与"普适性"。教材以病例引入，按照标准的临床流程，逐步、逐层、逐项展开临床思维，并结合必要、适当的知识点，源于病例、高于病例，反映临床流程，重在培养临床思维，凝练、结合相关知识点与经验。教材中的临床病例资料具有代表性，知识点以及相关内容通过多种方式予以提示、说明、扩展，临床流程与临床思维或符合相关疾病的诊疗指南、常规、共识，或符合循证医学的相关精髓。知识点与临床思维有机结合，体现"所为应有所想，所想应有所知"；知识点是相关内容的精华，根据疾病和所展示病例的特点，多样化地予以展示，在所列举的病例中予以体现，注重思维"横纵结合"。

重症医学的专业性和综合性都比较强，它整合了内科、外科、麻醉、护理等多个专业的医疗技术，是 21 世纪医学模式转变的代表。与此同时，当前形势对从事重症医学的医师素质提出了更高的要求，按规范化、专业化标准培养符合重症医学要求的人才已成为当务之急。《重症医学》(第 2 版)围绕国家卫生健康委员会颁布的《住院医师规范化培训内容与标准(试行)》的总则与细则、住院医师规范化培训结业考核大纲进一步研讨与深入落实，以达成共识，满足不同层次医院对培训教材的需要，推动教材质量的不断提高和教材使用范围的不断扩大，力争打造具有中国特色的毕业后重症医学教育培训精品教材。

感谢王婷婷、方强、王斌、赵慧颖、全世超、黄立、张洁、刘丽霞、朱然、张久之在本书编写过程中所作的贡献。希望本教材能为重症医学培养出更多合格的住院医师，同时恳请广大重症同仁在应用中发现问题，给予指正。

于凯江　杜　斌

2022 年 2 月

目　　录

**第二篇
各论**

第一篇

总　论

第一章　重症医学概论

重症医学是负责危及生命的急性疾病或创伤患者诊断与治疗的临床医学专科。目前，重症医学已经成为现代医疗服务体系中重要的组成部分。多种疾病过程都可以发展为重症，其导致的病理生理学改变能够引发相同或相似的器官功能障碍。通过及时发现上述病情变化，以及深入了解不同器官、系统之间的相互作用，重症医学团队能够改善重症患者的临床预后。因此，从广义上讲，重症医学具有两方面功能。首先，为已经或可能出现的急性可逆转的致命性器官功能障碍患者提供医疗救治；其次，为接受复杂手术或其他干预治疗措施的患者提供重要器官功能的监测与支持治疗。

重症医学的功能包括：

- 复苏及稳定病情。
- 改善患者生理指标，以防止器官功能衰竭。
- 保证复杂手术患者围术期的顺利过渡。
- 器官系统功能衰竭的支持治疗。
- 及时发现无效治疗。

重症医学的基本理念最早源自英国弗洛伦斯·南丁格尔（Florence Nightingale）于克里米亚战争期间提出的设想，即将重症伤员（或术后患者）集中在独立区域以密切监测病情变化，从而利于病情恢复。19 世纪中后叶以后，英美等国相继出现了为手术后患者设置的术后恢复病房，随后的医疗实践充分显示了将病情最严重患者集中诊治的益处。

20 世纪 50 年代早期，欧美多国发生了脊髓灰质炎的暴发流行，在一定程度上促进了重症医学的发展。直至 1952 年，采用"铁肺"进行的负压机械通气仍然是提供长期呼吸功能支持的主要手段。在丹麦哥本哈根的疫情期间，对大量合并呼吸肌麻痹的脊髓灰质炎患者通过气管切开实施手动通气，使得此类患者的病死率从流行初期的 80% 降低至后期的 23%，这也成为现代重症治疗病房（intensive care unit，ICU）的雏形。1958 年，正压呼吸机首先在美国麻省总医院用于临床，显著降低了急性呼吸功能衰竭患者的病死率。正压机械通气与其他器官功能支持治疗技术的进步，极大地加速了 ICU 和重症医学的发展。中国的重症医学始于 20 世纪 80 年代早期。陈德昌教授在法国完成了为期 2 年的学习后，率先在北京协和医院创建了国内第一个具有现代意义的 ICU。

一、重症医学的基本概念

ICU 是危及生命的急性疾病或创伤患者在医院内接受重症医学相关的医疗和护理（例如，机械通气和有创血流动力学监测）的场所。ICU 中使用多种有创和无创设备，护士与患者按照一定的比例配备，且有重症医学专科医生 24 小时负责，从而对患者进行不间断地密切监测和支持治疗。北美洲习惯使用"危重病医学（critical care medicine，CCM）"描述 ICU 所提供的专科诊疗活动，而多数欧洲国家则使用"重症监护医学（intensive care medicine，ICM）"。

重症过渡病房［high dependency unit（HDU），intermediate care unit］能够为重症患者提供较普通病房更高强度的监测与治疗（除呼吸系统外的其他单一器官功能支持治疗），但通常不负责进行机械通气治疗。重症过渡病房的护士与患者比例介于 ICU 和普通病房之间，重症医学专科医生无须 24 小时在场。在欧美，很多 HDU 均为专科性质，但也有越来越多的综合性 HDU。患者可以因为病情恶化从普通病房收入 HDU（治疗升级），或因急性疾病恢复到一定阶段从 ICU 转入 HDU（治疗降级）。

二、重症医学的医疗服务

传统上，重症医学负责在 ICU 和 HDU 中对病情有可能逆转的重症患者提供医疗护理服务。ICU 与医院普通病房的区别体现在以下三个方面：①护士与患者比例很高；②具有多种有创监测设备；③广泛使用机械性和 / 或药物性生命支持治疗措施（如机械通气、升压药物、持续透析等）。通常，根据患者所需的医疗和护理服务强度可以将重症患者进行分类（表 1-1-1），并据此确定患者接受诊疗的适宜场所。HDU 或 ICU 可以提供 2 级的重症监护治疗，而 3 级重症治疗仅能在 ICU 中进行。

表 1-1-1　重症监护治疗的分级

分级	医疗和护理服务强度
0 级	急性病医院普通病房即可提供所需医疗护理服务
1 级	具有病情恶化风险的患者（包括病情更加危重的患者病情好转后），普通病房配备额外设备或在重症医学团队支持下可以满足其医疗护理需求
2 级	普通病房无法提供患者所需的监测和 / 或治疗强度，包括对单一器官系统功能衰竭提供支持治疗
3 级	患者需要高级呼吸功能支持，或除基本呼吸功能支持外，至少需要其他两个器官系统的支持治疗

由于重症患者所需的监护治疗级别可能迅速变化，因此，尽早发现有病情恶化风险的患者，对于及时开始治疗至关重要。临床实践中常常使用各种评分系统以帮助医务人员及时发现上述高危患者。近期提出了 ICU 外延服务（又称没有围墙的 ICU）这一概念，即由重症医疗护理团队在医院的其他病房对重症患者进行诊疗，负责心搏骤停、创伤患者的救治，以及院间转运等。ICU 外延服务亦称为医疗急救小组（medical emergency team，MET）或快速响应小组，是对病情不稳定的患者提供多学科医疗护理服务的新方式（表 1-1-2）。ICU 外延服务通常由一个多学科小组负责，该小组由经过重症医学专科培训的医生领导，成员包括有经验的护士和 / 或呼吸治疗师。MET 或快速响应小组的主要职责包括：①及时发现患者病情变化，必要时进行干预，避免病情恶化需要收治 ICU；②确保患者及时收入 ICU，以改善临床预后；③对于从 ICU 转入普通病房的患者提供持续支持，以利于病情恢复；④向普通病房的患者提供重症医疗服务，并且利用从普通病房、患者家属及社区收集的资料，改进对于患者及其家属的重症医疗服务。

表 1-1-2　呼叫医疗急救小组的标准

项目	指标
怀疑气道梗阻	喘鸣
呼吸	呼吸频率急性改变 <8 次 /min 或 >36 次 /min
	SpO_2 急性改变 <90%（尽管面罩吸氧 10L/min）
循环	心率急性改变 <40 次 /min 或 >140 次 /min
	收缩压急性改变 <90mmHg
意识状态	意识状态急性改变
对患者情况感到担心	—

三、重症医学的收治和转出标准

重症医学的治疗目的是提供支持治疗直至病情恢复，而非在病情没有恢复希望时延长生命。由于经常出现 ICU 床位短缺，因此需要更加合理和公平地利用现有资源。美国危重病医学学会主张根据病情的优先度模型确定患者是否需要收治 ICU。

优先度模型（prioritization model）将患者区分为最可能从 ICU 收治中获益（优先度 1）和完全不能从 ICU 治疗中获益（优先度 4）。

1. 优先度 1　指病情不稳定的重症患者，包括需要机械通气支持的术后患者或急性呼吸功能衰竭患者，接受有创监测和 / 或血管活性药物治疗的休克患者或血流动力学不稳定患者。此类患者需要加强治疗及密切监测，且上述治疗和监测无法在 ICU 之外进行。一般情况下，上述治疗包括机械通气、持续输注血管活性药物及持续肾脏替代治疗等。对于优先度为1的患者,其接受的治疗通常没有任何限制。

2.优先度2 指需要密切监测且可能需要立即干预治疗的患者,包括发生急性重症内科或外科疾病的慢性病患者。这些患者所接受的治疗一般没有任何限制。

3.优先度3 指病情不稳定的重症患者,包括发生感染、心脏压塞或气道梗阻等并发症的恶性肿瘤患者。由于基础疾病或急性病导致病情恢复的可能性下降。优先度为3的患者应当接受加强治疗以缓解急性病,但应当对治疗强度进行限制,例如限制进行气管插管或心肺复苏治疗等。

4.优先度4 指通常不适于收入ICU的患者。在特殊情况下,应当根据患者的具体情况,由ICU主任决定是否收入。此类患者可以按照如下情况进行分类。

(1)尽管积极治疗措施无法在ICU以外的病房中安全进行,但患者接受这些积极治疗的可能性很低,因此无法从ICU治疗中获益或获益甚微(病情太轻因而无法从ICU治疗中获益)。此类患者包括周围血管手术、血流动力学稳定的糖尿病酮症酸中毒、轻度充血性心力衰竭或意识清醒的药物过量等。

(2)因病情处于不可逆的终末阶段而濒临死亡(病情过重因而无法从ICU治疗中获益)。此类患者包括重度不可逆的颅脑损伤,不可逆的多器官功能衰竭,肿瘤转移且化疗和/或放疗效果不好(除非采取特殊治疗方案),具有自主决策能力且拒绝加强治疗和/或有创监测而仅接受和缓治疗,非捐献器官的脑死亡,持续性植物状态,永久性意识不清等。

ICU收治的客观标准(表1-1-3)尽管反映了专家的共识意见,但仍然具有主观性,可以根据实际情况进行修订。

表1-1-3 ICU和HDU收治标准

支持方式	收治标准
高级呼吸支持治疗	机械通气支持(面罩持续气道正压通气或无创通气除外)
	呼吸功能发生迅速恶化,从而需要立即气管插管和机械通气
基础呼吸功能监测和支持	需要通过面罩给予50%以上的氧
	病情可能进行性恶化从而需要高级呼吸支持治疗
	至少每2小时需要物理治疗以清除气道分泌物
	患者经过长时间气管插管和机械通气后近期得以成功拔管
	需要面罩通气、持续气道正压通气或无创通气
	患者接受气管插管以保护气道,但无须机械通气
循环支持	需要血管活性药物维持动脉血压或心排出量
	任何原因造成的低血容量,导致循环不稳定且对容量复苏治疗反应不佳
	患者心搏骤停,经过复苏后需要接受加强治疗
神经系统监测和支持治疗	任何原因造成的中枢神经系统抑制,足以影响气道及保护性反射
	神经系统有创监测
肾脏支持治疗	需要急性肾脏替代治疗

说明 需要高级呼吸支持治疗的患者应当收入ICU。

需要≥2个器官系统支持治疗的患者应当收入ICU。

需要单一器官支持治疗的患者可能适于收入HDU而非ICU。

此外,对于已经收入ICU的患者,应当对其状态进行持续评估,以鉴别无须ICU治疗的患者。ICU的转出标准包括:①当患者生理状态稳定,不再需要ICU监测和治疗时;②当患者生理状态恶化,不再需要积极治疗时,可转入到更低级的医疗单位。

四、ICU的管理模式

从历史上看,ICU的管理模式可分为开放式、封闭式与半封闭式三种。在开放式ICU,医院内有权利收治患者的任何主治医生都可以直接负责ICU患者的收治及医疗决策。仅当ICU出现床位或人员缺乏时,ICU主任才负责最终的收治或转出决策。开放式ICU不一定配备专门的ICU医生,而且夜班也不一定由

ICU 医生负责。只有其他专科医生认为有必要时,ICU 医生才以会诊的方式参与患者的诊疗。这一模式的优点在于保持医疗服务的连续性,在美国尤其是小医院较为普遍。

相反,在封闭式 ICU 中,由 ICU 医生负责所有重症患者的医疗工作。根据医院的习惯不同,其他专科医生以不同的方式参与患者的诊疗。封闭式 ICU 应当配备全职 ICU 主任,同时应当有全职住院医生。所有医嘱和操作均应由 ICU 医生负责。与开放式 ICU 相比,封闭式 ICU 收治的患者临床预后更好,且成本效益比更佳。欧洲和澳洲的 ICU 更多采用这种管理模式。

半封闭式 ICU 的管理模式介于开放式与封闭式之间。在半封闭式 ICU 中,ICU 医生负责评估患者病情,以及是否适宜收入 ICU(分诊),但由其他专科医生负责做出最终决定。ICU 医生与其他专科的医生共同负责重症患者部分或全部的诊疗工作。ICU 医生的主要职责是分诊及紧急情况的处理,包括血流动力学、呼吸、液体、营养及医疗安全的管理。这一模式在外科尤为常见,外科医生负责与手术相关的医疗工作(如伤口管理、移植后免疫抑制药物的应用等),而 ICU 医生则负责复苏、生理指标的监测、器官系统功能支持及 ICU 安全等。

综合医院中 ICU 的床位数一般占医院总床位数的 1%～4%,具体数字取决于 ICU 的种类和作用。一般而言,综合 ICU 的床位多于专科 ICU。如果 ICU 床位过少,不仅成本效益比较差,而且也不足以为医务人员提供足够的提升临床经验和技能的机会;同时 ICU 床位过多也会带来管理方面的问题,当每个重症医学诊疗小组负责的患者数超过 12 名时,其工作效率就会显著降低。在世界许多国家的医院中,综合 ICU 和专科 ICU 并存。中国约有 50% 的 ICU 为专科 ICU。由于研究结果相互矛盾,有关综合 ICU 与专科 ICU 孰优孰劣尚无定论。研究显示,某些特殊疾病(如蛛网膜下腔出血)在专科 ICU 接受救治临床预后更佳,但是,非专科疾病收入专科 ICU 可能增加病死率。国内外的经验表明,ICU 成功与否的决定因素并非在于其为综合 ICU 还是专科 ICU,或者负责 ICU 的医生具有何种专业背景,而是在于是否由全职 ICU 医生负责重症患者的救治,ICU 医护人员是否经过正规的重症医学专科培训,以及患者的救治是否采取多学科的方式等。

1986 年,美国医学专业委员会(American Board of Medical Specialties,ABMS)批准了四个医学专科(包括麻醉科、内科、儿科和外科)建立重症医学的亚专科培训及认证体系。随着临床医学的不断发展,人们已经逐渐认识到,尽管 ICU 相关培训对于上述专科(甚至所有专科)的医生非常重要,但重症医学已经不再是麻醉学、外科学、内科学或其他专科的一部分,而成为独立的医学专科(而非亚专科),需要独立的专科培训和认证。

五、重症医学治疗的安全性

近 20 年来,重症医学在全球范围内得到迅速发展。以美国为例,从 1985 年到 2000 年,尽管全国医院总数有所减少,但 ICU 床位占医院总床位的比例从 7.8% 增加到 13.4%。每年约有 4 000 000 名重症患者收入 ICU,其中约 500 000 名患者在 ICU 死亡。2000 年,美国所有 ICU 的医疗总费用占医院医疗费用的 13.3%,相当于全国医疗卫生费用的 4.2%,国民生产总值的 0.56%。由于 ICU 的医疗费用数额巨大,因此 ICU 的医疗质量尤为重要。

Leapfrog 工作组由超过 150 个全球性大公司(即私立和公立医疗服务的提供者)组成,旨在改进医疗服务的质量。Leapfrog 工作组的医疗质量改进策略包括三个重要方面:①电脑化医嘱录入(CPOE);②针对高危手术和新生儿 ICU 的循证医院转诊(EHR);③ICU 医生配备(IPS)。Leapfrog 将重症医学的专科医生定义为:①经过认证的各个专科医生得到了重症医学亚专科的认证;②经过认证的急诊科医生完成了由美国毕业后医学教育评鉴委员会(Accreditation Council for Graduate Medical Education,ACGME)认证的重症医学专科培训;③在建立重症医学亚专科认证前,经过认证的内科、麻醉科、儿科或外科医生完成了重症医学培训,且 1987 年以后每年在 ICU 全职工作的时间至少 6 周。

六、中国重症医学的规范化培训

建立重症医学的住院医师与专科医师规范化培训制度至关重要,是规范重症医学后备人才培养,建立重症医学专业梯队,确保重症医学学科健康可持续发展的重要举措。

2013 年 12 月 31 日,国家卫生和计划生育委员会牵头 7 部门,发布了《关于建立住院医师规范化培训制度的指导意见》[国卫科教发(2013)56 号]。次年 8 月 22 日,国家卫生和计划生育委员会发布了《国家卫生计生委关于印发住院医师规范化培训管理办法(试行)的通知》[国卫科教发(2014)49号],在全国范围内开始了临床医学27个专业、口腔医学7个专业以及中医学的住院医师规范化培训。遗憾的是,由于多种因素的影响,重症医学专业被排除在外,对重症医学学科发展及专业人才的梯队建设造成了一定的负面影响。

2020年,新型冠状病毒疫情在全球爆发。我国的重症医学同道奋战在全国各地临床一线,为救治新冠肺炎危重患者、控制国内疫情做出了有目共睹的贡献,重症医学的重要性也再次得以显现。3月15日,中国医师协会重症医学医师分会、中华医学会重症医学分会和中国病理生理学会危重病医学专业委员会联名向国家卫生健康委员会提交了《关于新增重症医学住院医师规范化培训的申请》。5月15日,上述申请得到了国家卫生健康委员会和中国医师协会的批准,重症医学住院医师规范化培训在全国范围内正式实施。

在借鉴国内外其他专业规范化培训的经验基础上,我国的重症医学住院医师规范化培训确定为3年,包括为期12个月的的重症医学科轮转,以及总共21个月的其他科室轮转(心血管内科,呼吸内科,消化内科,肾脏内科,神经内科,普通外科和麻醉科)。在轮转过程中,住培学员将接受基础临床能力和基本职业素养、综合临床能力及重症医学专业能力的培训。重症医学住院医师规范化培训的目标是培养学员良好的职业素养、专业能力、患者管理、沟通合作、教学能力和学习能力,并能够独立完成重症医学科临床常见问题的诊疗工作。

2015年12月14日,《关于开展专科医师规范化培训制度试点的指导意见》[国卫科教发(2015)97号]发布,标志着专科医师规范化培训试点工作的开始。在2018年6月5日公布的第二批试点专科中,重症医学名列其中。在试点阶段,重症医学专科医师规范化培训为期2年,包括综合ICU和专科ICU轮转阶段,其间要求住培学员完成至少6个月的住院总医师训练。

(杜 斌 于凯江)

参考文献

[1] BRILLI R J, SPEVETZ A, BRANSON R D, et al. Critical care delivery in the intensive care unit: Defining clinical roles and the best practice model. Crit Care Med, 2001, 29(10): 2007-2019.

[2] EGOL A, FROMM R, GUNTUPALLI K, et al. Guidelines for intensive care unit admission, discharge, and triage. Task Force of the American College of Critical Care Medicine, Society of Critical Care Medicine. Crit Care Med, 1999, 27(3): 633-638.

第二章　重症患者的早期识别、病情评估及转运

第一节　重症患者的早期识别与病情评估

早期识别并评估重症患者是临床医生的一项重要基本技能，不但重症医生应该熟练掌握，普通病房的医护人员也应该对其中的重要内容熟练应用，以保障医疗安全。重症患者的早期评估应以保证生命为前提，可以结合脏器损伤的严重程度进行评估。病情评估后应该判断当地是否具备救治条件，不具备救治条件应积极营造转运条件，及时、安全转运。

病例摘要

患者男，80 岁。胃癌切除术后 3 天，嗜睡、呼吸困难 2 天。既往有高血压病史。心功能 IV 级。
查体：神志不清，体温 37.8℃，血压 130/63mmHg，脉搏 135 次 /min，呼吸 22 次 /min，面罩吸氧 6L/min，SpO_2 92%。

【问题 1】　针对患者情况，如何才能在早期发现病情恶化？

普通病房的医护人员首先应当具备重症意识，即意识到患者随时可能病情恶化，然后应定时对患者的重要生理学参数进行监测，实时、量化进行综合评估，以期尽早发现指标异常。依据评估结果对患者临床恶化的风险程度进行分级。

思路 1：普通病房的医护人员应定期常规对患者生理学参数紊乱进行初步评估，以确定患者风险程度。

知识点

患者并非死于疾病本身，而是死于疾病所致的病理生理学紊乱及脏器障碍，早期识别患者生命是否处于危险状态也是基于这一理念，重点评估患者的生理学紊乱程度。

思路 2：需要初步评估的生理学参数包括呼吸频率、心率 / 心律、血压、脉搏、血氧饱和度、意识水平、体温等。

知识点

生理学参数的选择

1. 呼吸频率　呼吸频率增快是所有患者病情加重的重要体征。

2. 心率 / 心律　心率的异常快慢可反映心脏的代偿或受抑制，特征性的心律异常对病因初始确定和评估非常重要。

3. 血压　是脏器灌注的重要基础，既要评价收缩压，也要注意舒张压。临床常使用平均动脉压反应患者的灌注压，重症患者低血压更常见且有临床意义。

4. 血氧饱和度　可以间接综合反映心肺功能状态和组织灌注及氧耗情况，并且在临床上已广泛开展、操作简便、易于携带、价格低廉。

5. 脉搏　脉搏过快或过慢都具有重要的临床意义。

6. 意识水平　根据患者的清晰程度一般分为清醒、语言反应、疼痛反应和无反应四类。

7. 体温　发热或低体温都代表重症疾病所致的生理学紊乱。

思路 3：将上述生理学参数紊乱程度进行量化的综合评估，以确定患者的临床风险。目前用于普通病房住院医师与护理人员早期快速量化综合评估患者危重程度的工具，如国家早期预警评分（National Early Warning Score，NEWS）已在欧美得到广泛推广（表 1-2-1）。NEWS 根据各项生理学参数的评分总和，最终确定患者的临床风险高低。一般认为，NEWS 总分在 0~4 分为低风险；5~6 分或单项评分 3 分则为中度风险；≥7 分为高度风险。

表 1-2-1　国家早期预警评分（National Early Warning Score，NEWS）

生理学参数	3分	2分	1分	0分	1分	2分	3分
呼吸频率/（次·min^{-1}）	≤8		9~11	12~20		21~24	≥25
SpO_2/%	≤91	92~93	94~95	≥96			
氧疗		有		无			
收缩压/mmHg	≤90	91~100	101~110	111~219			≥220
心率/（次·min^{-1}）	≤40		41~50	51~90	91~110	111~130	≥131
意识				A			V, P, or U
体温/℃	≤35.0		35.1~36.0	36.1~38.0	38.1~39.0	≥39.1	

注：A 为清醒，V 为语言反应，P 为疼痛反应，U 为无反应。

【问题 2】　患者 NEWS 评分高达 10 分，为高风险患者，经重症医师急会诊后转入 ICU。收治患者时，重症医学科住院医师应该如何进行初始病情评估及处理？

重症医学科住院医师应该快速进行重点评估，并检查气道、呼吸、循环、意识水平等重要器官系统的主要情况并记录，完成血气分析、血糖、乳酸等床旁快速检查，确定存在的危及生命的异常情况及可能原因，结合重点突出的快速病史采集，建立初步诊断，给予高效而有针对性的抢救性治疗，为下一步精细化治疗赢得时间。

思路 1：重症患者病情评估的特点不同于普通疾病的诊断模式，一般分初次评估和二次评估两阶段进行。初次评估的主要目的是发现危及生命的异常生理学紊乱及其原因，确立初步诊断，给予高效的抢救性治疗，以挽救生命，为下一步明确诊断和完善治疗赢得时间。

思路 2：重症患者病史采集困难，应数分钟内抓住病史特点。

知识点

重症患者病史采集特点

1. 病史来源　目击者、亲属、护送的医护人员。
2. 主要症状　与重要脏器受损状态密切相关的症状，如神志改变、呼吸困难的发生和进展、疼痛的特点和进展、乏力等。
3. 其他　创伤或非创伤、手术或非手术、用药史和/或毒物接触史。

思路 3：重症患者查体应重点关注气道、呼吸、循环系统，意识水平及肢体运动功能（表 1-2-2）。注意不要遗漏腹部重要体征，包括触痛范围及包块大小，肝/脾大小，腹壁的硬度、张力、反跳痛，听诊有无血管杂音及肠鸣音是否消失。育龄期女性必须考虑宫内及异位妊娠的可能。

表 1-2-2　气道、呼吸、循环系统体格检查要点

检查部位		体格检查要点
气道	梗阻原因	舌后坠、创伤、出血、呕吐、异物、感染、炎症、喉痉挛等
	视诊	发绀，呼吸节律和频率，辅助呼吸肌参与呼吸，三凹征，神志改变
	听诊	异常呼吸（气喘、喘鸣、气过水声等），完全梗阻时呼吸音消失
	触诊	呼出气流减少或消失

续表

检查部位			体格检查要点
呼吸	病因	中枢驱动障碍	中枢神经系统障碍
		泵衰竭	神经/脊髓损伤，肌肉病变，胸廓异常，疼痛等
		肺部疾病	气胸，血胸，误吸，慢性阻塞性肺疾病，哮喘，肺水肿，肺挫伤，急性肺损伤，急性呼吸窘迫综合征，肺栓塞，肋骨骨折，连枷胸等
	视诊		发绀，神志改变、呼吸节律和频率，辅助呼吸肌参与呼吸，三凹征，呼吸深度，氧饱和度
	听诊		不能言语，异常呼吸音，叩诊浊音
	触诊		胸廓对称性及活动度，气管位置，捻发感，腹部胀气等
循环	病因	原发	缺血，心律失常，瓣膜病变，心肌病，心包填塞等
		继发	药物，缺氧，电解质紊乱，脱水，急性失血，贫血，感染等
	视诊		外周灌注下降，失血，神志改变，呼吸困难，少尿，颈静脉怒张等
	听诊		心音改变，额外心音，心脏杂音，颈动脉杂音等
	触诊		心前区搏动，中心及外周动脉搏动等

思路 4：重症患者的生理学参数必须用表格记录，便于动态追踪，评估病情，指导治疗。基本参数包括心率、血压、呼吸、体温、意识状态等。时间允许时需准确记录吸入氧浓度、血氧饱和度、出入量、液体平衡和药物使用情况等。使用中心静脉导管、肺动脉导管等特殊设备时需要准确测量相关参数并记录。

思路 5：重症患者初始评估时，辅助检查首先是呼吸循环相关项目，要求简便快速。动脉血气分析通常可以在床旁快速实施，可提供大量有用的信息，如 pH、PaO_2、$PaCO_2$、HCO_3^-、血红蛋白浓度、电解质、乳酸、血糖，甚至肾功能指标等。其他指标如血常规、体液常规、血液生化、微生物学、心电图、影像学、超声等检查，可以根据病史、体格检查等按需安排。

思路 6：重症患者初始治疗的基本原则是保证最基本的生理学稳定，为原发疾病的治疗赢得时间。应遵循复苏 ABC 原则：A（airway），确保气道开放；B（breathing），提供足够的通气和氧合；C（circulation），建立静脉通路，恢复循环血容量。所有重症患者，不管在何种情况下，初始治疗都应该遵循上述原则，并且应该与前述病史采集、查体等同步进行。初始抢救的同时，还应该结合病史、体格检查和实验室检查结果进一步明确诊断，综合分析各项生理参数变化，判断患者生理功能储备，评估初始治疗反应，以完善初始诊断及治疗。

【问题 3】 如果初始评估及诊断不能明确，病情继续恶化，应该如何处理？

初始评估气道、呼吸、循环有困难，或常规治疗措施难以实施或迅速纠正器官功能异常时，如重度肥胖、顽固性低氧、严重休克等，应当及时呼叫上级医生。

忠告

住院医师一定要养成及时寻求帮助的意识并形成习惯！

留置肺动脉导管（视频）　　重症超声（视频）

【问题 4】 完成初始评估后，如何进行二次评估？

经初始救治，生命体征稳定后，应该立即进行二次评估（表 1-2-3）。此期的主要内容为进一步完善病史采集，包括主诉、现病史、既往史（特殊慢性疾病）及治疗经过（手术史）等。完成全面系统的查体、辅助检查，进行重点性的病理生理检测，完善病历记录。明确诊断，确立主要矛盾，评估初始治疗反应，修正与完善治疗方案。注意上述评估应反复进行。

表 1-2-3　重症患者初始评估与二次评估要点对比

要点	初始评估 明确主要的生理学问题	二次评估 明确潜在的病因
病史	主要特点 ● 目击者、医护人员、亲属 ● 主要症状：疼痛、呼吸困难、神志改变、乏力 ● 创伤或非创伤	更多详细信息 ● 主诉 ● 既往史、慢性疾病、手术史 ● 治疗经过

续表

要点	初始评估 明确主要的生理学问题	二次评估 明确潜在的病因
病史	- 手术或非手术 - 用药史和/或毒物接触史	- 用药史和过敏史 - 系统回顾 - 家族史 - 伦理和法律问题 - 社会心理和身体的独立性
体格检查	视、听、触诊 - 气道 - 呼吸和氧合 - 循环 - 意识水平	系统全面的体格检查 - 呼吸系统检查 - 心血管系统检查 - 腹部、泌尿生殖道检查 - 中枢神经和运动系统检查 - 内分泌和血液系统检查
表格记录	必要的生理学参数 - 心率、节律 - 血压 - 呼吸频率和血氧饱和度 - 意识水平	病历记录及实时记录 - 及时完善的医疗、护理记录 - 确立诊断及鉴别诊断 - 记录当前事件
检查	- 血气分析 - 血糖	- 血液检查 - 影像学检查 - 心电图 - 必要的病理生理监测：有创动脉压、中心静脉压、重症超声心肺定性评估等 - 微生物学检查
治疗	与上述措施同时进行 - 确保足够的通气和氧合 - 建立静脉通道、初始液体复苏 - 评估初始治疗的反应 - 寻求更有经验的建议和帮助	评估反应、判断趋势、完善治疗 - 按需为特殊的器官系统提供支持 - 选择恰当的救治场所 - 获得专家的建议和帮助

【问题5】 二次评估过程中,如何对该患者的病情危重程度进行综合评估?

针对该患者,可采用急性生理与慢性健康状况评分(acute physiology and chronic health evaluation,APACHE Ⅱ)对其病情危重程度进行评估。

思路1:重症疾病评分系统可以给临床提供量化、客观的指标,用以评估疾病严重程度。疾病评分系统大致可以分为特异性评分系统和非特异性评分系统。ICU 患者疾病危重程度评估多采用疾病非特异评分系统,便于不同基础疾病的患者进行病情危重程度比较。APACHE Ⅱ是目前全球范围内使用最为广泛的非特异重症疾病评分系统(表 1-2-4)。

表 1-2-4　急性生理和慢性健康评分(APACHE Ⅱ)详表

A= 急性生理评分(APS)								
生理学指标	高于正常范围				正常范围	低于正常范围		
	+4	+3	+2	+1	0	+1	+2	+3	+4
肛温 /℃	≥41	39～40.9		38.5～38.9	36～38.4	34～35.9	32～33.9	30～31.9	≤29.9
MAP/mmHg	≥180	130～159	110～129		70～109		50～69		≤49
心率 /(次·min⁻¹)	≥180	140～179	110～139		70～109		55～69	40～54	≤39

续表

A= 急性生理评分（APS）								
生理学指标	高于正常范围			正常范围	低于正常范围			
	+4	+3	+2	+1	0	+1	+2	+3	+4
呼吸频率 /(次•min^{-1})	≥50	35~49		25~34	12~24	10~11	6~9		<5
A-aDO$_2$(FiO$_2$≥50%)	≥500	350~499	200~349		<200				
PaO$_2$(FiO$_2$<50%)					>70	61~70		55~60	<54
pH	≥7.7	7.6~7.69		7.5~7.59	7.33~7.49		7.25~7.32	7.15~7.24	<7.15
Na$^+$/(mmol•L^{-1})	≥180	160~179	155~159	150~154	130~149		120~129	111~119	<110
K$^+$/(mmol•L^{-1})	≥7	6~6.9		5.5~5.9	3.5~5.4	3~3.4	2.5~2.9		<2.5
Cr/(μmol•L^{-1})（急性肾衰竭时评分加倍）	≥309	177~308	133~176		53~132		<53		
HCT/%	≥60		50~59.9	46~49.9	30~45.9		20~29.9		<20
WBC(×10^9/L)	≥40		20~39.9	15~19.9	3~14.9		1~2.9		<1
15-GCS									
静脉血 HCO$_3^-$/[(mmol•L^{-1})，用于无血气结果时]	≥52	41~51.9		32~40.9	22~31.9		18~21.9	15~17.9	<15
BUN(无 Cr 时)/mg•dl^{-1}	≥81	51~80	21~50		8~20		<8		

急性生理评分（APS）=上述 12 项生理指标评分之和

B= 年龄评分					
年龄	≤44	45~54	55~64	65~74	≥75
评分	0	2	3	5	6

C= 慢性健康状况评分

如果患者有严重的器官系统功能不全病史或免疫抑制,应如下评分。

①非手术或急诊手术后患者:5 分;②择期术后患者:2 分。

器官功能不全和免疫功能抑制状态必须在此次入院前即有明显表现,并符合下列标准。

心血管系统:纽约心脏协会心功能Ⅳ级。

呼吸系统:慢性限制性、阻塞性或血管性疾病导致的严重活动受限,如不能上楼或从事家务劳动;或明确的慢性缺氧、高碳酸症、继发性红细胞增多症、严重肺动脉高压(>40mmHg)和呼吸机依赖。

肝脏:活检证实肝硬化,明确的门脉高压,既往由门脉高压造成的上消化道出血,或既往发生过肝脏功能衰竭、肝性脑病、昏迷。

免疫功能抑制:患者接受的治疗能抑制对感染的耐受性,如免疫抑制治疗、化疗、放疗、长期或最近大剂量的类固醇治疗,或患有抑制感染耐受性的疾病,如白血病、淋巴瘤。

肾脏:接受长期透析治疗。

注:A-aDO$_2$= FiO$_2$×(PB−PH$_2$O)−PaCO$_2$ / RQ−PaO$_2$

MAP 为平均动脉压,A-aDO$_2$ 为肺泡动脉氧分压差,FiO$_2$ 为吸氧浓度,PaO$_2$ 为氧分压,Cr 为肌酐,HCT 为红细胞比容,WBC 为白细胞计数,GCS 为格拉斯哥昏迷评分,BUN 为尿素氮,PB 为大气压,PH$_2$O 为水蒸气压,PaCO$_2$ 为二氧化碳分压,RQ 为呼吸商。

思路 2: APACHE Ⅱ广泛用于评估重症疾病严重程度及指导治疗,评估不同机构、国家的治疗效果,用于临床研究中病情危重程度及治疗措施有效性的相关评估,用于医疗服务质量控制及医疗资源分配等。APACHE Ⅱ还可以计算重症患者的预期病死率。

APACHE Ⅱ评分系统

1. APACHE Ⅱ评分由急性生理评分、年龄评分及慢性健康评分构成。分值越高,表示病情越重,预后越差,病死率越高。

2. 急性生理评分(acute physiology score,APS)包括 12 项生理指标,选择转入 ICU 最初 24 小时内的最差值(最高值或最低值),并根据附表分别进行评分,选择较高的分值。

3. 年龄评分从 44 岁以下到 75 岁以上共分为 5 个阶段,分别评为 0～6 分。

4. 慢性健康评分要求患者入院前须满足慢性器官功能不全或免疫功能抑制状态的诊断。符合慢性器官功能不全或免疫功能抑制的患者,如果施行择期手术后转入 ICU,记 2 分;急诊手术或非手术后转入 ICU,记 5 分。

5. 最终的 APACHE Ⅱ评分为三项分值之和。

6. APACHE Ⅱ评分最初设计为转入 ICU 24 小时内最差值评分,因而一般不用于连续动态评价患者的病情危重程度。

【问题 6】 患者入住 ICU 后,予无创通气 2 天后失败,改行气管插管机械通气,入住 ICU 第 6 天仍机械通气,血压 156/78mmHg,心率 112 次 /min,SpO$_2$ 升至 96%,FiO$_2$ 为 50%。如何动态评估患者病情危重程度?

APACHE Ⅱ主要用于评估重症患者入住 ICU 24 小时内的危重程度,并预测预后。序贯器官衰竭评分(sequential organ failure assessment,SOFA)主要用来动态评估病情危重程度(表 1-2-5)。

表 1-2-5　序贯器官衰竭评分(SOFA)

器官系统	变量	0分	1分	2分	3分	4分
呼吸系统	PaO$_2$/FiO$_2$/mmHg	≥400	<400	<300	<200 on MV	<100 on MV
血液系统	血小板 /($10^9 \cdot L^{-1}$)	≥150	<150	<100	<50	<20
肝脏	胆红素 /(μmol·L^{-1})	<20.5	20.5～34.1	34.2～102.5	102.6～205.1	>205.2
心血管系统	平均动脉压 /mmHg	≥70	<70			
	多巴胺 /(μg·kg^{-1}·min^{-1})			≤5	>5	>15
	多巴酚丁胺 /(μg·kg^{-1}·min^{-1})			任何剂量		
	肾上腺素 / 去甲肾上腺素 /(μg·kg^{-1}·min^{-1})				≤0.1	>0.1
中枢神经系统	GCS	15	13～14	10～12	6～9	<6
肾脏	Cr/(μmol·L^{-1})	<106	106～176	177～308	309～442	>442
	BUN/(ml·d^{-1})				<500	<200

注:PaO$_2$ 为氧分压,FiO$_2$ 为吸氧浓度,GCS 为格拉斯哥昏迷评分,Cr 为肌酐,BUN 为尿素氮。

SOFA 评分系统

1. 该评分系统由呼吸系统、血液系统、肝脏、心血管系统、中枢神经系统、肾脏等 6 个器官和系统构成,每个器官和系统根据功能不全 / 衰竭程度分别赋予 0～4 分,每日记录最差值。总分越高,病情越重。

2. 最高评分变化和不同日期评分差值可动态评价病情。

第二节　重症患者的转运

病例摘要

患者男,25岁。因"上腹痛2天"入院,诊断为重症急性胰腺炎,因并发急性呼吸窘迫综合征(ARDS)、呼吸衰竭,转入ICU治疗。转入后给予禁食、补液、机械通气及中药管饲等相关治疗后,病情逐渐改善。转入ICU第8天患者出现发热,体温升至39.8℃,心率157次/min,血压下降为83/48mmHg,SpO₂ 98%。诉上腹胀痛。

查体:上腹部张力较高,压痛。机械通气参数SIMV+PSV,Pi 20cmH₂O,PS 10cmH₂O,通气频率(f)22次/min,吸氧浓度(FiO₂)50%,呼气末正压(PEEP)8cmH₂O。急诊超声发现腹膜后结构不清,小网膜囊内疑似中至大量黏稠积液。临床考虑腹膜后及小网膜囊内感染可能,拟转运至影像科行CT检查,明确腹腔感染及坏死范围,以助专科会诊,评估有无手术指征及制订手术方案。

【问题1】　如何评估该患者是否适合转运?

患者病情进展,应尽快明确腹部病情变化原因,需要外出行腹部CT检查以确定下一步诊治措施。目前患者血流动力学不平稳,给予液体复苏后在小剂量血管活性药物支持下循环功能基本稳定。呼吸支持水平较低,通气、氧合功能较好,可外出检查。

思路1: 该患者新发腹胀、腹痛,除常规问诊查体外,辅助检查首选床旁超声检查明确诊断。超声检查提示腹膜后结构不清,小网膜囊积液,未能明确病变性质,为诊断和进一步处理指明方向。为明确腹腔情况和后续可能的手术干预,需要将患者转运至影像科进行腹部CT检查。但该患者目前血流动力学不稳定,仍需呼吸支持,因此必须评估其转运风险。

知识点

重症患者转运是ICU的重要工作内容之一,亦是ICU住院医师应该掌握的重要临床技能。转运目的是使患者获得更准确的诊断和更好的治疗,但转运过程中有发生并发症甚至死亡的风险。因此,转运前应该充分评估获益及风险。转运前需要评估患者循环、呼吸功能是否稳定,转运过程是否会导致患者循环、呼吸功能恶化,转运后的诊治措施是否有助于进一步明确诊断及改进目前的治疗措施。转运一般分为院内转运及院际转运,本节主要讨论院内转运。

思路2: 转运前,必须将转运过程的必要性和潜在风险告知患者或家属,获取患者或家属的知情同意并签字。

【问题2】　患者经适当液体复苏并快速补充2 000ml平衡液后中心静脉压(CVP)达12cmH₂O,加用去甲肾上腺素0.3μg/(kg·min)可维持血压在104/57mmHg,SpO₂ 98%(机械通气,FiO₂ 50%)。基本满足转运条件,拟转运行CT检查。本次转运需要哪些人员及设备?

转运过程涉及呼吸、循环支持及患者原有重要治疗措施的延续,且转运过程中可能发生气管导管脱出、严重心律失常,甚至心跳停止等潜在风险。因此需要具有呼吸支持、循环支持、人工气道建立等技术的专业人员实施转运。转运设备应包括便携监测仪、便携呼吸机、氧气、微量输液泵、支持设备,以及应对潜在风险(如人工气道脱落等)所需的设备及药品等,转运人员必须能熟练使用这些设备及药品。

思路1: 对转运人员的要求实质上是对其在转运过程中应用重要生命支持技能的要求。一般需要接受过转运培训的医生和护士共同转运。如果需要,还应该配备呼吸治疗师等专业人员。

知识点

转运人员的资质要求

重症患者转运应由接受过专业训练,具备重症患者转运能力的医务人员实施。转运人员应接受基本生命支持、高级生命支持、人工气道建立、机械通气、休克救治、心律失常识别与处理等专业培训,能熟练操作监测、支持及转运设备。

困难气道建立
(视频)

思路 2：转运过程中需要的设备主要包括维持气道（airway）、呼吸（breathing）、循环（circulation）相关的设备，监测重要生命体征设备及转送设备，还应包括基本的复苏用药。机械通气患者还需要使用必要的镇痛镇静药物。

> 知识点
>
> **转运设备与药物**
>
> 转运设备根据功能分为监测设备、生命支持设备和转送设备。
> 1. 监测设备 能监测心率、血压、血氧饱和度及呼吸频率的便携式监测仪。
> 2. 生命支持设备 包括面罩、简易呼吸囊、便携式呼吸机、氧气、负压吸引装置及微量泵等。
> 3. 急救药品 血管活性药物、镇痛镇静药物及复苏用药。
> 4. 重症转运床 需要足够携带上述监测设备、生命支持设备、药品等，而且必须能够通过转运途中的电梯、门廊等通道。
> 5. 转运人员 须确保所有转运设备正常运转并满足转运要求。所有电子设备都应能电池驱动并保证充足的电量。

【问题 3】 该患者转运前需要进行哪些协调与准备工作？
1. 转运前需要与 CT 室沟通，告知患者一般情况及检查项目，约定检查时间。
2. 联系院内转运辅助人员及电梯操控等交通管理部门，告知预计出发时间及转运要求。
3. 转运前需确认患者人工气道的安全性，使用便携式呼吸机，按照原通气参数设置相同参数试通气，观察患者是否耐受及氧合是否稳定。
4. 保持静脉通道通畅，血管活性药物输注稳定，心率、血压等循环参数平稳。

思路 1：转运前的沟通协调工作是保证整个转运过程顺利流畅的关键步骤。

> 知识点
>
> **转运前的协调**
>
> 1. 一旦作出转运决定，转出科室就应该立即与接收部门协调，全面沟通病情，告知拟检查或监测治疗的内容。说明接收方需要准备的设备及药物，确认出发及到达时间。接收部门应保证所有准备工作就位，一旦患者送达，能及时接受监测治疗或检查。
> 2. 决定转运同时应告知转运辅助人员，联系并确保运输工具就位，确认转运路径通畅，告知出发时间及转运需求。

思路 2：充分的转运前准备是保证整个转运过程安全顺畅最行之有效的措施。

> 知识点
>
> **转运前的准备**
>
> 1. 全面评价、积极复苏、稳定患者病情是降低转运途中不良事件发生率最行之有效的预防措施。
> 2. 转运前应充分评估气道安全性。对存在意识不清、呕吐的高风险患者，为确保气道通畅，应积极建立人工气道。接受机械通气的患者出发前应记录气管插管深度并妥善固定，给予适当镇痛镇静处理。
> 3. 机械通气患者转运前应换用转运呼吸机，以相同的呼吸参数进行短时试通气，观察患者能否耐受，并维持恰当的通气及氧合（$PaO_2 \geq 60mmHg$，$SaO_2 \geq 90\%$）。
> 4. 转运前应保持两条通畅的静脉通路。低血容量患者转运前必须进行有效的液体复苏，使用血管活性药物者必须维持血流动力学基本稳定收缩压（$SBP \geq 90mmHg$，$MAP \geq 65mmHg$）后方可转运。
> 5. 转运前需对严重异常的原发疾病进行针对性处理，如创伤疼痛、高热、颅内高压等。

【问题4】 转运过程中如何监测与治疗？

转运中必须监测患者的基本生命体征，包括心率、血压、呼吸、心电图、血氧饱和度等，维持其呼吸、循环支持措施与原有重要的治疗措施。

知识点

转运中监测治疗原则

测定中心静脉压
（视频）

1. 应该尽可能降低转运过程对患者原有监测治疗的影响。
2. 转运过程中不应随意改变已有的监测治疗措施。
3. 转运重症患者时必须监测心电图、血氧饱和度、无创血压及呼吸频率，同时应根据病情特点监测中心静脉压、有创动脉血压等。
4. 机械通气患者还需要监测气管导管深度、呼吸频率、潮气量、气道压力、吸呼比，并给予适当的镇痛镇静治疗，防止人工气道意外脱落。
5. 转运途中出现人工气道脱出、心搏骤停等严重意外事件时，应快速处理。然后根据具体发生位置转送附近的 ICU/ 急诊 / 麻醉科进一步抢救。

【问题5】 完成转运后，应如何交接与记录？

该患者完成腹部 CT 检查安全返回病房后，转运医护人员与床旁医护人员就整个转运过程进行书面交接，并记录在护理记录与病程记录中。

【问题6】 如果患者家属要求转去外院治疗，你应该如何处理？

转运目的是使患者获得更准确的诊断和更好的治疗，院间转运一般是因为床位紧缺或缺乏需要的诊治技术 / 资质而需要转送至其他医院接受治疗。院间转运必须评价其转运风险，征得家属的知情同意后方可转运，否则需要重新评价转运的必要性。

（康　焰）

参 考 文 献

[1] KNAUS W A，DRAPER E A，WAGNER D P，et al. APACHE Ⅱ: A severity of disease classification system. Crit Care Med，1985，13（10）：818-829.

[2] FERREIRA F L，BOTA D P，BROSS A，et al. Serial evaluation of the SOFA score to predict outcome in critically ill patients. JAMA，2001，286（14）：1754-1758.

第三章 伦理问题

重症医学的终极目标是避免死亡，而死亡是每个从事重症医学的医生必须面对的临床情况。死亡这个词似乎是为人类所独有的生命终结的称谓，在死亡过程中充满着伦理和情感纠结。死亡的确认方法在进步。重症医学的脏器支持应用只能延长生命，当原发疾病不能控制时，这些技术常常不能改变死亡结果，只会给患者带来更多的伤害或痛苦。学习重症伦理会让我们了解死亡确认的方法及过程，并且在死亡过程中尽可能减轻患者及家属的痛苦。

第一节 脑 死 亡

病例摘要

患者男，59 岁。因"车祸致意识不清 2 小时"入院。头颅 CT 显示：左侧颞叶、顶叶、双侧基底节区多发脑内血肿；脑室内积血，蛛网膜下腔出血；急诊行"开颅去骨瓣减压术 + 颅内血肿清除术"，术后转入 ICU。入 ICU 时患者体温 35.2℃，血压 95/45mmHg，心率 125 次/min，SpO$_2$ 100%，GCS 3 分，角膜反射消失，双侧瞳孔散大固定，压眶反射消失，咳嗽反射消失，未见头部及肢体自主活动；经口气管插管，呼吸机辅助通气，未见自主呼吸；四肢肌张力正常，双侧巴氏征未引出。应用去甲肾上腺素维持血压，24 小时尿量 2 500ml。

【问题 1】 根据患者情况，除入院后确定诊断外，目前的可疑诊断还有什么？

根据患者现病史、头颅 CT 和脑功能状态，高度怀疑脑死亡（brain death，BD）。

思路：重型颅脑外伤，急诊颅脑手术后 GCS 评分仍为 3 分，高度怀疑脑死亡，应引起足够的重视。

知识点

脑死亡的定义

脑死亡是包括脑干在内的全脑功能不可逆转的丧失，即死亡。

脑死亡有别于传统的心肺死亡判定标准，是另一种死亡判定标准。虽然脑死亡仍未立法，但医护人员无论采取何种治疗手段，均不可能逆转或改善脑功能，死亡无法避免。及时实施脑死亡判定，可以节约大量的医疗资源和社会资源。

流行病学调查显示，在中国现阶段，颅脑外伤是引起脑死亡最常见的原因（表 1-3-1）。

表 1-3-1 脑死亡的病因

分类	病因
原发性脑损伤	脑外伤，脑血管疾病，颅内感染，颅内占位性病变（如颅内血肿），颅内肿瘤，颅内脓肿，颅内寄生虫病，颅内各种慢性肉芽肿
继发性脑损伤	严重的缺氧性脑病（如心搏骤停），溺水，窒息，气道痉挛，癫痫持续状态，呼吸肌麻痹，肺水肿，中毒，电击等

【问题2】 如果怀疑脑死亡，首先需要怎么办？

脑死亡判定前，首先评估昏迷程度，同时排除各种原因的可逆性昏迷。

思路1：对脑外伤、脑卒中、脑炎及颅脑占位患者行昏迷程度评分，评估患者是否满足重度昏迷。

思路2：应排除可能引起昏迷的药物因素、食物中毒或酒精中毒，手术患者首先考虑麻醉相关的药物，以及此类药物的代谢影响因素，如肝、肾功能状态。

思路3：应去除可能引起昏迷的内环境状态，如严重的电解质及酸碱失衡。

思路4：应去除可能引起昏迷的其他因素，如低温、糖代谢异常。

知识点

排除各种原因的可逆性昏迷

1. 急性中毒　如一氧化碳中毒、乙醇中毒、镇静催眠药物中毒、麻醉药物中毒、抗精神病药物中毒、肌肉松弛药物中毒等。

2. 低温（膀胱温度或肛温≤32℃）。

3. 严重电解质及酸碱平衡紊乱。

4. 严重代谢及内分泌功能障碍　如肝性脑病、尿毒症性脑病、低血糖或高血糖性脑病等。

入ICU治疗6小时后的情况

患者在ICU用机械通气辅助呼吸，予以监测、升压、保温、预防应激性溃疡、防治感染及对症支持处理。6小时后，患者仍处于深昏迷状态，体温38.0℃，血压125/58mmHg，心率84次/min，SpO_2 100%。GCS 3分，未见头部及四肢的活动。双侧瞳孔对光反射消失、角膜反射消失、压眶反射消失、咳嗽反射消失，呼吸机显示患者无自主呼吸。

复查头颅CT：左侧开颅术后复查见左侧颞叶、顶叶，双侧基底节区多发脑内血肿及广泛脑肿胀；脑室内积血，蛛网膜下腔出血。

血气分析：pH 7.39，$PaCO_2$ 38mmHg，PaO_2 216mmHg，碱剩余（BE）1.3mmol/L，乳酸（Lac）0.9mmol/L。

【问题1】 脑死亡的判定标准是什么？

根据《中国脑死亡的判定标准及技术规范（成人质控版）》，脑死亡判定标准包括几个方面：先决条件、临床判定、确认试验、需要间隔至少12小时的两次判定，如结果均符合脑死亡判定标准，则可判定为脑死亡。

1. 判定的先决条件　昏迷原因明确，排除各种原因的可逆性昏迷。

2. 临床判定　深昏迷；脑干反射消失；无自主呼吸，靠呼吸机维持通气，自主呼吸激发试验证实无自主呼吸。以上3项临床判定必须全部具备。

3. 确认试验　短潜伏期体感诱发电位（SLSEP）、脑电图、经颅多普勒超声（TCD）。以上3项确认试验至少具备2项。

4. 判定时间　临床判定和确认试验结果均符合脑死亡判定标准者，可首次判定为脑死亡。首次判定12小时后再次复查，结果仍符合脑死亡判定标准者，方可最终确认为脑死亡。

【问题2】 该患者可以进行脑死亡判定吗？

思路：患者致伤原因明确，目前处于深昏迷状态，无自主呼吸，脑干反射消失；排除了可逆性昏迷的因素；通过呼吸机初步判定患者无自主呼吸，可以开始进行脑死亡判定。以上3项临床判定全部具备。

患者昏迷原因明确，系外伤所致重型颅脑损失；目前已处于深昏迷状态，且GCS评分3分；排除了可逆性昏迷的因素；通过呼吸机控制通气，初步判定患者无自主呼吸，查体脑干反射消失，可以开始进行脑死亡判定。

知识点

深昏迷：拇指分别强力压迫患者两侧眶上切迹或针刺面部，不应有任何面部肌肉活动。GCS 3分。

注意事项：

（1）任何刺激必须局限于头面部。

（2）三叉神经或面神经病变时，不应轻率判定为深昏迷。

（3）颈部以下刺激时可引起脊髓反射，不应以出现脊髓反射而否定脑死亡。

脑死亡时枕骨大孔以下的脊髓可能存活，仍有脊髓反射和/或脊髓自动反射。脊髓反射包括各种深反射和病理反射。脊髓自动反射大多与刺激部位相关，刺激颈部可引起头部转动；刺激上肢可引起上肢屈曲、伸展、上举、旋前和旋后；刺激腹部可引起腹壁肌肉收缩；刺激下肢可引起下肢屈曲和伸展。脊髓自动反射必须与肢体自发运动区别，脊髓自动反射固定出现于特定刺激相关部位，而自发运动通常在无刺激时发生，多数为一侧性。脑死亡时不应有肢体自发运动。

（4）脑死亡时不应有去大脑强直、去皮质强直和痉挛发作。

知识点

脑干反射消失：瞳孔对光反射消失；角膜反射消失；头眼反射消失；前庭眼反射消失；咳嗽反射消失。

（1）瞳孔对光反射消失。检查方法：用强光照射瞳孔，观察有无缩瞳反应。光线从侧面照射一侧瞳孔，观察同侧瞳孔有无缩小（直接对光反射），检查一侧后再检查另一侧。光线照射一侧瞳孔，观察对侧瞳孔有无缩小（间接对光反射），检查一侧后再检查另一侧。上述检查应重复进行。结果判定：双侧直接和间接对光反射检查均无缩瞳反应即可判定为瞳孔对光反射消失。注意事项：脑死亡者多数双侧瞳孔散大（>5mm），少数瞳孔可缩小或双侧不等大。因此，不应将瞳孔大小作为脑死亡判定的必要条件。眼部疾病或外伤可影响瞳孔对光反射的判定，判定结果应慎重。脑死亡者多数双侧瞳孔散大（>5mm），少数瞳孔可缩小或双侧不等大。因此，不应将瞳孔大小作为脑死亡判定的必要条件。眼部疾病、手术或外伤可影响瞳孔对光反射的判定，判定结果应慎重。

（2）角膜反射消失。检查方法：抬起一侧上眼睑，露出角膜，用棉花丝触及角膜周边部，观察双眼有无眨眼动作。检查一侧后再检查另一侧。结果判定：双眼均无眨眼动作即可判定为角膜反射消失。即使未见明确眨眼动作，但上下眼睑和眼周肌肉有微弱收缩时，不应判定为角膜反射消失。眼部疾病或外伤、三叉神经或面神经病变均可影响角膜反射判定，判定结果应慎重。

（3）头眼反射消失。检查方法：用手托起头部，撑开双侧眼睑，将头从一侧快速转向对侧，观察眼球是否向反方向转动。检查一侧后再检查另一侧。结果判定：当头部向左侧或向右侧转动时眼球无相反方向转动，即可判定为头眼反射消失。眼外肌疾病可影响头眼反射判定，判定结果应慎重。颈椎外伤时禁止此项检查，以免损伤脊髓。

（4）前庭眼反射消失。检查方法：用弯盘贴近外耳道，以备注水流出。注射器抽吸0～4℃盐水20ml，注入一侧外耳道，注入时间20～30秒，同时撑开两侧眼睑，观察有无眼球震颤。检查一侧后再检查另一侧。结果判定：注水后观察1～3分钟，若无眼球震颤即可判定为前庭眼反射消失。检查前须用耳镜检查两侧鼓膜有无损伤，若有破损则不做此项检查。外耳道内有血块或堵塞物时，清除后再行检查。即使没有明显的眼球震颤，但可见微弱眼球运动时，不应判定前庭眼反射消失。头面部或眼部外伤、出血、水肿可影响前庭眼反射判定，判定结果应慎重。本检查方法与耳鼻喉科使用的温度试验不同，后者采用20℃的冷水或体温±7℃的冷热水交替刺激，不能用于脑死亡判定。

（5）咳嗽反射消失。检查方法：用长度超过人工气道的吸引管刺激受检者气管黏膜，引起咳嗽反射。结果判定：刺激气管黏膜无咳嗽动作，判定为咳嗽反射消失。刺激气管黏膜时，出现胸、腹部运动，不能判定为咳嗽反射消失。

上述5项反射全部消失，即可判定为脑干反射消失。若5项中有不能判定的项目时，应增加确认试验项目。

【问题3】 该患者目前呼吸机辅助通气，无自主呼吸，如何行自主呼吸激发试验?

进行自主呼吸激发试验，必须做好充分的准备，包括心电监护及血流动力学监测，确保安全进行。一些心肺功能较差的患者在脱离呼吸机时缺乏安全保障，无法实施自主呼吸激发试验。

自主呼吸激发试验的先决条件:

1. 膀胱温度或肛温≥36.5℃ 如体温低于这一标准，应予升温。

2. 收缩压≥90mmHg(1mmHg=0.133kPa)或平均动脉压≥60mmHg 如血压低于这一标准，应予升压药物。

3. PaO_2≥200mmHg 如 PaO_2 低于这一标准，可吸入 100% 氧气 10～15 分钟。$PaCO_2$ 35～40mmHg。如 $PaCO_2$ 低于这一标准，可减少每分钟通气量。慢性二氧化碳潴留者 $PaCO_2$ 可大于 45mmHg。

呼吸激发试验方法与步骤: $PaCO_2$ 正常值为 40mmHg(1mmHg=0.133kPa)，PaO_2 为 100mmHg。延髓呼吸中枢受 $PaCO_2$ 的调节: $PaCO_2$ 值上升时兴奋延髓，下降时则抑制之。当 $PaCO_2$ 降至<40mmHg 时呼吸中枢可能被完全抑制。而人工辅助通气易造成人工过度换气而致 $PaCO_2$ 弱自主呼吸被抑制而完全停止的假象，导致脑死亡的误判误诊。试验前先测血气分析，保持 $PaCO_2$>40mmHg。

(1)维持气道通畅，维持血压、心率稳定，先经人工呼吸机输入纯氧(100% O_2)10 分钟，继以 95% O_2+5% CO_2 混合气体吸入 10 分钟，维持 $PaCO_2$>40mmHg。脱开人工呼吸机，将 O_2 导管插入气管内直达气管隆突水平，并供 100% O_2 6L/min，持续 10 分钟。观察自主呼吸存在与否。

(2)如仍不出现自主呼吸，同时血气分析维持 $PaCO_2$>60mmHg，或超过原有水平 20mmHg，仍无呼吸运动，即可判定无自主呼吸。即可证明延髓呼吸功能衰竭，确诊脑死亡无误。

(3)再次接上人工呼吸机。

注意事项:

1)自主呼吸激发试验过程中可能出现明显的 SpO_2 下降、血压下降、心率减慢以及心律失常等，此时须即刻终止试验，并宣告本次试验失败。为了避免自主呼吸激发试验对下一步确认试验的影响，须将该试验放在脑死亡判定的最后一步。

2)自主呼吸激发试验至少由 2 名医师(1 名医师监测呼吸、SpO_2、心率、心律和血压，另一名医师管理呼吸机)和 1 名护士(管理输氧导管和抽取动脉血)完成。

【问题4】 若已判定脑死亡，如何行脑死亡确认试验?

确认试验顺序确认试验的优选顺序依次为 SLSEP、脑电图、TCD。确认试验应至少 2 项符合脑死亡判定标准。

(1)短潜伏期体感诱发电位(short-1atency somatosensory evoked potential，SLSEP): 正中神经 SLSEP 显示双侧 N_9 和 / 或 N_{13} 存在，P_{14}、N_{18} 和 N_{20} 消失时。

(2)脑电图: 脑电图呈电静息(脑电波活动≤2μV)时，符合脑电图脑死亡判定标准。

注意事项:脑电图仪必须符合上述参数设置要求。使用镇静麻醉药物影响脑电图判定，此时脑电图结果仅供参考，脑死亡判定应以其他确认试验为据。电极安放部位外伤或水肿可能影响脑电图记录，脑死亡判定应以其他确认试验为据。

(3)经颅多普勒超声(transcranial doppler，TCD)

1)判定血管: 前循环以双侧大脑中动脉(MCA)为主要判定血管;后循环以基底动脉为主要判定血管。

2)判定血流频谱:①振荡波，在 1 个心动周期内出现收缩期正向和舒张期反向血流信号，脑死亡血流指数(direction of flowing index，DFI)<0.8，DFI=1−R/F(R 反向血流速度，F 正向血流速度);②收缩早期尖小收缩波，收缩早期单向性正向血流信号，持续时间小于 200ms，流速低于 50cm/s;③血流信号消失。

3)判定次数: 间隔 30 分钟，检测 2 次。2 次检测颅内前循环和后循环均为上述任一血流频谱，符合 TCD 脑死亡判定标准。

注意事项:①颞窗透声不良时，可选择眼窗检测对侧 MCA 和同侧颈内动脉虹吸部。②首次经颞窗检测不到血流信号时，必须排除因颞窗穿透性不佳或操作技术造成的假象，此时 TCD 结果仅供参考，判定脑死亡应以其他确认试验为据。③某些因素，如脑室引流、开颅减压术可能影响结果判定，此时 TCD 结果仅供参考，判定脑死亡应以其他确认试验为据。④外周动脉收缩压 <90mmHg 时，应提高血压后再行检测。

【问题5】 脑死亡的确定判定时间及人员要求?

根据 2015 年《脑死亡判定标准及质控指南》要求临床判定和确认试验结果均符合脑死亡判定标准者可首次判定为脑死亡。首次判定 12 小时后再次复查,结果仍符合脑死亡判定标准者,方可最终确认为脑死亡。

实施脑死亡判定的医师至少 2 名,并要求为从事临床工作 5 年以上的执业医师。

注意事项:

1)深昏迷状态,GCS 评分必须为 3 分,不应有去大脑强直、去皮质强直和痉挛发作。

2)可存在脊髓反射和 / 或脊髓自动反射。脊髓反射包括各种深反射和病理反射,而脊髓自动反射大多与刺激部位相关。不应有肢体自发动作。

3)脑干反射检查包括 5 项,必须全部消失:①瞳孔对光反射;②角膜反射;③头眼反射;④前庭眼反射;⑤咳嗽反射。

【问题6】 高度怀疑脑死亡或已确定为脑死亡的患者,与家属如何沟通?

向家属交代病重病危及不良预后,灌输脑死亡概念。对患者本人来说生活质量低,生存尊严更无从谈起,长期卧床、呼吸机辅助通气、留置尿管、胃管等一系列管路将带来很多并发症,例如压疮、呼吸机相关性肺炎、泌尿系感染等。而后续的治疗也必须在医疗机构,对家庭来说需要耗费较大的精力及财力。

患者目前其他脏器功能尚正常,介绍中国目前器官捐献及器官移植的现状,询问是否愿意对中国器官捐献做贡献及器官捐献的意义。

注意事项:在鼓励器官捐献时需注意的问题如下。

①捐献者身份明确,如下情况一般不予考虑:在被拘捕或羁留于政府部门期间死亡、在精神病院内发生的死亡个案、中毒导致死亡、与医院有医疗纠纷、死亡原因需要公安司法部门进一步调查等;②年龄一般不超过 65 岁;③无人类免疫缺陷病毒(HIV)感染;④无药物滥用、无静脉注射毒品、无同性恋或双性恋等高危活动史;⑤无恶性肿瘤病史,但部分中枢神经系统肿瘤和一些早期的恶性肿瘤在经过成功的治疗后可以考虑;⑥无活动性、未经治疗的全身性细菌、病毒或者真菌感染;⑦血流动力学和氧合状态相对稳定;⑧捐献器官功能基本正常。

参 考 文 献

[1] 国家卫生和计划生育委员会,脑损伤质控评价中心. 脑死亡判定标准与技术规范(成人质控版). 中华神经科杂志,2013,46(9):637-640.

[2] EELCO W,PANAYIOTIS V,GARY G,et al. Evidence-based guideline update:Determining brain death in adults:Deport of the quality standards subcommittee of the American academy of neurology. Neurology,2010,74(7):1911-1918.

[3] 卫生部脑死亡判定标准起草小组. 脑死亡判定标准(成人)(修订稿). 中国脑血管病杂志,2009,6(4):220-224.

[4] 佚名. 脑死亡判定标准与技术规范(成人质控版). 中华移植杂志(电子版),2015.

[5] 王琳,丁建平,高冉. 可逆性长期昏迷六例临床报告. 脑与神经疾病杂志,2010,18(3):193-195.

[6] 中华医学会器官移植学分会. 中国心脏死亡器官捐献工作指南(第 2 版). 中华器官移植杂志,2011,32(12):756-758.

第二节 终末期治疗

病例摘要

患者男,75 岁。主因"突发意识障碍 1 天"入院。查体:体温 38.4℃,呼吸 35 次 /min,脉搏 112 次 /min,血压 120/60mmHg。头颅 CT 提示脑干梗死,查体:神志昏迷,双侧针尖样瞳孔,对光反射迟钝,呼吸不规整,三凹征明显。动脉血气提示Ⅱ型呼吸衰竭转入 ICU 治疗。既往冠心病、糖尿病、高血压、胃溃疡。入室予气管插管机械辅助通气,甘露醇脱水降颅压。1 天后患者血压持续下降,尿量减少,予血管活性药物维持血压,积极液体复苏，血压改善欠佳，尿量持续减少，肌酐进行性升高。2 天后患者突发消化道出血，血压进行性下降 100/60mmHg［1.0μg/（kg·min）去甲肾上腺素维持］，凝血功能差部分凝血活酶时间（APTT）120 秒，凝血酶原时间（PT）25 秒，Cr 295μmol/L，心电图提示下壁心肌梗死，脑钠肽前体（NT-proBNP）23 800pg/L。患者入 ICU 3 天后病情评估：GCS 3 分，双侧瞳孔散大 5mm，对光反射消失，气管插管，机械通气辅助通气，无自主呼吸。

【问题 1】 根据患者的病情，除了入 ICU 前的诊断，目前患者的脏器功能处于什么状态？

根据患者的病情发展过程、临床表现、生命体征的监测及实验室检查结果，高度怀疑存在多器官功能障碍综合征（multiple organ dysfunction syndrome，MODS）（表 1-3-2）。

思路 1： 患者为老年男性，既往基础疾病多，脑干出血后合并消化道出血及急性心肌梗死。入 ICU 后，患者低血压、机械通气、低氧血症、昏迷、无尿、消化道出血、凝血功能障碍，存在多个器官功能受损的表现。

思路 2： MODS 临床表现的个体差异很大，不同器官的功能损害，不同的阶段都有其典型的临床特征。预后主要取决于器官受伤数目及其严重程度。该患者受损的系统和器官有中枢神经系统、循环系统、呼吸系统、血液系统、肾脏及胃肠道，且受损严重。

思路 3： 一旦发生 MODS，除采取一般的治疗措施外，还应针对不同的器官功能障碍采取不同的脏器支持手段。在积极治疗原发病的基础上，如出现急性呼吸窘迫综合征（ARDS），则进行机械辅助通气；如出现肾功能障碍，则给予连续性肾脏替代治疗（CRRT）等。

【问题 2】 根据病程，判断目前患者处于疾病的哪个阶段？

思路： 病程终末期或称临终状态，是指医学上已经判定在当前医学技术水平条件下治愈无望、估计在 6 个月内将要死亡的人。

具体包括：①恶性肿瘤晚期患者；②脑卒中并危及生命疾病者；③衰老并伴有多种慢性疾病、极度衰竭行将死亡者；④严重心肺疾病失代偿期病情危重者；⑤多器官功能衰竭病情危重者；⑥其他处于濒死状态者。

根据患者各器官的临床监测指标和实验室指标，按照 MODS 的临床分期及综合治疗效果，患者应处于病程的终末期状态。

【问题 3】 确定为疾病终末期后，下一步选择哪种治疗方案？

一般情况下，根据患者预后选择治疗方法，将治疗分为 4 级：①积极治疗；②积极治疗但每天评估病情；③选择性地限制生命抢救治疗；④停止全部治疗。

死亡对每个人来说是不可避免的，当死亡已经开始或不可逆转时，放弃治疗是对客观规律的尊重。是对人生命尊严的尊重该患者目前病情危重，该患者已进入病情终末期，甚至是濒临死亡期，因此下一步应选择姑息/限制治疗方案。

思路 1： ICU 的发展挽救了许多危重患者生命。但对处于生命终末期的患者，先进的生命支持技术只能维持其生命体征，延长存活时间，但此刻称为不合理地延长生命，造成医疗卫生资源的浪费。更多的放弃生命支持治疗现象在临床实践中施行，逐渐得到越来越多人的理解和认可。因此，医疗团队应慎重探讨进一步的积极治疗是否会给疾病带来逆转的可能，是否能改善预后，并就病情与家属进行深入沟通。

终末期姑息/限制治疗的目的是为了满足患者和医护人员生理、心理、社会以及实践需求，原则是使症状得到改善和缓解痛苦，即对那些完全没有治疗价值的患者终止继续治疗，如气管插管、机械通气、循环支持、血液净化等，放弃以心肺复苏为主的措施。姑息治疗应首先评价进一步的治疗（如抗肿瘤治疗）有无风险、能否获益、痛苦程度如何等，了解患者对治疗效果和生存的期望值，评估家庭及社会环境对治疗的支持程度，然后判断患者生存期的计算单位（年、月、周或者天），依此来制订姑息治疗的方案和措施。患者及家属选择放弃治疗、放弃心肺复苏或居家死亡都是符合姑息医学观点的，应予以支持。

对于终末期患者，"治愈"已是不切实际的目标，提高生存质量比不惜一切代价延长生命更为重要，使患者及家属明确治疗的目的不是延长生命，而是在剩下的时间里生存得无痛苦和有意义。

当患者或家属要求进行或停止某种治疗措施时，医生应该诚实而详细全面地向其交代治疗的益处和风险性，并且应经过讨论后达成一致意见，讨论是必须的程序。临床医生既不应该完全听从患者或家属的要求，也不能主观地决定患者的治疗方案。

思路 2：确定患者的限制治疗方案，即不予 CRRT 治疗，不做心肺复苏，停止输注血制品，限制补液，维持目前的机械辅助通气、血管活性药物治疗，不做进一步的其他有创伤治疗，减轻痛苦。国内科医师学会发布《终末期姑息治疗临床实践指南》提出以下意见。

推荐 1 对于重症终末期患者，临床医师应定期评估患者的疼痛、呼吸困难和抑郁情况。（分级：强烈推荐，中等质量证据）

推荐 2 对于重症终末期患者，临床医师应采用已证实有效的方法管理疼痛。对于癌症患者，这些方法包括应用非类固醇类抗炎药、阿片类药物和双膦酸盐类药物。（等级：强烈推荐，中等质量证据）

推荐 3 对于重症终末期患者，临床医师应采用已证实有效的方法管理呼吸困难，包括对于治疗无效的患者使用阿片类药物、用氧疗短期缓解低氧血症。（等级：强烈推荐，中等质量证据）

推荐 4 对于重症终末期患者，临床医师应该采用已证实有效的方法管理抑郁症。对于癌症患者，这些方法包括三环类抗抑郁药治疗、5- 羟色胺选择性重摄取抑制剂治疗或心理干预。（等级：强烈推荐，中等质量证据）

推荐 5 临床医师应确保对所有重症患者制订提前护理计划，包括给予提前指导。（等级：强烈推荐，低质量证据）

【问题 4】 根据患者目前的状态，可以行终止治疗吗？

可以。但需向上级医生汇报，多个医生及护士进行讨论判定是否可以终止治疗，最后与家属协商，必须经过家属的同意。

由于宗教、经济、文化等方面的差异，对生命支持撤离的认识在世界范围有很大差异。由于我国相关法律不完善，医生无权单方面限制或撤离生命支持治疗，终止治疗必须经过患者或其家属的同意。

参 考 文 献

[1] QASEEM A，SNOW V，SHEKELLE P，et al. Evidence-based interventions to improve the palliative care of pain，dyspnea，and depression at the end of life: A clinical practice guideline from the American College of Physicians. Ann Intern Med，2008，148（2）：141-146.

[2] LORENZ K A，LYNN J，DY S M，et al. Evidence for improving palliative care at the end of life: A systematic review. Ann Intern Med，2008，148（2）：147-159.

[3] LORENZ K A，LYNN J，DY S M，et al. End-of-life care in the intensive care unit: Where are we now? Crit Care Med，2001，29（2）：2-9.

[4] 刘宇鹏，万献尧. ICU 临终患者治疗抉择的伦理问题. 医学与哲学：临床决策论坛版，2011，32（5）：4-6.

[5] 姜琦席，修明，张琪，等. ICU 生命终末期的实施和伦理学问题. 中华危重病急救医学，2013，25（7）：440-443.

[6] 刘梦婕，李玉香，唐鲁，等. ICU 医护人员对于终末期患者放弃生命支持治疗态度的研究. 中华护理杂志，2012，47（5）：437-439.

[7] 冯威健. NCCN 姑息治疗临床指南（2011 版）解读. 中国全科医学，2011，14（4）：10-12.

第三节 临 终 关 怀

病例摘要

患者男，85 岁。以"突发神志不清伴呼吸急促 3 小时"入院。既往有高血压、糖尿病、慢性支气管炎。因"脑血管意外，吸入性肺炎，急性呼吸衰竭"收入 ICU。

入 ICU 治疗：呼吸机辅助呼吸，心电监护，留置胃管、导尿管、动脉测压管、深静脉导管。第 2 天头颅 CT 提示：左侧枕叶脑出血，脑萎缩；胸部 CT 提示：双肺大片感染渗出。经多项支持治疗后，患者一直处于昏迷状态，GCS 5 分，体温在 38～39℃。两周后进行气管切开，仍行呼吸机辅助呼吸。

此后 3 个月内患者意识无好转，自主呼吸弱，无法脱离呼吸机，肺部感染逐渐进展，氧合状态越来越差，呼吸机支持强度逐渐增加。告知家属患者无救治希望，已处于临终状态。

【问题 1】 根据患者情况，诊断为临终状态的依据有哪些？

根据患者的原发疾病，现在的意识状态、呼吸状况，可以认为是临终状态。

思路 1：老年男性，慢性基础疾病，急性发病后入 ICU。高血压为脑出血的高危因素，尤其是平时血压控制不良者。

思路 2：该患者原发病无法控制，意识状态无法恢复，使呼吸功能受损，长期依赖呼吸机，最终使肺部感染逐渐加重，生命的主要脏器功能已经衰竭，而死亡尚未来到。

【问题 2】 什么是临终关怀？

临终关怀主要针对临终患者死亡过程的痛苦和诸多问题，向临终患者及其家属提供一种全面的照料，包括生理、心理、社会等方面，使临终患者的生命得到尊重，症状得到控制，生命质量得到提高，家属的身心健康得到维护和增强，使患者在临终时能够无痛苦、安宁、舒适地走完人生的最后旅程。临终关怀是社会的需求和人类文明发展的标志。临终关怀是涉及姑息治疗、护理、社会、心理和伦理等多学科的问题。

【问题 3】 ICU 临终关怀的对象是谁？

ICU 内生存时间有限（6 个月或更少）的患者，主要是指处于生命终末期、被治愈希望为零的患者，如脑死亡、恶性肿瘤晚期、多器官功能持续衰竭的临终患者。这些患者处于极低的生存质量状态，如持续性昏迷、长期依赖呼吸机或血液净化而存活，生存质量极其低下。

思路：该患者高龄，基础疾病多，此次发病已经过积极抢救，但无法逆转其脑功能和肺功能，长期依赖呼吸机，生活质量极低。

临终患者的确定需要两个条件：被治愈的希望为零；预期生命不超过 6 个月。

入 ICU 3 个月后的情况

患者处于深昏迷，GCS 4 分，呼吸机辅助呼吸，100% 吸氧浓度下 SpO_2 88%，血压（85～90）/（50～60）mmHg，心率 140 次/min，每日尿量<100ml。实验室检查：血肌酐（Scr）640μmmol/L，尿素氮（BUN）22.4mmol/L。谷草转氨酶（AST）187U/L，谷丙转氨酶（ALT）282U/L，总胆红素（TB）93.6μmmol/L，白蛋白（ALB）28g/L。K^+ 5.8mmol/L，Na^+ 145mmol/L，Cl^- 108mmol/L。将病情告知家属，预期存活不超过 1 周。

【问题 1】 患者已出现多脏器功能衰竭，生命即将终止，此时临终关怀的主要内容是什么？

1. 对患者进行细致的身体护理，包括勤翻身、勤吸痰、加强口腔及皮肤护理、保持身体的整洁和干净。
2. 最大限度地减轻患者的痛苦。
3. 根据病情适当调整使用的药物及其剂量。
4. 及时与患者家属沟通，了解家属的意愿，尽量满足家属的要求。
5. 向临终患者的家属和所有受死亡阴霾笼罩的亲人提供温暖的照料和帮助，并考虑他们的处境。
6. 鼓励患者家属与患者道别，无论患者能否听得到，完整的道别有助于患者家属在患者去世后摆脱悲痛，开始新的生活，如果患者能听到，对患者来说也是一种安慰。
7. 叮嘱家属提前准备丧服等必需物品，告知必要的亲属及朋友。
8. 为患者及家属提供一个安静舒适的环境度过最后环节。

知识点

临终关怀强调最大限度帮助患者减轻痛苦，对于所有濒死患者，都要保持适度的支持性治疗，停止非正常的过度治疗。

对于意识尚存的患者，还应重视减轻或控制疼痛，通常要给予足量的有效止痛药物，真正使患者做到无痛苦地死去。

【问题2】 临终关怀后期的重点是什么?

临终关怀后期的工作主要是针对死者家属,确保他们能够顺利地走出困境,而在患者死亡之前对家属的支持工作就必须开始,包括各种心理支持和情感支持。对患者的死亡,不是每个家庭都能理智地接受,应理解患者家属的情感并给予适当的关怀。对于患者家属的悲痛,要换位思考,使其尽快从悲痛中解脱出来。

【问题3】 患者去世后如何进行居丧照护?

临终关怀的服务对象不仅仅是患者,也包括患者的家庭。所以在患者去世后应该帮助家属做好丧葬安排:①帮助死者家属联系殡仪馆;②妥善安置死者的尸体;③陪同死者家属料理后事,并鼓励死者的朋友在葬礼上与死者道别。

一段时间后,对死者家属回访,了解死者家属情况,看是否需要做进一步的帮助,如哀伤辅导等。

【问题4】 临终关怀发展中的伦理问题有哪些?

1. 尊重生命。

2. 关注护理而非治疗。

3. 注重生命质量。

4. 尊重死亡是一个自然的过程,因此不加速也不延迟死亡。

5. 协助患者安静地、有尊严地死去;去者能善终,留者能善留。

【问题5】 现阶段临终关怀的发展需要哪些主要环节?

1. 加强生死教育和临终关怀教育,让更多的人树立正确的生死观,了解临终关怀的具体内容,增加社会对临终关怀的认同感。使患者真正做到既能有尊严地活着,也能有尊严地死去。

2. 政府方面应该加强对临终关怀发展的重视,调查国民对临终关怀的需求,根据需求制定相应政策、健全法律法规、投入资源支持临终关怀事业的发展。

3. 临终关怀院要提供良好的设施,加强人才的配备和培训,建立完善的临终关怀工作体系。

4. 加强临终关怀人员的知识技能培训,建立完整的临终关怀制度和流程。

（姜 利）

参 考 文 献

[1] BUCK J. Policy and the re-formation of hospice: Lessons from the past for the future of palliative care. J hosp Palliat Nurs,2011,13(6):S35-S43.

[2] RAJAGOPAL MR. Palliative care: an urgent need for most of world. International Journal of Environmental Studies,2007,64(3):158-163.

[3] 苏永刚,马聘,陈晓阳. 英国临终关怀现状分析及对中国的启示. 山东社会科学,2012,(2):48-54.

[4] 李君,张大勇,菅林鲜. 老龄化背景下的临终关怀问题. 理论探索,2011,(3):48-53.

[5] 楼建华,吴媚斯,徐红,等. 护理人员照顾临终患者时的伦理困惑和应对方式. 中华护理杂志,2010,45(5):441-443.

[6] 严勤,施永兴,等. 临终关怀服务现状与伦理探讨. 生命科学,2012,24(11):1294-1300.

第四章　心搏骤停与心肺脑复苏

心搏骤停（cardiac arrest，CA）是指心脏有效收缩和泵血功能突然停止导致循环中断。心肺复苏（cardiopulmonary resuscitation，CPR）和心肺脑复苏（cardiopulmonary cerebral resuscitation，CPCR）是指在尽可能短的时间内，迅速建立辅助循环，重新保障心、肺、脑等重要脏器的供血供氧，这不仅可以挽救患者的生命，而且能够减轻和消除中枢神经损害，提高生存质量。CPR 通常分为三个阶段：①初级复苏或基础生命支持；②进一步复苏或高级生命支持，以心肺复苏为重点；③后期复苏或延续性生命支持，以脑复苏为重点。

第一节　心搏骤停的判断和病因识别

心搏骤停的判断应该在 10 秒内完成。切忌对怀疑心搏骤停的患者进行反复的血压测量和心音听诊，或等待心电图（ECG）检查而延误抢救时机。心搏骤停病因如下。

1. 心源性疾病

（1）心肌收缩力减弱：主要由心脏病变和机体缺氧所致，心脏创伤、心肌炎、心肌病或大面积心肌梗死（梗死面积 >50%）、心肌负性变力作用的药物（如各种 β 受体阻滞剂、奎尼丁、大量麻醉药等）是导致心肌收缩力减弱的主要原因。

（2）急性气道梗阻引起的窒息和严重缺氧可导致心肌收缩力减弱。

（3）冠脉血流量减少：冠状动脉痉挛、栓塞和任何原因引起的严重低血压，均可使冠脉血流量减少而致心肌急性缺血，引起心肌的传导和收缩功能受损而致心搏骤停。

（4）血流动力学剧烈改变：①大量失血、严重低血容量性休克、椎管内阻滞平面过广、血管扩张药应用过量和全身麻醉过深、神经源性或神经血管性休克（如脑血管意外）、原发性肺动脉高压、肺动脉栓塞等因素均可导致回心血量锐减、心排出量和血压骤降；②心包压塞及心瓣膜病（如主动脉瓣狭窄和二尖瓣脱垂）可诱发血流动力学急剧改变。

（5）心律失常：①心源性急性缺血缺氧；②电休克、心导管操作和心脏造影可直接刺激心内膜，引起心室颤动或心搏停止；③各种增加心肌应激性的药物，如肾上腺素与氟烷等麻醉药同时应用，易诱发心律失常，甚至心搏骤停；④严重电解质平衡紊乱；⑤麻醉和手术过程中常发生的迷走神经反射，如牵拉胆囊、刺激肺门和气管隆突时，都可引起心动过缓，甚至心搏骤停。

2. 非心源性疾病

（1）呼吸系统疾病：①重症肺炎；②呼吸道梗阻；③窒息性哮喘；④β 受体激动剂的过度使用等。

（2）神经系统疾病：交感 - 副交感神经功能失调导致 Q-T 间期延长；脑梗死、脑出血及脑炎伴发的自主神经功能紊乱，引起心肌除极和复极异常。

（3）其他：①创伤时交感神经过度兴奋、电解质紊乱及多器官功能衰竭均可能引起猝死；②代谢、电解质紊乱及内分泌紊乱；③洋地黄、抗心律失常药、乙醇、三环类抗抑郁药等药物中毒引发致命性心律失常；④中枢神经系统感染。

病例摘要

患者男，51 岁，体重 65kg。既往早晨或下午偶发胸腹部不适。因"近期工作劳累，感疲劳和腹部不适 2 天"到医院就诊，初步诊断为胆囊炎，在急诊室输液治疗，停止输液后感到腹部症状好转，突发胸闷感、头晕和心悸，在此过程中突然倒地，神志丧失。

【问题 1】　如何判断患者目前情况？

首先轻轻摇动患者肩部，高声喊道："喂！你怎么啦？"如无反应，立即判断患者的呼吸情况；若无呼吸或非正常呼吸（仅有喘息），应迅速触摸颈动脉，检查脉搏时间不应超过 10 秒，如无搏动则可以判断为心搏骤停。

知识点

心搏骤停的诊断

1. 原来清醒的患者神志突然丧失，呼之不应。
2. 呼吸停止，或濒死喘息。
3. 大动脉（颈动脉或股动脉）的搏动消失。
4. 全麻手术中，心电图波形、大动脉搏动消失，伤口渗血停止。

【问题 2】　本患者可能的病因是什么？为什么神志突然丧失？

可能为心源性心搏骤停，如冠状动脉粥样硬化性心脏病、心肌病、主动脉疾病等。

知识点

神志突然丧失的机制

一般心脏停搏 3～5 秒，有头晕；停搏 5～10 秒，因脑部缺氧致意识丧失；停搏 10～15 秒可发生阿 - 斯综合征，伴有全身性抽搐及大小便失禁等；停搏 20～30 秒呼吸断续或停止，伴面色苍白或发绀；停搏 60 秒出现瞳孔散大；停搏超过 4～5 分钟可造成不可逆的神经损害。

【问题 3】　该患者应该怎样处理？

立即进行基础生命支持。

第二节　基础生命支持

基础生命支持（basic life support，BLS）又称初步急救或现场急救，目的是在心搏骤停后，立即以徒手方法争分夺秒地进行复苏抢救，以使心搏骤停患者心、脑及全身重要器官获得最低限度的紧急供氧（通常按正规训练的手法可提供正常血供的 25%～30%）。诊断心搏骤停后应立即实施早期心肺复苏。如在心搏骤停 5 分钟内争分夺秒地实施有效的心肺复苏，可能使患者成功复苏且不留下脑和其他重要组织器官损害的后遗症；5 分钟以上复苏成功率极低，即使心肺复苏成功，亦难免造成患者中枢神经系统不可逆性的损害。BLS 的基础包括突发心搏骤停（sudden cardiac arrest，SCA）的识别、紧急反应系统的启动、早期心肺复苏、迅速使用自动体外除颤仪（automated external defibrillators，AED）除颤。对于心脏病发作和中风的早期识别也被列为 BLS 的一部分。

病例摘要

旁边家属发现该患者倒于地上，呼之不应，立即大声呼救。医护人员立即到达现场，检查发现患者呼之不应、颈动脉搏动消失。

【问题 1】　发现该患者心搏骤停，首先急需做的事情是什么？

观察周围环境，确定无安全隐患。在最短时间内启动紧急反应系统：呼叫医生和护士，安排护士就近拿取 AED，医生立即对患者进行 CPR。维持"生存链"（chain of survival）的完整，这些环节就像锁链一样互相连接，削弱任何一个环节都将导致不良结局。

知识点

生存链

2015 年美国心肺复苏指南已把生存链分为院内心脏骤停生存链与院外心脏骤停生存链。生存链是心肺复苏成功的关键,包括 5 个环节。

(1)院外心脏骤停生存链

①立即识别心搏骤停并启动应急反应系统;②即时高质量心肺复苏:强调有效胸外按压;③快速除颤:自动体外除颤器(automated external defibrillator,AED);④基础及高级急救医疗服务:入院前分诊和转诊;⑤及早开始有效的高级生命支持和心脏骤停的后续综合治疗:多学科合作,直到出院和康复。

(2)院内心脏骤停生存链

①心电监测和心脏骤停的预防;②早期识别和启动应急反应系统;③即时高质量心肺复苏:强调有效胸外按压;④快速除颤:AED;⑤及早开始有效的高级生命支持和心脏骤停的后续综合治疗:多学科合作,直到出院和康复。

【问题 2】 怎样对该患者进行心肺复苏?

将患者以正确体位放置:仰卧位,双手放于躯干两侧,身体躺在平整而坚实的地面或床板上,解开患者上衣,暴露胸部。主要步骤为 C-A-B-D:胸外按压(circulation/compression,C);开放气道(airway,A);人工呼吸(breathing,B);使用 AED 进行早期除颤。BLS 流程见图 1-4-1。

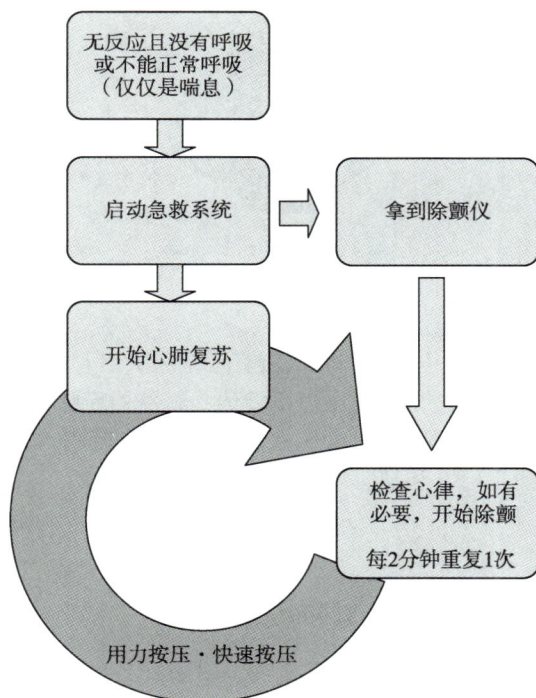

图 1-4-1　BLS 简化流程

知识点

基础生命支持的主要步骤

2010 年心肺复苏指南已将成人和儿童(儿童和婴儿,不包括新生儿)从 A—B—C(airway—

breathing—circulation，开放气道—人工呼吸—胸外按压）变更为 C—A—B（circulation—airway—breathing，胸外按压—开放气道—人工呼吸）。对淹溺或其他窒息性心脏骤停的患者，首先给予 5 个周期常规人工呼吸和胸外按压（A—B—C），再启动急救系统。

【问题 3】 如何进行有效的胸外按压？

强调在通气前就要开始胸外按压。胸外按压能产生血流，在整个复苏过程中，都应该尽量减少延迟和中断胸外按压（图 1-4-2）。①患者仰卧于平地上或用胸外按压板垫于其肩背下；②急救者可采用跪式或立位；③将一只手的掌根放在患者胸部的中央，胸骨下半部上，将另一只手的掌根置于第一只手上，手指不接触胸壁；④按压时双肘须伸直，垂直向下用力按压；⑤成人按压频率为至少 100 次 /min，下压深度至少 5cm，每次按压之后应让胸廓完全恢复。按压时间与放松时间各占 50% 左右，放松时掌根部不能离开胸壁，以免按压点移位。

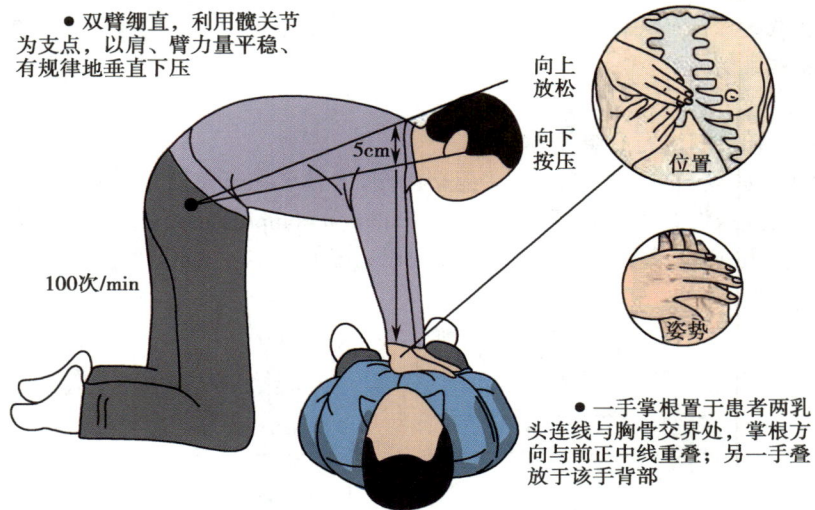

● 双臂绷直，利用髋关节为支点，以肩、臂力量平稳、有规律地垂直下压

5cm

向上放松

向下按压

位置

姿势

100次/min

● 一手掌根置于患者两乳头连线与胸骨交界处，掌根方向与前正中线重叠；另一手叠放于该手背部

图 1-4-2 胸外按压法

【问题 4】 为什么一定强调胸外按压？

按压胸部，增高胸膜腔内压并平均传递至胸腔内所有腔室和大血管，由于动脉不萎陷，血液由胸腔内流向周围，而静脉由于萎陷及单向静脉瓣的阻挡，压力不能传向胸腔外静脉，静脉内无血液反流；按压放松时，胸膜腔内压减少，当胸膜腔内压低于静脉压时，静脉血回流至心脏，使心室充盈。强调持续有效不间断的胸外按压，避免过多的停止按压，防止冠脉和脑血流中断，提高复苏成功率。

知识点

有效胸外心脏按压

1. 大动脉处可触及搏动。
2. 皮肤转为红润。
3. 可测得血压。
4. 散大的瞳孔开始缩小。
5. 有的患者出现自主呼吸。

【问题 5】 所有患者都能进行胸外心脏按压吗？

不是所有患者都能进行胸外心脏按压，例如重度二尖瓣狭窄和心脏瓣膜置换术后、心包压塞、严重张力性气胸、胸廓或脊柱严重畸形、晚期妊娠或有大量腹水者，不宜进行胸外心脏按压。对这类患者可采用开胸心脏按压法（open chest cardiac compression，OCC）。

操作步骤：术者自胸骨左缘第四肋间 2cm 处起至腋中线做开胸，可单手或双手伸入胸腔，行心包外按压或切开心包按压心脏，频率成人 60～80 次 /min。除用于胸外心脏按压禁忌或完全无效之外，多用于胸主动脉瘤破裂需行体外循环、开胸手术患者发生心搏骤停、多次体外除颤失败。待心搏恢复，循环稳定后止血，置水密封瓶引流，关胸。

【问题 6】　如何正确开放气道？

保证人体气道通畅是通过不同人工技术方法在生理气道与空气或其他气源之间建立有效通气连接，其目的是保证或维持重症患者的有效通气功能。正确开放气道是保证人体气道通畅的关键，舌根后坠和异物阻塞是造成气道阻塞最常见原因。开放气道有两种方法：抬举下颌法和仰头举颏法。抬举下颌法是将一只手置于患者的前额，然后用手掌推动，使其头部后仰；将另一只手的手指置于颏骨附近的下颌下方；提起下颌，使颏骨上抬。仰头举颏法仅在怀疑头部或颈部损伤时使用，可以减少颈部和脊椎的移动（图 1-4-3）。注意在开放气道的同时应该用手指挖出患者口中异物或呕吐物，有义齿者应取出义齿。

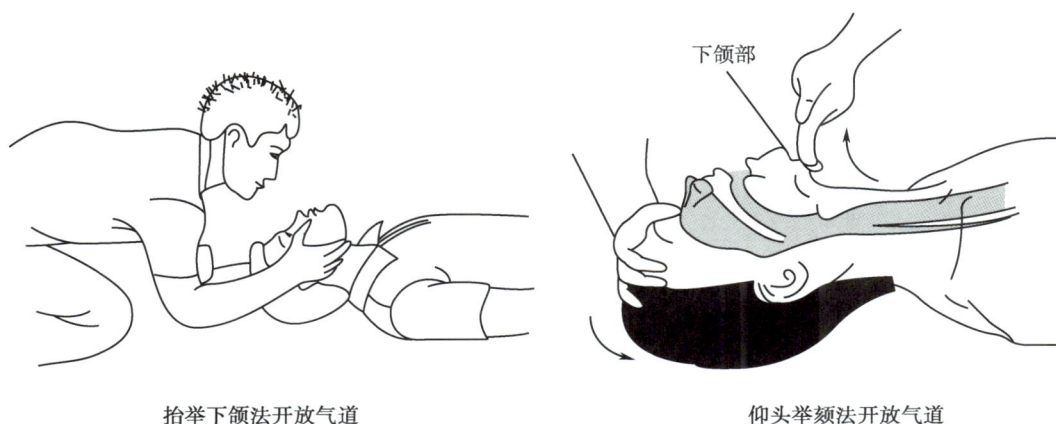

抬举下颌法开放气道　　　　　　　　　仰头举颏法开放气道

图 1-4-3　开放气道

【问题 7】　在胸外心脏按压的同时，开放气道后怎样口对口人工呼吸？

口对口人工呼吸是借助急救者吹气的力量，将气体被动吹入患者肺泡，通过肺的间歇性膨胀，以达到维持肺泡通气和氧合作用，从而减轻组织缺氧和 CO_2 潴留。方法：将患者置于稳定的硬板上，托住颈部并使头向后仰，用手指清洁其口腔，以排除气道异物；急救者以右手拇指和食指捏紧患者的鼻孔，用自己的双唇把患者的口完全包绕，然后吹气 1 秒以上，使胸廓扩张；吹气毕，施救者松开捏鼻孔的手，让患者的胸廓及肺依靠其弹性自主回缩呼气，同时均匀吸气。

【问题 8】　如何进行人工呼吸？

所有人工呼吸（无论是口对口、口对面罩、球囊 - 面罩或球囊对高级气道）均应该持续吹气 1 秒以上，保证有足够量的气体进入并使胸廓起伏；如第一次人工呼吸未能使胸廓起伏，可再次用仰头抬颏法开放气道，给予第二次通气；避免过度通气（多次吹气或吹入气量过大）。采用 30∶2 的按压通气比开始 CPR，使首次按压延迟的时间缩短。

知识点

人工呼吸

建立了高级气道后，由 2 人同时进行 CPR，每 6～8 秒进行一次通气（呼吸频率 8～10 次 /min），通气时不能停止胸外按压。

病例摘要

经2分钟抢救,5个高质量的 CPR 循环后,仍无颈动脉搏动和呼吸,已建立人工气道,球囊-面罩呼吸,呼吸频率8～10次/min,同时进行高质量的 CPR,接心电图显示心室颤动。

【问题1】 心搏骤停时的心电图特征有哪些?

心搏骤停时心电图特征:心室颤动(VF)、无脉性室性心动过速(VT)、无脉性电活动(PEA)和心室停搏(asystole)。

1. 心室颤动 心室肌发生快速而极不规则、不协调的连续颤动。心电图表现为 QRS 波群消失,代之以不规则的连续室颤波,频率为200～500次/min,这种心搏骤停是最常见的类型,约占80%。如果能在意识丧失的3～5分钟内立即实施 CPR 及除颤,存活率最高。

2. 无脉性室性心动过速 为心室肌有规则的电活动,但不能产生明显的前向血流。

3. 心电-机械分离(electromechanical dissociation,EMD) 又称无脉性电活动(pulseless electrical activity,PEA),为心脏有持续的电活动,但没有有效的机械收缩功能,常规方法不能测出血压和脉搏,心室肌可断续出现缓慢而极微弱的不完整收缩。心电图表现为间断出现并逐步增宽的 QRS 波群,由于心脏无有效泵血功能,听诊无心音,周围动脉也触及不到搏动。此型多为严重心肌损伤的后果,最后以心室静止告终。PEA 最常见病因见表1-4-1。

表1-4-1 心电机械分离的病因

H's	T's
低血容量(hypovolemia)	毒素(toxins)
缺氧(hypoxia)	压塞(心包)(tamponade)
氢离子(酸中毒)(hydrogen ion)	张力性气胸(tension pneumothorax)
高钾血症/低钾血症(hyper-/hypokalemia)	血栓(冠状动脉)(thrombosis)
低血糖(hypoglycemia)	创伤(trauma)
低体温(hypothermia)	

4. 心室静止 心室肌完全丧失了收缩活动,呈静止状态。表现为没有可见的心室电活动,伴或不伴有心房电活动,心电图表现呈一条直线或仅有心房波,多在心搏骤停一段时间后(如3～5分钟)出现。

【问题2】 何时进行 AED 除颤?

AED 到达急救现场,应立即使用。高质量的 CPR,5个循环后判断颈动脉搏动及呼吸(少于10秒),如尚未恢复,即行 AED 除颤,然后再进行高质量的 CPR,如此循环至患者恢复。除颤流程:

1. 打开 AED。

2. 遵循 AED 的提示操作,粘贴电极板→判断→充电→放电除颤,放电前再次确定所有人离开,以防被电击。

3. 在放电后立即继续胸外按压(尽量减少中断)。

【问题3】 体外除颤器如何使用?

操作者将电极板涂上导电糊或湿盐水纱布垫,两电极板分别置于左胸壁心尖部和胸骨右缘第二肋间,紧贴皮肤。先充电,单相波成年人能量为360J,双相波150～200J,然后放电除颤。可重复除颤(图1-4-4)。

【问题4】 自动体外除颤后该如何处理?

给予1次电击后不要马上检查心跳或脉搏,应重新进行胸外按压,实施5个周期 CPR(约2分钟)后评估循环。心室颤动终止后数分钟内,心脏并不能有效泵血,应继续不间断实施 CPR。

病例摘要

AED 到达急救现场,即刻给予双相波200J 除颤一次后,立即 CPR,5个周期后检查心律为心搏静止。

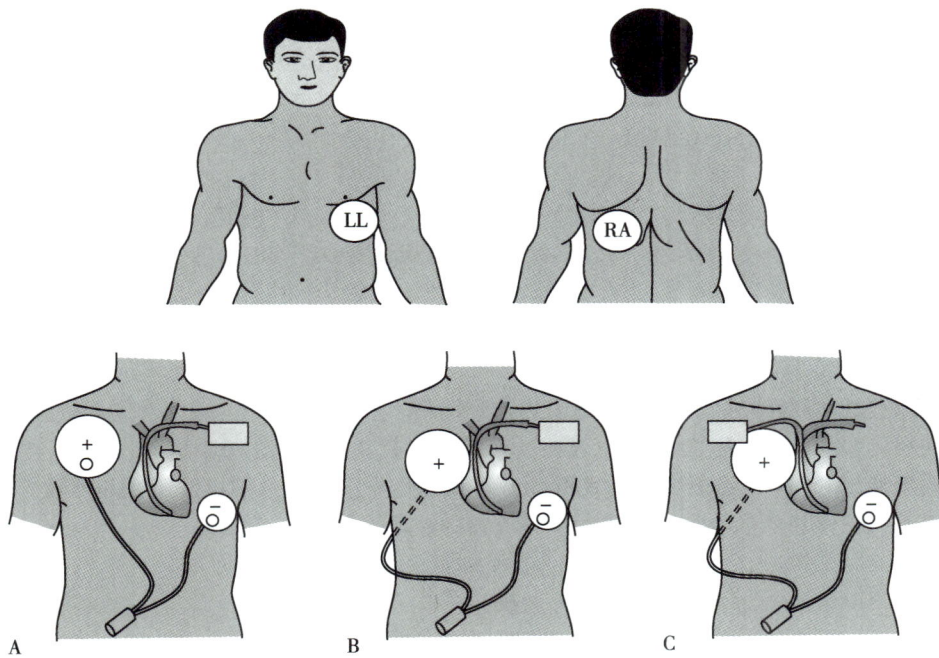

图 1-4-4　装起搏器患者除颤电极板位置

上图：一般患者除颤电极板放置位置，LL 电极在心尖部，RA 电极于左肩胛骨下；下图：放置起搏器患者除颤电极板位置。

A. 起搏器在左侧，电极板放置于右锁骨下和心尖区；B. 起搏器在左侧，电极板放置于心尖区和右肩胛骨下；C. 起搏器在右侧，电极板放置于心尖区和右肩胛骨下。

【问题】　心搏静止能否继续体外除颤?

心搏静止为不可电击心律，立即继续 CPR 5 个周期。

1. 经静脉给予肾上腺素 1mg，每 3～5 分钟重复一次。

2. 效果不明显，通过静脉给予血管升压素 40U。

第三节　高级生命支持

高级生命支持（advanced life support，ALS）又称二期复苏或高级生命维护，主要是在 BLS 基础上应用器械和药物，建立和维持有效的通气和循环，识别及控制心律失常，直流电非同步除颤，建立有效的静脉通道及治疗原发疾病。心肺复苏后由于全身缺血和再灌注损伤而产生的各种病理生理状态，称为心搏骤停后综合征（post-cardiac arrest syndrome，PCAS），病理生理异常的严重程度和临床表现根据心搏停搏的时间、CPR 的时间及基础病症等情况而异。ALS 应尽可能早开始。高级生命支持包括：

A（airway）确定初次开放气道技术和通气是否适当，必要时气管内插管。

B（breathing）评估气管内插管通气是否充分，经气管内导管做正压通气。

C（circulation）连接心电监护，开放静脉通路，给予药物，激发心脏复跳，增强心肌收缩力，防治心律失常，调整急性酸碱失衡。

D（differential diagnosis）识别心搏骤停的可能原因，并作鉴别诊断。

防治心跳停止后缺氧性脑损伤的工作称为脑复苏。从心脏停搏到细胞坏死的时间以脑细胞最短，维持脑组织的灌流是心肺复苏的重点，复苏的最终目的是脑功能的完全恢复。主要是防治脑组织肿胀和水肿，阻断再灌注损伤进程，促进脑细胞功能恢复。可以采用的措施包括：①低温；②脱水；③药物治疗；④高压氧治疗。

复苏患者应及早降温，心脏复跳能测得血压就要开始，心肺复苏后无意识成人患者需降温至 32～34℃，并持续至少 24 小时。诱导低温采用传统的在腹股沟、腋窝与头颈部放置冰袋的方法，使用镇静药或神经肌肉阻滞药对抗寒战。使用体外低温装置（水或空气循环式低温毯或垫）或体内低温装置（股静脉或锁骨下静脉低温输液导管），维持低温在设定范围。第一个 72 小时发热要用退热药治疗，同时注意癫痫的控制与预防，持续到听觉恢复或神志开始恢复或好转为止。通过调节体外或体内低温装置，或是使用加热系统来进行复温，复温的速度可以是 0.25～0.5℃/h。

护士立即开放外周静脉，输注生理盐水，立即气管插管，呼气囊人工通气，不间断 CPR 5 个周期，同时静脉注射肾上腺素 1mg，3 分钟后加用一次，1 分钟后静注血管升压素 40U，患者心电图呈心室颤动间歇性发作。

【问题 1】 气管内插管的意义是什么？

气管内插管能保持呼吸道通畅，减少气道阻力，便于清除呼吸道分泌物，减少解剖无效腔，保证有效通气量，为输氧、加压人工通气、气管内给药等提供有利条件。在呼吸机的作用下，维持气道通畅，改善通气和氧合，防止机体缺氧和 CO_2 蓄积。尽早给予有效的机械通气和呼吸支持，可提高院内心搏骤停患者的心肺复苏成功率和改善神经功能预后。

经口气管插管（视频）

> **知识点**
>
> **确定气管导管的位置**
>
> 1. 用气囊吹气　在上腹部听诊并观察胸廓运动。如上腹部听到气过水声，无胸廓运动，此为插入食管；如上腹部无气过水声，吹气时胸廓抬举，双侧胸前及腋中线有呼吸音，再次听上腹部无气过水声后，可确定插入气管内；如仍有疑问，可用喉镜证实。
> 2. 二氧化碳波形图的监测　气管插管后，建议连续监测呼出气 CO_2 曲线，以确定和监测气管插管的位置。

【问题 2】 心室颤动间歇性发作能否体外除颤？

应立即除颤，除颤仪充电时继续 CPR，电击后立即继续 CPR。此时，应考虑在 CPR 期间（电击之前或之后）使用抗心律失常药物。

1. 静脉注射胺碘酮　每次 300mg，如未好转可再次静脉注射一次 150mg，胺碘酮没有明显的负性肌力作用，对心肌梗死后合并左心室功能不全或心律失常的患者，能显著减少心律失常引起的死亡。
2. 静脉利多卡因　每次 1～1.5mg/kg，然后再静脉注射 0.5～0.75mg/kg，最多共 3 次或 3mg/kg。
3. 对于尖端扭转型室速　考虑给予硫酸镁，负荷剂量为静脉/骨内注射 1～2g。

患者心室颤动间歇性发作，故予静脉注射胺碘酮 300mg，到复苏成功共计除颤 5 次后心律转为窦性心律，心率为 120 次/min，血压为 80/50mmHg，立即转 ICU 继续治疗。

> **知识点**
>
> **心肺复苏后入 ICU**
>
> 心肺复苏后生命体征不稳定或出现严重并发症者须入 ICU。

该患者进入 ICU 时，窦性心律，心率 90 次/min，血压 100/60mmHg，神志不清。机械通气，吸入氧浓度 100%，间歇正压通气（IPPV），潮气量 6ml/kg，呼吸频率 14 次/min，立即用冰袋、冰毯、冰帽等体表降温，此时心律突然转为室上性心动过速，心率 162 次/min，血压 70/40mmHg。

【问题】 怎样正确处理有脉性心动过速?

该患者为室上性心动过速,但是血流动力学不稳定,考虑进行同步电复律。

1. 电复律的能量为50～100J,如果50J能量无效,则可逐步增加能量。

2. 对于血流动力学稳定的有脉性心动过速,可考虑静脉推注腺苷6mg,观察心律有无转复,若无转复,可快速静脉推注腺苷12mg(腺苷12mg可再重复使用一次),若未能转复可使用地尔硫䓬或β受体阻滞剂控制心率。

知识点

心搏骤停后早期血流动力学目标

1. 中心静脉压(CVP)8～12mmHg。
2. 平均动脉压(MBP)65～100mmHg。
3. 中心静脉血氧饱和度($ScvO_2$)不低于70%。
4. 尿量不低于1.0ml/(kg·h)。
5. 血红蛋白浓度80～100g/L。

该患者入ICU已桡动脉穿刺置管,监测有创血压,抽动脉血气,经电复律50J 1次,接着100J 1次;心率120次/min,血压80/50mmHg;静脉推注腺苷12mg后,心率90次/min,血压95/60mmHg;动脉血气显示pH 7.14,PCO_2 64.5mmHg,PO_2 68.5mmHg,BE −3.0mmol/L,HCO_3^- 38mmol/L,K^+ 4.8mmol/L,Na^+ 138mmol/L,Cl^- 95mmol/L。

【问题1】 该患者存在哪种类型的代谢紊乱?

1. 血气报告提示呼吸性酸中毒、低氧血症、高碳酸血症。

2. 增加潮气量至8ml/kg,再根据动脉血气分析来调整,以维持正常的$PaCO_2$水平,注意避免低碳酸血症。

3. 心肺复苏过程中,尽管进行有效的胸外按压,心排出量低,组织缺氧,细胞无氧代谢增强,乳酸增多,如果肺泡换气充分,存在明显的代谢性酸中毒,可应用少量碳酸氢钠,一般以pH 7.2以上为宜。

【问题2】 心搏骤停后早期怎样进行通气和氧疗?

1. 心肺复苏后一段时间吸氧浓度为100%,按血气报告调整,保证SpO_2≥94%,高浓度氧可增加大脑脂质过氧化作用,增加代谢功能障碍,增加神经系统变性,在组织再灌注的早期对缺血后的神经元造成损伤。

2. 避免过度通气,通气频率10～12次/min。

3. 心肺复苏后血清HCO_3^-和pH呈动态变化,HCO_3^-需要经过一段时间才能达到细胞内外平衡。

入ICU后20分钟,接呼吸机设置潮气量8ml/kg,呼吸频率18次/min,吸入氧浓度100%,每10分钟测血气,根据结果调整呼吸机参数,静脉滴注碳酸氢钠100ml。直接经动脉测定血压的同时,在超声引导下经右锁骨下静脉穿刺置管,已输注醋酸林格液200ml,此时心率100次/min,血压80/60mmHg,CVP 13mmHg,体温35℃,动脉血气显示pH 7.20,PCO_2 55.1mmHg,PO_2 100.5mmHg,BE −3.0mmol/L,HCO_3^- 31mmol/L,K^+ 4.2mmol/L,Na^+ 132mmol/L,Cl^- 98mmol/L,给予地西泮5～10mg缓慢静脉注射,20%甘露醇(1～2g)快速静脉滴注,多巴胺8μg/(kg·min)。

【问题1】 心肺复苏后患者入ICU监护内容有哪些?

复苏后患者入ICU主要监测:

1. 一般监护 生命体征、尿量、血氧饱和度、连续心电监护、CVP、$ScvO_2$、动脉血气、血乳酸、电解质、血常规、胸部X片。

2. 血流动力学监测 超声心动图、心排出量(无创或有创性监测)。

热稀释法测定心排出量(视频)

3．大脑功能　脑电图、CT、MRI。

【问题 2】　怎样处理血流动力学不稳定？

心肺复苏后如果血流动力学不稳定，常与心律失常、低血压、低心排出量有关。处理心律失常的方法包括维持电解质平衡、电击转复及药物治疗等；纠正低血压采用静脉补液以改善右心室的充盈压，使 CVP 达到 8～12mmHg，仍未改善血流动力学指标，可使用强心与血管活性药，如补足容量和已使用血管活性药与强心药还不能恢复组织灌注，要考虑使用机械循环辅助设备如主动脉内球囊反搏，后者可以起到良好的支持循环的作用。纠正心肺复苏过程中的并发症。

入 ICU 后 30 分钟，转为窦性缓慢心律，心率 32 次 /min，血压为 70/40mmHg，CVP 14mmHg，体温 33℃，动脉血气显示 pH 7.25，PCO_2 50.1mmHg，PO_2 130.8mmHg，BE −3.0mmol/L，HCO_3^- 30mmol/L，K^+ 3.5mmol/L，Na^+ 132mmol/L，Cl^- 99mmol/L，呼吸机设置潮气量 6ml/kg，呼吸频率 12 次 /min，吸入氧浓度 80%，多巴胺 8μg/（kg•min）。

【问题 1】　此时应怎样处理心动过缓？

需立即判断患者是否存在由心动过缓造成的低灌注症状或体征。本患者存在明显的低血压，灌注低下，治疗步骤：

1．如果患者为二度Ⅱ型或三度房室传导阻滞，应立即准备经皮起搏。

2．等待起搏器时，考虑静脉注射 0.5mg 阿托品，可重复注射，剂量达 3mg。若仍无效，应考虑开始起搏。

3．等待起搏器时或起搏无效，可考虑静脉注射肾上腺素 2～10μg/（min•kg）或多巴胺 2～10μg/（min•kg）。

【问题 2】　复苏后治疗的目标是什么？

1．改善心肺脑功能和全身灌注。

2．努力寻找引起心搏骤停的原因，进行预防再发心搏骤停的治疗。

3．尽早开展神经功能恢复的治疗，改善复苏后预后。

第四节　心搏骤停后治疗

心搏骤停后治疗重点是脑保护、脑复苏及复苏后疾病的防治。即除了积极进行脑复苏，应严密监测心、肺、肝、肾、凝血及消化器官的功能，一旦发现异常立即采取有针对性的治疗。主要方法：

1．控制体温　促进神经功能恢复。

2．尽早诊断是否存在急性冠脉综合征。

3．合理使用机械通气，减少肺损伤。

4．支持重要器官功能。

5．多学科客观地评估重要脏器功能的恢复。

心搏骤停后治疗的初始目标：尽量优化心肺功能和重要器官的灌注；考虑可能进行急性冠脉介入治疗、神经学治疗、目标导向的重症监护治疗和低温治疗；要鉴别和治疗导致心搏骤停的直接病因及预防骤停再发。心搏骤停后治疗的后续目标：控制体温以尽量提高存活率和神经功能恢复；识别和治疗急性冠脉综合征（ACS）；优化机械通气，降低肺损伤和多器官损伤，客观评价预后；帮助存活患者进行康复服务。

入 ICU 后 40 分钟，阿托品 0.5mg 静脉注射 2 次，无效则给予心脏临时起搏，起搏心律，心率 100 次 /min，血压 95/70mmHg，CVP 15mmHg，体温 33℃。

【问题 1】　什么情况下必须进行心脏临时起搏？

心动过缓和 / 或短暂停搏引起急性血流动力学改变的任何患者均应考虑安装临时起搏器。前壁心肌梗死伴完全性房室传导阻滞需要起搏，下壁心肌梗死伴完全性房室传导阻滞常常是可逆的，对阿托品有反应。

【问题2】　临时起搏有几种？该患者宜选用何种？

临时起搏的方法有经皮起搏、经静脉起搏、经食管心脏起搏和经胸心脏起搏，临时起搏方式的选择通常取决于当时的情况，如情况紧急，需要进行临时起搏患者的血流动力学多不稳定（或可能变得不稳定），常需要迅速对心血管系统的衰竭进行预防和干预治疗。通常对同一个患者需要几种不同的临时起搏方法，心肺复苏后极严重的心动过缓患者应首选经皮起搏，英国复苏学会将它作为高级心脏生命支持的一部分，操作者简单培训就能掌握，而且不需要搬动患者。无创起搏器可有效维持心脏起搏达14小时，其成功率为78%～94%，给经静脉起搏提供了一个桥梁，一旦稳定则改用经静脉起搏。

【问题3】　经皮起搏怎么使用？

经皮起搏电极通常置于前胸和后背，通常取60～80次/min为基本频率，但如果不成功，可能需要体外除颤，如果电极处在心脏停搏状态，应考虑前位、侧位。如有心脏病，临时起搏器可用于经皮冠状动脉介入术（percutaneous coronary intervention, PCI），以减少PCI治疗中因严重心律失常引起的血流动力学变化，恢复正常心率，保证重要器官供血，提高手术安全性。

入ICU后50分钟，起搏心率100次/min，心电图ST段抬高，血压95/60mmHg，CVP 20mmHg，心肌肌钙蛋白T（cTnT）2ng/ml，动脉血气显示pH 7.35，PCO_2 48.1mmHg，PO_2 115.8mmHg，BE −1.0mmol/L，HCO_3^- 30mmol/L，K^+ 3.0mmol/L，Na^+ 132mmol/L，Cl^- 99mmol/L，血糖8mmol/L，尿量120ml。

【问题】　此时患者内环境发生什么变化？

血气分析提示低钾血症，CVP增高，心电图ST段抬高，cTnT增高提示心肌功能受损。如怀疑心肌梗死，可用β受体阻滞剂，减轻心肌缺血，缩小梗死范围，避免心搏骤停再次发生，同时使用正性肌力药物。

入ICU后60分钟，10%氯化钾静脉泵入，多巴胺5μg/（kg·min），肾上腺素0.05～0.25μg/（kg·min），艾司洛尔50μg/（kg·min），5分钟后增加至100μg/（kg·min）。心率120次/min，血压90/50mmHg，CVP 22mmHg，动脉血气提示pH 7.25，PCO_2 50.2mmHg，PO_2 105.8mmHg，BE −3.0mmol/L，HCO_3^- 32mmol/L，K^+ 3.3mmol/L，Na^+ 130mmol/L，Cl^- 100mmol/L，血糖8mmol/L，血肌酐120μmol/L，心电图ST段抬高。请心内科会诊。

【问题1】　患者血肌酐增高，但尿量在正常范围，怎样解释？

表现为心肺复苏早期出现肾衰竭，由于通常已使用大剂量脱水药，临床可表现为尿量正常或增多，但血肌酐升高，为非少尿型急性肾衰竭。

【问题2】　这类患者的处理原则有哪些？

1. 维持循环稳定，保证肾的灌注压。
2. 避免使用对肾脏有损害的药物。
3. 纠正缺氧与酸中毒。
4. 根据病情可采用血液净化治疗。

入ICU后70分钟，该患者心率90次/min，血压105/60mmHg，CVP 25mmHg，心电图ST段明显抬高，cTnT 3ng/ml，尿量250ml。

【问题】　该患者心搏骤停的可能原因是什么？

患者发病时有胸痛、心悸等症状，心电图ST段明显抬高可能由于心源性因素引起心搏骤停。

入ICU后80分钟，该患者心率90次/min，血压100/60mmHg，CVP 25mmHg，自主呼吸10次/min，通气模式改SIMV，PEEP 5mmHg，对呼唤有反应，心电图ST段明显抬高，动脉血气提示pH 7.35，PCO_2 43.1mmHg，PO_2 102.2mmHg，BE −2.0mmol/L，HCO_3^- 28mmol/L，K^+ 3.5mmol/L，Na^+ 130mmol/L，Cl^- 102mmol/L，血糖7mmol/L，cTnT 4ng/ml，尿量1 200ml。

【问题】 心内科医生到来后，会采取什么措施？

由于左心室功能减退的患者心搏骤停复发的可能性较大，对抗心律失常药物的反应较差，死亡率高，心内科医生会诊后决定立即转心内科，在临时起搏器下行 PCI。

（王祥瑞）

参 考 文 献

[1] NOLAN JP. International CPR guidelines-perspectives in CPR. Best Pract Res Clin Anaesthesiol，2013，27（3）：317-325.

[2] KAMPMEIER TG，LUKAS RP，STEFFLER C，et al. Chest compression depth after change in CPR guidelines-Improved but not sufficient. Resuscitation，2014，85（4）：503-508.

[3] MANGLA A，DAYA MR，GUPTA S. Post-resuscitation care for survivors of cardiac arrest. Indian Heart J，2014，66（1）：105-112.

[4] NOLAN JP，LYON RM，SASSON C，et al. Advances in the hospital management of patients following an out of hospital cardiac arrest. Heart，2012，98（16）：1201-1206.

[5] LYON RM，SHEPHERD J，CLEGG GR. Early in-hospital management of out-of-hospital cardiac arrest in Scotland：a national survey. Eur J Emerg Med，2011，18（2）：102-104.

[6] LYON RM，ROBERTSON CE，CLEGG GR. Therapeutic hypothermia in the emergency department following out-of-hospital cardiac arrest. Emerg Med J，2010，27（6）：418-423.

[7] YANG Z，LI H，YU T，et al. Quality of chest compressions during compression-only CPR：a comparative analysis following the 2005 and 2010 American Heart Association guidelines. Am J Emerg Med，2014，32（1）：50-54.

[8] ALEXANDER RE.Summary of the new 2010 American Heart Association Guidelines for Basic Life Support（CPR）. Tex Dent J，2011，128（3）：279-288.

[9] CADY C，ANDREWS S. Prehospital resuscitated cardiac arrest patients：role for induced hypothermia. Prehosp Emerg Care，2009，13（3）：402-405.

[10] DALRI MC，ARAÚJO IE，SILVEIRA RC，et al. New guidelines for cardiopulmonary resuscitation. Rev Lat Am Enfermagem，2008，16（6）：1060-1062.

[11] Jasmeet S，Michael W D，Maconochie I，et al. 2018 International consensus on cardiopulmonary resuscitation and emergency cardiovascular care science with treatment recommendations summary. Circulation，2018，133：194-206.

[12] ASHISH R P，KATHERINE M B，PETER J K，et al. 2018 American Heart Association focused update on advanced cardiovascular life support use of antiarrhythmic drugs during and immediately after cardiac arrest：An update to the American Heart Association guidelines for cardiopulmonary resuscitation and emergency cardiovascular care. Circulation，2018，137（1）：e7-e13.

第五章　重症患者的镇痛与镇静

镇痛镇静治疗是特指应用药物以达到减轻或消除患者疼痛、焦虑及躁动的治疗，是 ICU 内重症患者的基本治疗。

ICU 内的重症患者，面对各种伤病和诊疗手段所带来的应激与痛苦，必定会产生机体的代偿防御反应，但往往由于"猝然临之"而使反应难以适度，因而常常表现为机体过度的炎性反应，即所谓"全身炎症反应综合征"（systemic inflammatory response syndrome，SIRS），甚至加重 MODS。国内外众多的观察和研究表明：ICU 内的危重患者，40%～80% 存在有中度以上的各种疼痛、焦虑等应激不适，而这些应激可能会加重原有疾病对于机体器官的损伤，甚至危及生命。如何能够帮助患者机体产生对于疾病及诊疗措施适度的代偿应答，同时减轻机体应激不当所致的器官功能损伤？镇痛镇静治疗因此受到重症医学医务工作者的日益重视。

第一节　镇痛镇静是 ICU 重症患者的基本治疗

病例摘要

患者男，85 岁，体重 72kg。因"间断腹痛伴排便习惯改变 2 个月"就诊。肠镜活检诊断为乙状结肠癌，经肠道准备后择期行乙状结肠癌根治术。既往 70 年前曾诊断肺结核，治愈；22 年前因急性胆囊炎、胆囊结石行胆囊切除术；糖尿病史 10 年，饮食控制并口服双胍类降糖药；高血压病史 10 年，服用钙通道阻滞药（CCB）类药物，自述平时血糖与血压基本可维持于"正常水平"；曾有吸烟史，已戒烟 10 年，无酗酒史；否认其他病史。

入手术室后患者心率 108 次 /min，桡动脉有创血压（ABP）176/82mmHg。采用静脉与吸入复合麻醉。术中患者麻醉诱导气管插管时曾出现一过性血压下降，最低 90/50mmHg，持续约 10 分钟，经予加快输液并给予去氧肾上腺素 5mg 后血压恢复至正常范围。手术历时 3 小时，术中心律（率）和血压基本平稳。术中失血约 300ml，尿量约 200ml；输液共 1 500ml，其中乳酸钠林格液 1 000ml，生理盐水 500ml，术后患者进入 ICU。

入 ICU 后患者气管插管接呼吸机，辅助 - 容量控制（AC-VC）模式：潮气量 500ml，呼吸频率 16 次 /min，PEEP 5cmH$_2$O，FiO$_2$ 40%。患者入 ICU 后约 10 分钟出现躁动，呼之不能正确应答，偶有自主睁眼，心率 120 次 /min，血压 180/85mmHg，呼吸 28 次 /min，SpO$_2$ 98%～100%。

【问题 1】　刚刚进入 ICU 的患者出现躁动与血压升高、心率加快，首先的治疗措施宜选择什么？

因患者是在进入 ICU 后不久出现交感应激表现，且麻醉尚未完全清醒，仍然气管插管接呼吸机，故控制心率、血压，首先选择给予镇痛镇静治疗。

思路：患者术中特别是近手术结束时心率、血压等生命体征已较长时间保持平稳，术毕转运搬动和停止静吸麻醉药物对于患者都是新的应激刺激，偶有自主睁眼也提示患者开始苏醒，术中的镇痛镇静药物作用已减弱。此时心率、血压的骤升是气管插管、手术伤痛以及机体不适当的代偿反应所致，故应迅速给予患者短效的镇痛镇静治疗。在此基础上，再酌情考虑应用降压及降低心率的药物。

知识点

全身麻醉需要使得患者在术中不疼痛、不知晓和利于术野显露，一般要给予患者镇痛、镇静和肌肉松弛三类药物。

麻醉结束，上述三种药物的作用未必会完全同步消除，特别是切口的疼痛和经口气管插管的强烈不适，往往会导致患者躁动和交感神经系统应激，导致心率、血压的骤然升高，心律失常、意外拔除身上各种管路、挣扎、误吸、摔落病床，甚至危及生命。

因此，进入 ICU 的重症患者（无论是否为手术患者），应该与其之前的治疗（如麻醉或急诊、病房的抢救）有一个平稳的衔接过渡，需要酌情补充或延续镇痛镇静治疗，使患者的肌松、意识及（疼痛）感觉顺序恢复，以避免交感神经系统的过度应激。

【问题 2】 这个患者的特点是什么，有哪些潜在风险需要特别注意？

患者高龄，既往有糖尿病、高血压病史，且主诉症状已有 2 个月，需要特别注意有无冠心病等器官灌注不足的损害，以及围术期的循环容量和营养状态；同时尽量使得患者的心脏和其他器官的氧耗与工作负担降低，能够维持基本功能即可。

思路： 患者为 85 岁老人，高龄且有糖尿病、高血压病史，应警惕冠状动脉很可能存在硬化而缺血，特别是结肠手术前的肠道准备与禁食，容易导致隐匿性低血容量状态，虽然自身的交感神经系统代偿可以通过增加血管阻力而维持血压，但器官的实际灌注血容量可能已经不足。麻醉诱导时出现骤然的血压下降，术后交感张力恢复又出现心率、血压的反弹升高，说明机体已处于有效循环容量不足的状态，且代偿储备功能差，必须积极纠正、迅速减轻心脏等各器官的应激负担。

知识点

高血压和糖尿病往往合并有血管硬化，因此长期糖尿病和 / 或高血压患者的冠状动脉、肾小球毛细血管往往硬化缺血，导致各个器官的血供都可能因硬化损伤而灌注不足，一旦遭遇低血容量，极易造成器官低灌注损伤。

第二节 无监测（评估）勿镇痛镇静

因患者躁动明显，值班医师医嘱行床旁心电图检查，并抽取静脉血行生化和心肌损伤标志物测定，同时给予患者静脉注射芬太尼 0.05mg 和咪达唑仑 3mg，并持续静脉泵注丙泊酚 80mg/h；患者躁动逐渐消失，心率 90～100 次 /min，自主呼吸减弱，仅呈现呼吸机指令通气，呼吸 16 次 /min，此时 RASS 镇静评分为 −4 分，CPOT 疼痛评分为 0 分，但血压出现下降，最低 ABP 降至 107/60mmHg，SpO$_2$ 95%，监护仪显示患者 CVP 7mmHg，入 ICU 第 1 小时尿量约 60ml。

【问题 1】 初始的镇痛镇静药物应如何选择？

应选择作用迅速且维持时间较短的药物，以利观察疗效。

思路： 选择镇痛镇静药物应了解患者的情况和药物的药效 / 药动学（PK/PD）特点，先给予一个负荷量（bolus）观察疗效，再以可快速作用的药物予以维持，以利随时调整药物的种类和剂量。本例选择芬太尼和咪达唑仑，考虑其对于循环呼吸的抑制作用相对较小，虽然两个药物的消除半衰期都较长，但因为是单次给药，故不会有明显的组织蓄积。之后为了易于调控镇静深浅，选择了分布半衰期很短、快速短效的丙泊酚维持泵注。

知识点

药物的半衰期包括分布、代谢和清除等分类，彼此不尽相同。有些药物分布半衰期很短，作用持续时间也短，但代谢或清除半衰期很长，长期反复应用会在体内蓄积，改变其作用特点。

常用的阿片类镇痛药物（表 1-5-1）中，芬太尼具有较短的分布半衰期，但清除半衰期甚至长于吗啡，故不宜长期反复应用于维持镇痛；瑞芬太尼具有目前最短的分布和清除半衰期；吗啡分布半衰期稍长，但清除半衰期介于前述两者之间。

表 1-5-1　ICU 常用镇痛药物

药物	静脉使用后起效时间 /min	半衰期	静脉间断给药剂量	静脉持续给药剂量	副作用
芬太尼	1～2	2～4h	0.35～0.5μg/kg，每 0.5～1h 一次	0.7～10μg/(kg·h)	低血压情况比吗啡少，肝损害时有蓄积
吗啡	5～10	3～4h	2～4mg，每 1～2h 一次	2～30mg/h	低血压，肝肾损害时有蓄积，组胺释放
瑞芬太尼	1～3	3～10min	无	负荷量：1.5μg/kg；持续量：0.5～15μg/(kg·h)	肝衰竭、肾衰竭时无蓄积，体重≥130% 理想体重时，按理想体重计算

　　苯二氮䓬类和丙泊酚（表 1-5-2）都具有较长的（代谢）清除半衰期，但丙泊酚的分布半衰期较短，且分布容积很大，临床一般视为短效镇静药物，但若长期应用（>1 周），也须警惕蓄积。

表 1-5-2　ICU 常用镇静药物

药物	静脉使用后起效时间 /min	半衰期 /h	负荷剂量	维持剂量	副作用
咪达唑仑	2～5	3～11	0.01～0.05mg/kg	0.02～0.1mg/(kg·h)	呼吸抑制，低血压
劳拉西泮	15～20	8～15	0.02～0.04mg/kg（≤2mg）	0.02～0.06mg/kg，每 2～6h 一次，必要时使用或 0.01～0.1mg/(kg·h)（≤10mg/h）	呼吸抑制，低血压，酮症酸中毒，肾毒性
地西泮	2～5	20～120	5～10mg	0.03～0.1mg/kg，每 0.5～6h 一次	呼吸抑制，低血压，静脉炎，反复用药可蓄积
丙泊酚	1～2	短期 3～12；长期 50±18.6	5μg/(kg·min) 持续时间 >5min	5～50μg/(kg·min)	注射部位疼痛，呼吸抑制，高三酰甘油血症，胰腺炎，过敏，丙泊酚输注综合征，长期使用并发症显著增多
右美托咪定	5～10	1.8～3.1	1μg/kg 持续时间 >10min	0.2～0.7μg/(kg·h)	心动过缓，负荷量低血压，气道反射消失

【问题 2】　给予患者镇痛镇静药物后，患者出现血压下降、自主呼吸减弱，是否反而会延误脱离呼吸机？可否首选静脉降压药物，如钙通道阻滞药、α 受体阻滞剂或硝酸酯类药物？

　　适度且相对短效的镇痛镇静治疗因为抑制了患者交感神经系统的应激过度代偿，反而会帮助我们了解患者真实的有效循环容量状态，减轻器官的代偿负担，减少脱机拔管的意外副损伤（误吸、二次插管……）。除非实在难以分析和找到心率、血压变动的原因，否则一般应尽可能针对原因予以治疗，静脉降压药物宜暂缓应用。

　　思路：该患者术中血压、心率平稳，且术前也维持得较稳定，术毕停用麻醉药物，进入 ICU 10 分钟后开始出现躁动，伴有心率和血压的上升。故血压、心率的变化更可能是由于苏醒过程中交感神经系统应激反应所致，说明患者疼痛感觉和肌松的恢复快于意识的清醒，此时若迅速脱机拔管，可能因拔管后应激刺激减轻，患者再度在残留的麻醉镇静药物作用下呼吸减弱，甚至窒息或误吸，而静脉应用降压药物也可能因未消除疼痛、焦虑等应激源而"事倍功半"。所以应予镇痛镇静治疗，使得"肌松—意识—疼痛"顺序恢复，以减轻过度的交感应激风暴。

> **知识点**
>
> 目前常用的全身麻醉药物中,很多是作用于中枢 γ- 氨基丁酸(GABA)受体而抑制交感神经对于外周血管阻力的调节,可以导致血压骤然下降,从而产生一种类似于"分布性休克"的状态,所以麻醉诱导前后往往需要给予患者较快的输液速度甚至血管活性药物,以代偿纠正这种"分布异常"。若纠正不及时或患者器官储备功能太差,则可能会出现器官低灌注损伤。反之,术后患者的液体治疗与镇痛镇静药物等的撤离亦须平缓,避免造成再次应激,加重器官功能损伤甚至失代偿。

【问题 3】 什么是 RASS 和 CPOT 评分?为什么要进行评分?

RASS 评分(表 1-5-3)是一种对于意识状态(镇静程度)的评判工具,是"the Richmond agitation-sedation scale"的缩写;而 CPOT 则是对于疼痛程度的一种评判工具,全称为"critical-care pain observation tool"(表 1-5-4)。

表 1-5-3　里士满躁动 - 镇静评分表(the Richmond agitation-sedation scale,RASS)

评分	命名	描述
+4	攻击性	明显的攻击性或暴力行为,对医护人员有直接危险
+3	非常躁动	拔、拽各种插管,或对医护人员有过激行为
+2	躁动	频繁的、无目的的动作或人机对抗
+1	不安	焦虑或紧张,但动作无攻击性或表现精力过剩
0	警觉但安静	—
−1	嗜睡	不完全警觉,但对呼唤有超过 10s 持续清醒,能凝视
−2	轻度镇静	对呼唤有短暂(少于 10s)清醒,伴眨眼
−3	中度镇静	对呼唤有一些活动(但无眨眼)
−4	深度镇静	对呼唤无反应但对躯体刺激有一些活动
−5	不易觉醒	对呼唤或躯体刺激无反应

表 1-5-4　危重症疼痛观察评分(critical-care pain observation tool,CPOT)

指标	表现		评分
面部表情	无肌紧张	放松,中性	0
	皱眉,眉头降低,眼眶发紧,上睑提肌收缩	紧张	1
	所有上述面部表情加眼睑紧闭	怪相	2
肢体运动	无运动(但并不意味没有疼痛)	无运动	0
	缓慢、谨慎的动作,触摸或摩擦疼痛部位,通过运动寻求关注	保护性	1
	拔管,试图坐起,运动肢体 / 敲打,不遵嘱,攻击医护人员,试图爬下病床	坐立不安	2
肌张力(通过被动舒张和收缩上肢来评价)	对被动运动无阻力	放松	0
	对被动运动有阻力	紧张,僵硬	1
	对被动运动阻力极大,无法完成被动运动	极度紧张或僵硬	2
人机协调性(插管患者)	无报警,通气顺畅	耐受呼吸机和运动	0
	报警可以自动终止	咳嗽,但可以耐受	1
	不同步:阻塞通气,报警频繁	人机对抗	2
或发声(拔管患者)	说话音调正常或无声音	音调正常或无声	0
	叹息,呻吟	叹息,呻吟	1
	哭,哭泣	哭,哭泣	2

除上述 2 项外，目前还推荐"镇静 - 躁动评分（sedation-agitation scale，SAS）"（表 1-5-5）用于镇静评判，"行为疼痛评分（behavioral pain scale，BPS）"（表 1-5-6）用于疼痛程度判断。

表 1-5-5　Riker 镇静 - 躁动评分（sedation-agitation scale，SAS）

分值	描述	定义
7	危险躁动	拉拽气管内插管，试图拔除各种导管，翻越床栏，攻击医护人员，在床上辗转挣扎
6	非常躁动	需要保护性束缚并反复语言提示劝阻，咬气管插管
5	躁动	焦虑或身体躁动，经言语提示劝阻可安静
4	安静合作	安静，容易唤醒，服从指令
3	镇静	嗜睡，语言刺激或轻轻摇动可唤醒并能服从简单指令，但又迅即入睡
2	非常镇静	对躯体刺激有反应，不能交流及服从指令，有自主运动
1	不能唤醒	对恶性刺激无或仅有轻微反应，不能交流及服从指令

注：恶性刺激指吸痰或用力按压眼眶、胸骨或甲床 5 秒。

表 1-5-6　行为镇痛评分（behavioral pain scale，BPS）

项目	描述	分值
面部表情	放松	1
	部分紧张	2
	完全紧张（如眼睑紧闭等）	3
	痛苦表情	4
上肢	无活动	1
	部分屈曲	2
	完全屈曲，手指灵活	3
	持续收缩	4
人机协调性	耐受	1
	咳嗽，但大多时间耐受	2
	呼吸机抵触	3
	不能配合机械通气	4

以上评判工具适用于不能自行描述疼痛但运动功能正常且行为可以观察的 ICU 患者（不包括颅脑外伤）。

思路：镇痛镇静治疗是一把双刃剑，过深或过浅均有可能放大其副损伤。机体适度的应激反应是具有代偿和保护作用的：正常生理状态下，中枢神经系统可以通过神经 - 内分泌的变化在一定范围内调节机体对于应激的反应程度；而在严重疾病应激时机体的自身调节能力受损，需要借助镇痛镇静药物。镇痛镇静药物固然可以抑制中枢网状上行系统，减轻交感应激反应，但却失去了中枢神经系统的自我调节代偿，甚至循环、呼吸抑制而危及生命。因此镇痛镇静治疗必须"适度"，而"适度"的关键在于要进行有效的生命体征监测和疼痛与意识状态评估。

值班医师床旁检查患者，大声呼唤可睁眼，四肢感觉、运动未见明显异常，心率逐渐升至 100～110 次 /min，伴频发房性期前收缩，ABP 显示为 84/46mmHg，CVP 显示为 1mmHg。即刻停止丙泊酚输注，加用去甲肾上腺素 0.1μg/（kg·min）泵注，并予液体复苏治疗，以乳酸钠林格液 600ml/h 速度行容量负荷试验，20 分钟后患者心率逐渐回落至 90 次 /min，ABP 125/72mmHg，CVP 5mmHg，此时调整输液速度为 300ml/h，心电监护仪显示心率为 85～90 次 /min；化验心肌酶回报：磷酸肌酸激酶同工酶（CK-MB）8.6ng/ml（正常值 0～5ng/ml），TnI 0.12ng/ml（正常值 0～0.034ng/ml）；心电图也显示 V_1～V_6 导联 ST 段压低超过 0.1mV；生化示血清肌酐 117μmol/L，血糖 11.3mmol/L。考虑患者存在心肌缺血与灶状心肌梗死，并有急性肾损伤（AKI）可能，决定当天暂不脱离呼吸机。予咪达唑仑 6mg/h、瑞芬太尼 10mg/24h 维持泵注，胰岛素控制血糖、硝酸酯类药物扩冠、短效 β 受体阻滞剂艾司洛尔控制心率，因患者为术后当天，暂不予抗凝治疗。

【问题1】　为什么在监测血压、心率之外，还要监测中心静脉压、心电图及心肌损伤标志物？

镇痛镇静过度可能加重组织低灌注损伤和缺氧，所以镇痛镇静治疗必须在具有生命体征监测的 ICU 及手术室中实施。无监测，勿镇痛镇静。

思路：因为患者高龄，既往糖尿病、高血压，属于冠心病高风险人群，且胃肠道症状及术前准备提示存在隐匿性低血容量，麻醉诱导时又确实出现了一过性低血压的组织缺血低灌注事件，故应该判断入 ICU 后有效循环的真实状态，且评估之前的缺血低灌注事件对于心脏和其他器官功能的影响如何。此时血压有所下降，且 SpO_2 和尿量均较术中降低，应警惕仍存在有效循环血量不足。

> **知识点**
>
> 中心静脉压是指测压导管尖端位于距离右心房口 2cm 之内的腔静脉中所测得的压力，近似于右心房压力，间接反映右心的前负荷 - 容量状态。心电图提示心脏的工作节律、速率及有无缺血甚至梗死，但不能精细区别心肌缺血与小灶状梗死；心肌损伤标志物不能反映心肌工作状态，但可以提示心肌缺血（CK-MB）和梗死（TnI，TnT）的程度，故两者的动态衍变可互补。通过判断心肌灌注和功能状态，有助于决定镇痛镇静治疗的程度与时间。镇痛镇静治疗结合治疗后患者生命体征变化的监测，有助于判断患者的真实循环（容量）状态。

【问题2】　检查提示患者存在心肌缺血梗死，为什么不迅速脱离呼吸机、拔除气管插管？这样是否会加剧患者的应激状态，加重心脏做功和心肌缺血？

因为此时 SpO_2 略有减低，需要进一步观察判断肺循环的通气 / 血流（V/Q）状态，判断心肌的灌注氧合状态与心功能，所以暂不脱机拔管，也因此需要维持镇痛镇静治疗。

思路：在减少心肌应激和做功的同时必须保证心肌的氧供，且正压通气可以通过调节胸腔内压而帮助调整心脏的前负荷，改善 V/Q，故在对于患者的心功能作出进一步判断之前，宜通过镇痛镇静治疗，尽可能降低心肌与全身的氧耗，并减轻患者对于机械通气的应激。

第三节　每日镇静中断

术后第一天晨起 6：30 暂停咪达唑仑与减半瑞芬太尼泵注，8：15 患者出现烦躁，不耐受气管插管，挣扎欲下地，不能正确回答或示意医护所提问题，心率骤升至 120 次 /min，ABP 160/90mmHg，心电监测示频发房性期前收缩，遂再次予丙泊酚 60mg 静脉推注后，60mg/h 泵注维持，并辅以右美托咪定 0.3μg /（kg•h）泵注。患者逐渐回归安静，此时 RASS 镇静评分为 -1 分，CPOT 疼痛评分为 1 分，且不能除外患者存在谵妄。因腹腔引流仅 10ml，淡血性，且化验凝血指标正常，故加用低分子肝素，3 000U，每日 2 次；逐渐降低呼吸机支持条件至单纯压力支持（PSV）6cmH₂O，PEEP 5cmH₂O，FiO₂ 40%，查动脉血气（ABG）示 pH 7.39，$PaCO_2$ 37mmHg，PaO_2 128mmHg，患者呼吸频率 18 次 /min，逐步降低丙泊酚输注速度并于术后第二天上午停止输注。当天下午 2：30，停滞瑞芬太尼泵入给予芬太尼 0.05mg 静脉注射 30 分钟后，脱离呼吸机，予吸痰膨肺并拔除气管插管。患者神志清楚，自诉无剧烈疼痛，复查心电图示窦性心律，各导联未见异常，心肌损伤标志物亦均恢复正常，各项生命体征平稳，于术后第三天转出 ICU。

【问题】　为什么要实施"每日镇静中断"（daily interruption of the sedation，DIS）？ DIS 是否会导致患者躁动而加重心脏负担？

深度镇痛镇静的患者应该实施 DIS。由于几乎所有的镇静药物都有较强的脂溶性，容易蓄积于器官组织中，因此，对于深度镇痛镇静的患者，每日镇静中断有助于减少镇静药物在体内的蓄积，使得镇静程度与时间较易评估与可控。中断镇静并非要持续至患者完全清醒和敏捷正确应答，其目的在于减少镇静药物蓄积，并及时判断出神经功能状态（如感觉、运动、定向力、反射等）和其他器官储备功能（如心率、血压、呼吸频率、潮气量等）。一旦患者可以遵嘱完成某些简单动作，如睁眼、握拳、肢端动作等，即可恢复镇静，故一般不会因为长时间交感兴奋刺激而加重心脏应激负担。

思路：因为迄今尚缺乏对于疼痛和焦虑躁动的客观监测指标，且镇痛镇静药物多易于在体内组织蓄积，目前推荐的监测评估手段多为主观观察，需要大量的人力投入，且很难做到"恰如其分"：患者仍有疼痛、焦虑，说明治疗不足；而一旦没有疼痛焦虑时，往往又提示"过度"了。所以"凡镇静，易过度"。若要减少药物蓄积和过度镇静的危害，现阶段 DIS 仍是重要的手段。而通过 DIS 一旦判定神经功能状态和循环氧合状态允许进入脱（呼吸）机流程，即可尽早脱机拔管，减少镇痛镇静的副损伤。

知识点

"每日镇静中断"方案

1．每天在固定时间（一般多在早晨交班前 1～2 小时）停止镇静药物泵注，保留或减量镇痛药物输注，直至患者能够遵嘱完成下列 4 项动作中的 3 项：抬头、睁眼、握拳、活动足趾。

2．同时判断患者的循环呼吸指标（心率、血压、呼吸频率、潮气量、PaO_2/FiO_2）是否达到可以进入脱机锻炼的状态。

3．达到指标，进入脱机锻炼；未达到指标，以常规负荷量的一半给予镇静药物，再恢复维持剂量泵注。

第四节　谵　　妄

谵妄是由于各种躯体或精神应激（如缺血缺氧低灌注）所导致的一过性急性脑损伤，表现为同时合并出现的意识障碍与认知障碍。谵妄的诊断是在判断意识状态（例如 RASS≥−3）的基础上，通过主观评估量表，判断有无认知障碍。谵妄应以预防和早期发现为主，尚无特效治疗。

【问题】　什么是谵妄？应该如何诊治？

思路：患者高龄，既往有多年糖尿病、高血压病史，围术期曾有一过性缺血低灌注事件，且接受苯二氮䓬类镇静药物治疗，这些都是谵妄发生的高危因素。因此一旦出现不同于术前的意识和认知功能变化，即应警惕谵妄的发生。该患者 RASS 评分为 −1，应该接着进行认知状态的评估，如 CAM-ICU，或 ICDSC 评估。因为目前谵妄尚无特效治疗药物，故一旦怀疑谵妄，应立即尽可能祛除或减少各种导致谵妄的可能因素：如本例患者，包括改善有效循环与各器官灌注，停止或减少镇静药物输注，可改用非作用于网状上行系统脑组织 GABA 受体的药物，如右美托咪定。既往曾有报道应用氟哌啶醇及某些抗精神分裂类药物治疗谵妄，但均未获得近年来研究的证实，故目前国内外均暂不推荐药物治疗谵妄。对于严重的躁动型谵妄，可以应用包括氟哌啶醇等镇静药物减轻或暂时消除其躁动，但并非谵妄的针对性治疗。

知识点

谵妄的诊断

谵妄的诊断，包括意识状态和认知状态。谵妄实际上是急性脑损伤的一过性临床表现，临床上可表现为躁动、缄默或躁动 / 缄默混合三种形式，其中躁动仅占一小部分（<20%），大多数为缄默型。若患者昏迷，则无法进一步判断其认知状态，因此首先要对患者进行 RASS 评分，RASS>−3 的患者继续接受认知功能评测。目前常用的认知功能评价工具有 ICU 意识紊乱评估法（CAM-ICU）和 ICU 谵妄筛查表（ICDSC）（表 1-5-7，表 1-5-8）。

表 1-5-7　CAM-ICU 谵妄评分

临床特征	评价指标
1．精神状态突然改变或波动	任一问题回答"是"，该特征为阳性
	● 与基础水平相比，患者的精神状态是否有突然变化
	● 患者的精神状态（如 RASS、GCS 评分或以往的谵妄评估）在过去的 24 小时内有无起伏波动

续表

2. 注意力不集中	注意力筛查测验,错误≥3个则该特征为阳性	
	数字测验:"我读10个数字,你听到"1"时就握我的手。"	
	用正常语调读数:8、1、7、5、1、4、1、1、3、6。 ● 患者在读"1"时未握手为错误 ● 患者在读"1"以外的数字时握手也为错误	
3. 意识水平变化	完全清醒以外的任何意识状态(即 RASS ≠ 0),该特征为阳性。 ● 正常——对周围环境完全知道,并且有适当的互动 ● 警惕——过度的警戒状态 ● 嗜睡 ● 昏睡 ● 昏迷	
4. 思维无序	错误≥2个,该特征为阳性	
	A 组问题 (1) 石头会漂在水面上吗? (2) 海里有鱼吗? (3) 1斤比2斤重吗? (4) 你能用锤子砸钉子吗? (5) 指令	B 组问题 (1) 树叶会漂在水面上吗? (2) 海里有大象吗? (3) 2斤比1斤重吗? (4) 你能用锤子砍木头吗?
	● 对患者说:"举起这么多手指"(在患者面前举起2个手指),"现在用另一只手做同样的事" 　(不重复手指的数目) ● 如果患者不能移动手臂,要求患者"比这个多举一个手指"	

注:患者在具有特征1+2的基础上,若还具备特征3或4,则诊断为谵妄。

表 1-5-8　ICU 谵妄筛查量表(ICDSC)

重症监护谵妄筛查检查表内容及评判标准

1. 意识变化水平(如果为 A 或者 B,该期间暂时终止评价)

A. 无反应,评分:0分

B. 对于加强的和重复的刺激有反应,评分:0分

C. 对于轻度或者中度刺激有反应,评分:1分

D. 正常清醒,评分:0分

E. 对正常刺激产生夸大的反应,评分:1分

2. 注意力不集中(评分:0或者1分)

3. 定向力障碍(评分:0或者1分)

4. 幻觉 - 幻想性精神病状态(评分:0或者1分)

5. 精神运动型激越或者阻滞(评分:0或者1分)

6. 不恰当的言语和情绪(评分:0或者1分)

7. 睡眠 - 觉醒周期失调(评分:0或者1分)

8. 症状波动(评分:0或者1分)

总分(0~8分)

注:总分≥4分提示存在谵妄。

知识点

　　右美托咪定是近年来研发上市的一种选择性 α_2 受体激动剂，可以通过与 α_2 受体的竞争结合，抑制中枢蓝斑核和外周儿茶酚胺的释放，减轻交感神经系统的应激状态，从而减轻器官代谢应激负担，达到类似兼具镇静与轻度镇痛的作用。由于该药不与网状上行系统的 GABA 受体结合，并非抑制中枢的觉醒状态，实际上并不是经典的镇痛镇静药物，而应归属于抑制交感应激风暴的"冷静药"，所以不会抑制呼吸，且谵妄发生率低，近年来在 ICU 重症患者的镇痛镇静治疗中应用日益广泛。但由于该药是 α_2 受体的竞争性激动药，所以可使心率减慢、血压降低，负荷量输注过快还可能导致一过性血压上升。应用时宜在缓慢予以负荷量后，维持静脉泵注。

第五节　镇痛镇静治疗的根本在于器官保护

病例摘要

　　患者女，74 岁，162cm，76kg。因"双膝骨性关节炎"行双膝人工关节置换术后第 2 天，突发呼吸困难伴血压下降、心电图提示室性心动过速，心率 126 次 /min，无创血压 80/50mmHg，SpO_2 67%，诊断为肺动脉栓塞，紧急气管插管后收入 ICU。

　　入 ICU 后立即给予机械通气，PCV 12cmH$_2$O，PEEP 3cmH$_2$O，FiO_2 100%；f 15 次 /min，使潮气量保持在 500ml；同时予芬太尼 0.05mg、咪达唑仑 5mg 静推，瑞芬太尼 10mg/d、咪达唑仑 10mg/h 静脉持续泵注，患者深度镇静，RASS 评分为 −4，无自主呼吸。此时仍为室性心动过速，心率 120 次 /min，血压 76/48mmHg，SpO_2 76%。立即将患者带呼吸机送入导管室，经腔静脉行肺动脉造影证实右肺动脉主干栓塞，行导管碎栓后返 ICU，此时心律转为窦性心动过速，心率 118 次 /min，血压 96/58mmHg，SpO_2 86%。经导管给予组织纤溶酶原激活物（t-PA）50mg 缓慢泵注。急查动脉血气分析（ABG）：pH 7.31，$PaCO_2$ 33mmHg，PaO_2 56mmHg，BE −5.3mmol/L；心肌酶学检查：CK-MB 33.6ng/ml，TnI 8.7ng/ml，D- 二聚体 7 386ng/ml；ECG 示胸前导联广泛 ST 段弓背样抬高，$SIQ_{III}T_{III}$。继续深度镇痛镇静治疗并 PCV 压控指令通气。3 小时后患者生命体征渐趋稳定，心率 96 次 /min，血压 118/60mmHg，SpO_2 96%。其后 3 天持续维持镇痛镇静治疗，冰毯物理降温，使核心体温≤36℃，并辅以"每日镇静中断（DIS）"监测神经系统功能，监测有无颅内和术野出血倾向。随着生命体征逐渐改善，心率 60～70 次 /min，血压（120～130）/（60～70）mmHg，SpO_2 98%～100%，降低镇静深度，并将呼吸机参数逐渐降低至 PSV 10cmH$_2$O，PEEP 5cmH$_2$O，FiO_2 40%。入 ICU 5 天后逐渐停止镇静镇痛治疗，保留吗啡 10mg/d 静脉泵注，待患者完全清醒后，脱离呼吸机，拔除气管插管。第 7 天转至心脏内科病房继续观察。

【问题1】 为何要给予该患者大剂量镇痛镇静药物深度镇静？
　　因为要在最短的时间内将患者的全身代谢与氧耗降至最低，特别是心肌的氧耗。
　　思路：因为肺动脉主干血栓栓塞，右心的血液无法进入肺毛细血管进行血 - 气交换，左心也得不到血液灌注，冠状动脉无血使得心肌本身缺乏基本的灌注氧合，而缺氧诱发的全身血管强烈痉挛则进一步雪上加霜，导致全身所有组织器官灌注极度减少，心肌梗死。此时既然暂时无法即刻再通肺循环，无法提高心排出量和氧输送，何不换个方向思维：在人工气道保护、维持呼吸通气的基础上，通过深度的镇痛镇静，把患者的组织（特别是心肌）氧消耗尽可能降低，使得各个器官处于"休眠状态"；同时镇静还抑制了交感神经系统应激风暴，也缓解了全身血管的强烈痉挛，使尚未完全堵死的部分肺毛细血管能够通过部分血流以完成一定的血 - 气交换，氧合后的血液流向左心，维持部分的冠状动脉灌注及心排出量。这样，以少量通过肺循环进入左心的氧合后血流去匹配大大降低了的心肌与全身器官氧耗，就有可能维持"器官休眠"，以待碎栓 / 溶栓后的血流再通和侧支循环建立代偿，最终挽救患者的生命。

　　但需要强调的是，深度镇静时患者基本丧失了各种自我防御的反射，因此一定要注意患者的气道保护、眼睛保护，注意观察、预防压疮和深静脉血栓形成。

【问题 2】 该患者已经出现血压下降和心肌梗死，此时再镇痛镇静是否会使血压进一步下降，加重心肌和全身的缺血低灌注？

利弊权衡，此时虽然血压进一步下降，但有可能会增加肺循环和左心的回心血流，故可能反而改善心肌与全身组织灌注。确实需要密切监测。

思路： 因为此时已经没有血流从右心经过肺循环氧合并输送向左心，而此时的血压包含着全身血管强烈痉挛的因素，即使还有一定的血压值，却主要是由于极度痉挛的血管阻力，而没有血流充盈流过。因此，必须尽快以深度镇静镇痛解除血管的强烈痉挛，这样即使血压可能出现波动，但解除痉挛的部分血管可能允许少量血流的通过与灌注，起码能够增加一部分灌注血流。

> **知识点**
>
> 深度镇痛镇静的疗效指标中，应该强调控制心率和 V/Q 匹配。只有心率慢下来（60 次 /min 左右），才能有效地降低心肌的氧耗，同时使得舒张期延长而保证冠状动脉有足够的灌注时间；同时由于肺循环血流骤减，此时一定不要给予患者过大的通气量和过高的胸腔内压，以避免进一步压迫肺毛细血管而使得 V/Q 比进一步失调，血氧交换恶化。

> **小结**
>
> 镇痛镇静是 ICU 内重症患者的基本治疗之一，其理由如下：
>
> 1. 重症患者往往因为疾病的应激，机体代偿产生强烈的"交感风暴"，从而加重以循环、氧合为代表的多器官代谢负担。当器官的储备功能不足以代偿此类应激时，器官功能即会失衡、障碍甚至衰竭。因此，既然疾病的损伤不能迅速消除，机体各器官不能够无限"上调"其功能而代偿疾病应激的损伤，那么，何不换一个角度思考：通过镇痛镇静等治疗以减轻机体对于应激的反应，降低各个器官的代谢代偿需求，甚至使得器官"休眠"，从而达到器官保护和恢复器官间功能平衡的效果，进而挽救患者的生命。
>
> 2. 各种躯体的痛苦 ICU 内的各种抢救治疗与监测，如气管插管、身上的各种引流管路、各种监测设备的报警噪声、长明的灯光、睡眠的剥夺与碎片化、频繁的检查治疗、肢体的被约束等，均可能进一步加重患者的应激痛苦，诱发新的器官功能损伤。
>
> 3. 心理的恐惧与痛苦 猝然进入一个陌生且布满各种机器的环境、与亲人的隔离、无力主宰自身命运而任人摆布的担忧与无奈、对于自身生命不确定性的恐惧及缺乏与医护人员的交流等，将会使得患者非常焦虑而加重器官的应激负担。
>
> 因此，积极而合理的镇痛镇静治疗，可以有效地帮助重症患者减轻其躯体与心理的应激负荷，减轻患者的身心痛苦，更能够通过调谐器官的代谢状态而达到器官功能保护，乃至挽救生命的疗效。

> **知识点**
>
> **镇痛镇静治疗的目的与意义**
>
> 1. 消除或减轻患者的疼痛及躯体不适感，减少不良刺激及交感神经系统的过度兴奋。
>
> 2. 帮助和改善患者睡眠，诱导遗忘，减少或消除患者对其在 ICU 治疗期间病痛的记忆。
>
> 3. 减轻或消除患者焦虑、躁动甚至谵妄，防止患者的无意识行为（挣扎等）干扰治疗，保护患者的生命安全。
>
> 4. 降低患者的代谢速率，减少其氧耗氧需，使得机体组织氧耗的需求变化尽可能适应受到损害的氧输送状态，并减轻各器官的代谢负担，从而减轻强烈病理因素所造成的损伤，为器官功能的恢复赢得时间创造条件。

镇痛镇静治疗首先应考虑祛除导致疼痛、焦虑和躁动的诱因。镇痛为先，镇痛治疗应先于镇静治疗，并且最好在导致疼痛的操作之前就予以患者镇痛治疗。除药物治疗外，按摩、音乐、冷敷、放松等非药物干预措施均可尝试用于减少患者的疼痛。ICU 患者应根据器官功能状态个体化选择镇静深度,实施目标指导的镇静策略。既往的镇静治疗多见镇静过深的情况,故而浅镇静治疗策略近年来越发得到重视,浅镇静的定义为 RASS 评分 −2～+1 分。

应当指出的是,对于机械通气严重人机不协调、严重颅高压、癫痫持续状态、需严格制动和使用肌松剂的患者应当实施深镇静的治疗策略。镇痛镇静治疗前后应当进行尽量准确的评估,并根据评估结果不断调整治疗以达到最佳的效果。谵妄目前尚无特效药物可以治疗,目前推荐以多元化的方法和非药物措施对谵妄进行预防和管理,主要包括去除谵妄的可变危险因素,改善患者认知,早期活动以及通过减少声光刺激和夜间非必要医疗干预从而改善患者睡眠来实现。严重躁动型谵妄可配合镇痛镇静治疗。

(安友仲)

参 考 文 献

[1] DEVLIN J W,SKROBIK Y,GÉLINAS C,et al. Clinical practice guidelines for the prevention and management of pain,agitation/sedation,delirium,immobility,and sleep disruption in adult patients in the ICU. Critical care medicine,2018,46(9):e825-e873.

[2] 中华医学会重症医学分会. 中国成人 ICU 镇痛和镇静治疗指南. 中华危重病急救医学,2018,030(006):497-514.

[3] PAYEN JF,BRU O,BOSSON JL,et al. Assessing pain in critically ill sedated patients by using a behavioral pain scale. Crit Care Med,2001,29(12):2258-2263.

[4] RIKER RR,PICARD JT,FRASER GL.Prospective evaluation of the Sedation-Agitation scale for adult critically ill patients. Crit Care Med,1999,27(7):1325-1329.

[5] SESSLER CN,GOSNELL MS,GRAP MJ,et al. The Richmond agitation-sedation scale:validity and reliability in adult intensive care unit patients. Am J Respir Crit Care Med,2002,166:1338-1344.

[6] GELINAS C,FILLION L,PUNTILLO KA,et al. Validation of the critical care pain observation tool in adult patients. Am J Crit Care,2006,15(4):420-427.

[7] ELY EW,MARGOLIN R,FRANCIS J,et al. Evaluation of delirium in critically ill patients:Validation of the Confusion Assessment Method for the Intensive Care Unit(CAMICU). Crit Care Med,2001,29:1370-1379.

[8] BERGERON N,DUBOIS MJ,DUMONT M,et al. Intensive care delirium screening checklist:evaluation of a new screening tool.Intensive Care Med,2001,27(5):859-864.

第六章　重症患者的营养代谢支持

　　早期、经胃肠道途径提供机体需要的能量与蛋白质是实现重症患者理想营养支持的基础及应掌握的原则。重症营养支持的目标是为器官代谢提供所需的能量，维持其基本的结构与功能，并通过均衡营养要素，恢复维持机体内环境的稳定，从而促进机体对于病理状态的纠正，影响疾病的转归。大量临床实践证实，早期（24～48 小时）比延迟的营养供给、经胃肠道途径比静脉途径的营养供给更益于获得理想的营养支持治疗效果，也由此影响重症患者的预后。基于对患者及病情的认识，在重症营养支持的大原则下，体现患病个体对能量与营养需要的特点。也就是说在临床实践中既要有实施的计划与方案，又要随病情的改变对具体治疗措施进行调整，这是任何情况下实现安全、有效及理想治疗效果的保障。在每位重症患者的营养支持中，既要根据共识原则，又需要兼顾具体的情况进行选择，如患者的基础营养状态、近期摄食情况、并存疾病（如肝肾功能障碍）与代谢状态（高血糖、高血脂等）、此次所患疾病及其严重程度、营养供给量的需求以及对提供营养支持的耐受性与代谢反应、器官功能状态对其营养补充的限制以及预期达到的目标等。鉴于重症患者病情复杂多变，还需要加强监测，及时调整，从而才可实现预期的理想的目标。

第一节　肠内营养支持

病例摘要

　　患者男，29 岁，身高 175cm，体重 88kg。因"高处坠落致头部受伤伴意识障碍 10 小时"就诊。

　　查体：体温 37℃，心率 145 次/min，律齐，窦性。血压 89/39mmHg，呼吸频率 24～28 次/min，左侧瞳孔 5mm，光反射未引出，右侧瞳孔 3mm。刺痛睁眼，只能发音，刺痛屈曲，中枢神经系统评分（GCS）7 分，颈抵抗（+）。病理反射未引出，双肺呼吸音粗，未闻干湿啰音。腹软，未触及肌抵抗，腹平略凹。

　　CT：左额叶及颞叶脑挫伤，伴硬膜下出血，蛛网膜下腔出血，左眶内各壁多发骨折，右眶内骨折。胸腹部未见其他明显异常；肋骨骨折，双肺野清晰。肝脾肾形态正常，未见腹腔游离气体。

　　诊断：急性重型开放性颅脑损伤，脑挫裂伤，硬膜下出血，外伤性蛛网膜下腔出血，颅面多发骨折，颅底骨折，左眼外伤。

　　辅助检查：血气分析 pH 7.34，FiO_2 40%，PaO_2 147mmHg，PaO_2/FiO_2 367，$PaCO_2$ 38.5mmHg，Lac 2.1mmol/L。白细胞计数 $17.15×10^9$/L，中性粒细胞百分比 86.91%，血红蛋白（Hb）55g/L，红细胞比容（HCT）16.8%，血小板计数（PLT）$172×10^9$/L。肝肾功能正常。血糖 12.2mmol/L（220mg/dl），K^+ 4.72mmol/L，Na^+ 142mmol/L，Cl^- 117.8mmol/L，Ca^{2+} 1.92mmol/L。

治疗：

1．术后收入 ICU 即行经口气管插管，机械通气，压力支持（pressure support ventilation，PSV）模式。

2．心电、血压等生理多功能监测。

3．输液，纠正低血压，维持水电解质平衡。

4．甘露醇脱水。

5．镇痛镇静等治疗。

【问题】 诊断明确,根据病情特点,患者在目前给予的颅脑损伤处理后,是否需要考虑给予营养支持?何时开始?

严重打击后的代谢改变导致能量消耗与蛋白质分解增加,也就是高分解代谢状态,多数状态下此类患者还伴有不同程度的代谢紊乱,如血糖升高、电解质紊乱、蛋白质合成受阻等,加之重症患者本身的组织损害及代谢合成等生理过程受阻,营养不良迅速出现,并成为影响重症患者预后的独立危险因素;合理的营养支持能够帮助重症患者度过严重疾病导致的高分解与负氮平衡状态,改善患者预后。而现代的临床营养观点认为,营养支持不仅仅可以提供能量,恢复机体氮平衡,更能够在后续的治疗中保持机体组织、器官的功能完整,维持内环境稳定及细胞代谢,促进已损伤组织的修复。

思路 1: 研究显示,具有营养风险的患者才能够从积极的营养支持治疗中获益。欧洲临床营养与代谢学会发布的成人危重症患者肠内肠外营养指南中推荐,在特定评估工具被证实之前,应该对危重症患者开展一般临床评估,以判断是否存在营养不良。美国危重病医学会(SCCM)与美国肠外肠内营养学会(ASPEN)颁布的成年危重病营养支持治疗指南强调,对预计摄食不足的 ICU 患者应行营养风险筛查,对存在高营养风险的重症患者,予以积极营养支持治疗。因此,应该对每个患者进行营养风险的评估,确定是否存在营养不良高风险的基础疾病与临床情况,由此明确能否从积极的营养治疗中获益。

原发疾病与各类损伤造成的急性打击是导致外科重症患者代谢与营养改变的首要因素。此患者损伤严重,伤后病情仍较危重,需要器官支持治疗,具有营养支持的指征,并应及早开始。考虑:①近期内(3～7 天)不能通过经口摄食满足机体代谢与营养的需要;②病情较重,虽然既往体健,但此次严重打击下需在 ICU 接受循环、呼吸等生命与器官功能支持治疗,而营养支持是综合治疗的一个不可缺少的方面。

知识点

传统的重症患者营养风险评估

1. 此次病前已经存在营养状况下降或营养不良,了解近期摄食情况与个人史。
2. 评估病情的严重程度　疾病的严重度决定了其是否需要进行营养支持及营养支持的合适时机。研究表明,重症患者相对于轻症患者来说,前者从早期有效的营养支持中获益更多。
3. 评估是否存在特定的并存异常,如高血糖,肝肾、胃肠道功能障碍等。
4. 年龄与 BMI　年龄是一项独立的预后风险因素,老年患者出现营养不良更早。BMI 不同,决定营养供给量也不同,BMI>35 应采取"允许性低热量"的营养支持策略。即 46～59kJ(11～14kcal)/[实际体重(kg)•d],或 92～100kJ(22～24kcal)/[理想体重(kg)•d]。

如今在临床上,营养风险评估通常是通过食物、营养摄入情况、临床检查、人体测量指标、相关生化检查以及综合多项营养评价指标等手段,判断机体的营养状况,确定营养不良程度,估计营养不良所致的危险性,同时这些指标还可用于判断营养支持治疗的效果。营养风险评估指标主要包括两大类,单一性评价指标和包含多种参数的复合性评价指标。

常见的单一性指标包括体质量、身体质量指数、白蛋白、前白蛋白、转铁蛋白、视黄醇结合蛋白、淋巴细胞计数等,这些指标目前仍被用于临床以评价重症患者的营养状况。复合性评价指标包括营养风险筛查(NRS)、营养支持评分(NUTRIC Score)、营养主观整体评估(SG A)等。营养风险筛查(NRS)是 2002 年由欧洲肠内肠外营养协会(ESPEN)提出的,又称为 NRS-2002。

根据 2015 年 ESPEN 的定义,只要符合以下任何一种情况,即可诊断营养不良:

诊断方法 1:BMI<18.5kg/m^2。

诊断方法 2:在无明确时间段内、体重非人为因素下降 >10%,或者 3 个月内体重下降 >5%;在此基础上,符合以下两点之一即可诊断:

①BMI<20kg/m^2(年龄 <70 岁)或 BMI<22kg/m^2(年龄≥70 岁);

②FFMI(去脂体重指数)<15kg/m^2(女性)或 FFMI<17kg/m^2(男性)。

思路 2: 重症患者常并存多个病理生理异常,在实施营养支持计划前需要考虑患者的特定并存症,首先处理危及生命的病理生理紊乱，也要注意控制应激导致的严重高血糖。

1. 此患者首先需要尽快纠正低血压与组织低灌注，血乳酸水平应不高于 2.0mmol/L，尤其是选择早期肠内营养方式的患者。肠内营养时内脏血流量增加 40%～60%。一项有关心脏病患者的研究显示，手术后早期给予肠内营养，患者的心室射血分数（SV）及心排血指数（CI）明显增加，血管阻力（SVR）及平均动脉压（MAP）有所下降。在低血压患者中使用肠内营养会增加肠缺血等额外的风险。

2. 血糖在开始任何方式的营养支持前不应过高（≤8.33mmol/L）；营养补充将影响或加重患者的糖代谢紊乱，尤其是营养支持开始阶段。而在营养支持过程中，对于大多数的 ICU 患者，血糖应保持在 7.8～10mmol/L，并尽量避免低血糖（血糖≤3.5mmol/L），血糖超过 10mmol/L 时可酌情使用胰岛素。

知识点

营养支持的时机

关于重症患者营养支持对预后影响的相关研究表明，具有营养支持指征的患者，经过早期复苏，维持组织有效灌注与血流动力学稳定后，及早（入 ICU 24～48 小时）给予营养支持以减轻"饥饿与应激后分解代谢"导致的能量与营养过度消耗及与此相关的营养不良。

欧洲 2018 版《重症患者早期肠内营养：ESICM 临床实践指南》建议：对于大多数成年重症患者，早期肠内应从低速开始。当以下情况发生时，肠内营养可酌情延迟。

1. 当休克不能纠正，血流动力学和组织灌注目标无法达到时，但是在使用液体和血管加压素/正性肌力使休克得到控制时，可以进行低剂量肠内营养，仍需警惕肠缺血的迹象。

2. 当出现难以控制的低氧血症，高碳酸血症或酸中毒需要延迟，但是在稳定的低氧血症，补偿性或允许性高碳酸血症和酸中毒的患者中可以开始肠内营养。

3. 上消化道活动性出血患者，但是当出血停止且没有再出血迹象的患者，可以开始肠内营养。

4. 明显的肠缺血患者。

5. 与瘘道末端无法形成进食通路的高流量肠瘘患者。

6. 腹腔间隔室综合征患者。

7. 胃抽吸量超过 500ml/6h。

对于延迟营养补充来说，早期营养补充改善预后效果明显。在决定是否开始肠内营养时，肠鸣音不作为参考的依据。

复苏在重症患者治疗中处于重要的地位，在开始肠内或肠外营养治疗前也需要对复苏的效果及充分性进行评估。

思路 3：尽管早期肠内营养的观念已经被临床工作者普遍接受，但实际应用中存在很大的差距。为了更有利于早期实施肠内营养，需要一系列措施保证，但首要的是液体复苏措施、保证组织灌注充分与血流动力学稳定；排除其他原因导致的血管活性药依赖。

入 ICU 治疗 12 小时的情况

入室时心率明显增快，血压低于正常，血乳酸轻度升高，首先补充复方氯化钠溶液 1 000ml，悬浮红细胞 400ml。12 小时后，患者仍然处于昏迷状态，GCS 评分及瞳孔如前，其他情况较前稳定，体温 37.5℃，心率 100～115 次/min，血压 105/65mmHg，继续机械通气，条件同前，呼吸 24～28 次/min，SpO$_2$ 100%。应用胰岛素持续泵注，血糖控制于 7.22～8.33mmol/L（130～150mg/dl）。尿量为 50～250ml/h（脱水治疗时）。

复查化验检查结果如下：血气分析 pH 7.37，FiO$_2$ 40%，PaO$_2$ 127mmHg，PaCO$_2$ 39mmHg，PaO$_2$/FiO$_2$ 317，Lac 1.6mmol/L。白蛋白（ALB）23g/L，前白蛋白（PAB）147mg/L，转铁蛋白（TRF）1 520mg/L，C 反应蛋白（CRP）743mg/L。血常规 WBC 15.05×10^9/L，中性粒细胞百分比 83.75%，Hb 74g/L，HCT 27.8%，PLT 161×10^9/L。血糖 7.22～8.33mmol/L（130～150mg/dl）。

知识点

对血流动力学的要求

SCCM/ASPEN 2009 重症营养支持治疗指南对"血流动力学稳定"的含义做了更具体的描述：不需要大剂量使用任何一种儿茶酚胺类药物，或不需要联合使用大量液体或血液制品复苏。进一步阐明"血管活性药依赖"并非是营养支持的绝对禁忌证，保证组织灌注是首要的原则。由此推进早期肠内营养的临床实施。SCCM/ASPEN 2016 则建议，血流动力学不稳定的患者应将肠内营养推迟至患者经充分的复苏或稳定后。已在减少血管活性药剂量的患者应谨慎起始肠内营养。

【问题 1】　颅脑损伤伴有昏迷的重症患者，肠内营养的理想方式是经胃还是经小肠肠内营养？

决定肠内营养方式是实施肠内营养的第一步。除了营养效果外，肠内营养还具有促进胃肠道运动与分泌、增加肠道血流以及维护肠黏膜结构与功能完整性等作用。经胃肠内营养具有应用简单、价廉、更符合生理、易耐受等优势，被认为是最理想的营养支持方式。目前认为大部分重症患者可以通过胃内起始肠内营养。

思路：持续性经胃肠内营养是重症患者理想肠的内营养支持途径，多数患者能够耐受，但是重症患者反流误吸的风险明显高于普通患者，昏迷、高龄、高血糖、胃动力障碍的患者尤为突出。脑损伤早期，脑水肿与颅压增高，患者往往存在不同程度的意识障碍，且头部抬高角度受到限制（不超过30°），如此可能增加了反流误吸的发生风险。尽管如此，在不能确定胃动力或排空障碍前，仍然应首先尝试经胃营养，需要在应用中（特别是早期阶段）加强肠内营养耐受性评估，大多数患者胃动力尚好且能够耐受早期经胃肠内营养，同时对于高误吸风险的患者或胃内肠内营养不耐受的患者应降低营养输注速度，或行幽门后营养通路（鼻空肠管、空肠造瘘）进行喂养。

使用肠内营养的患者，建议每天监测肠内营养的耐受性，应避免轻易中断肠内营养，如果胃残留量<500ml 且没有其他不耐受表现，应避免停用肠内营养，同时使用肠内营养的患者应评估误吸风险并使用减低误吸风险和吸入性肺炎的措施。条件允许时可对误吸高风险的患者可以使用促胃肠动力药（如胃复安、红霉素），加强氯己定漱口等护理手段。

知识点

理想的营养支持途径

经胃肠内营养仍然是重症患者理想的营养支持途径，研究显示重症患者肠内营养不耐受明显增高，胃动力障碍是常见主要原因。

重症患者常常会因胃动力障碍导致胃排空延迟与反流、呕吐、腹胀、腹泻等，其原因是多方面的，包括高血糖、药物影响（阿片类、儿茶酚胺、镇静药）、电解质紊乱、高颅内压、高腹压、脓毒症（sepsis）和高渗性配方肠内营养制剂等。

【问题 2】　根据此患者的病情特点，如何制订营养治疗方案？

思路 1：

1. 根据体重与身体质量指数（body mass index，BMI）确定早期能量供给量　身高 175cm，体重 88kg，BMI=28.7kg/m²；超重，按照校正体重（74.5kg）确定能量供给量；第 1～2 周目标量初定：75kg×（20～25）kcal/d=（1 500～1 875）kcal/d。

超重者，应先计算校正体重 = 理想体重（IBW）+ {25%[实际体重（ABW）- 理想体重（IBW）]}，其中理想体重 =0.9× 高度（cm）-100cm（男）或 106cm（女）。

肥胖患者（BMI>30kg/m²），指南推荐按照"允许性低热量"供能原则，即 BMI 30～40 者，给予 11～14kcal/（kg·d）；BMI>40kg/m²，22～25kcal/（kg·d）。

如果有条件且不影响测量准确性的因素，建议应用间接测热法（IC）确定能量需求。当没有 IC 时，建议使用已发表的预测公式或基于体重的简化公式[25～30kcal/（kg·day）]确定能量需求。

2. 确定早期蛋白质补充量 75kg×（1.2～1.5）g/（kg·d）=90～112g；神经重症患者充分的蛋白质补充很重要，病情进入稳定期可增加至 2.0g/（kg·d）。对于 BMI≥30kg/m² 的患者，蛋白需求应为 1.2～2.0g/kg（实际体重/d），而烧伤或多发创伤患者可能更高，其中 BMI 30～40kg/m² 者蛋白入量应≥2.0g/kg（理想体重/d），BMI≥40kg/m² 的蛋白入量应≥2.5g/kg（理想体重/d）。

3. 上述营养供给可在一周内逐渐增加达到目标，具体输注速度根据患者耐受情况确定。原则上以 25～30ml/h 喂养速度开始，每 2～4 小时评估肠内营养耐受性，如耐受良好可再原基础上增加 20ml/h，如此多数患者在 72 小时左右即可达到完全肠内营养。

思路 2：

1. 此患者脑损伤并昏迷，早期经胃肠内营养期间发生反流、误吸与肺炎风险的概率增高，加强早期肠内营养期间管理、制订喂养方案、监测胃残余量等对于减少并发症及提高耐受性是必要的。

2. 经胃肠内营养选择整蛋白配方肠内营养制剂，一般肠内营养制剂钠含量不高，但对于合并脑水肿脱水治疗的重症患者，注意高钠、低钾等电解质紊乱，并予适当调整。对于特定的患者人群（择期大手术，创伤，烧伤，头颈部肿瘤和机械通气重症患者），可添加免疫调节剂的肠内营养制剂（添加剂如精氨酸，谷氨酸，核酸，ω-3 脂肪酸和抗氧化剂）。

知识点

危重症营养供给目标

近年研究显示，重症患者能量消耗可能存在很大差异，受疾病状态及个体特点的影响，能量消耗测定指导下制订营养供给目标最为理想；应用计算公式或体重估算能量需求可能会导致不同个体实际需要与供给之间的不匹配，因此能量供给应逐步增加，监测患者耐受性，及时予以调整。

重症患者急性期蛋白质需要量增加，需予足够的补充，目标是使得蛋白质合成最大化地满足机体需求或与分解代谢相匹配。

一项有关肠内营养实施方案的研究显示，有方案指导下的肠内营养能够更早地达到目标营养量及更好的预后指标。

伤后治疗 3～5 日情况

经口留置胃管给予肠内营养；整蛋白型肠内营养制剂；营养泵控制速度，由 30ml/h 开始，2～4 小时测定胃残余量（GRV）<200ml，逐渐增加喂养量，每次增加 20ml/h，至 80ml/h 维持。甲氧氯普胺 10mg，每日 3 次。患者无腹胀，灌肠后排便 1 次。

患者经过脱水、营养神经、呼吸循环支持等治疗后，自动睁眼，遵嘱活动，意识朦胧，GCS 评分 10～11。生命体征稳定，顺利脱机拔除气管插管，可简单应答，返回普通病房。肠内营养继续。

伤后第 5 日，患者出现寒战、高热，体温 39℃，右侧瞳孔散大，直径 5～6mm，光反射消失，意识障碍加重，刺痛四肢屈曲，不能发音，GCS 评分 6 分。左侧鼻腔脓性分泌物，颈抵抗（+），血压 160/80mmHg，心率 110 次/min，律齐，双肺呼吸音清。急行头 CT 未见明显出血灶，脑水肿明显，中线未见明显偏移。行床旁腰穿，压力>330cmH₂O，脑脊液混浊，潘式试验（+），细胞数 1 554×10⁶/L，WBC 154×10⁶/L，多核细胞97%，单个核细胞3%；脑脊液生化显示总蛋白 5 904mg/L，葡萄糖 0.20mmol/L，氯 107.7mmol/L。脑脊液和血培养见鲍曼不动杆菌（+）。

再次转入 ICU，予气管插管机械通气，模式 PSV，FiO₂ 40%，PS 8cmH₂O，PEEP 5cmH₂O，SpO₂ 100%。敏感抗生素控制感染，每日行床旁腰穿，放脑脊液 30～40ml/d，未见明显好转，持续高热，脑脊液、血培养多次提示鲍曼不动杆菌。CRP 389mg/L，降钙素原（PCT）26.26ng/ml；24 小时 BUN20g，ALB 22g/L，PAB 73mg/L，TRF 1 200mg/L。

肠内营养情况：经鼻胃管持续泵入肠内营养，GRV 增加至 250ml，由 80ml/h 调至 50ml/h，最后至 20～30ml/h，增加莫沙必利促胃肠动力，仍无改善。

【问题】 患者合并颅内感染，病情加重，肠内营养量明显减少，如何调整营养治疗方案？

思路1：

1. 胃肠动力障碍是重型颅脑损伤、颅内高压患者最常见的早期并发症，由此导致肠内营养不耐受。

2. 首先尝试减慢输注速度，应用促动力药物、针灸等手段。

3. 此患者虽然降低了肠内营养用量，减缓了输注速度，但未得到改善，每日仍有一部分喂养量，可以先尝试经小肠喂养的方式，尽可能创造条件发挥肠内营养在肠功能维护方面的特殊作用。

4. 严重意识障碍与体位受限的患者，存在较高的反流误吸风险，经小肠肠内营养有助于降低这一并发症并提高肠内营养输注量。

鼻肠管能够通过幽门直接进入到患者的空肠、十二指肠处，对其输注的营养液无需对胃排空作用加以依赖，可直接进入空肠，可对食管反流、胃潴留以及胃肠动力障碍等的并发症加以预防，能够起到良好的肠黏膜保护作用，降低患者肠内细菌移位情况发生的可能性，从而减少吸入性肺炎疾病的发生。

研究显示，经小肠与经胃营养相比，前者实现目标营养量比例明显增高，肺炎发生率明显降低。

思路2：

常用的放置小肠管的方法：①盲置，适合胃动力功能较好的患者，应用特定的小肠营养管（如弹头式鼻肠营养管、螺旋管鼻肠管、摩擦式鼻肠管、金属顶端鼻肠管等），在胃肠蠕动时可以向远端运动，还可配合促胃肠动力药加快移动；②胃镜引导下将导管顶端放入幽门下十二指肠，位置确切，置管深度受限；③X线透视引导下放置鼻肠管，直接、快速置入空肠上端，成功率较高；④电磁成像技术引导放置小肠营养管，需要特殊设备、导管及培训操作者。

伤后第6~8日情况

患者于放射科在X线引导下放置小肠营养管，顶端至于屈氏韧带下空肠内，尝试经空肠营养，30ml/h，4小时后抽吸，无明显残余量，缓慢增加输注量至40ml/h，24小时总喂养量800ml，胃液引流400ml。第7日逐渐增加肠内营养量至50ml/h，1 200ml/d，仍无明显残余量（小肠管），胃液引流量同前无增加，第8日65ml/h，1 500ml/d，热量按校正体重每天20kcal/(kg·d)。继续应用胃肠促动力药物。

每4小时经营养管注入温开水，不足的液体通过静脉途径补充。根据生化检查补充需要的电解质。

知识点

肠内营养途径

1. 鼻胃管与鼻肠管是置管时间一个月以内的重症患者肠内营养方式的普遍选择。

2. 如果病情需要长时间管饲，为避免长时间留置鼻管，减轻鼻窦感染、咽部炎症等，建议长期置管的患者改为胃/肠造口的管饲方式。

伤后第10~13日情况

因全身感染症状控制不佳，患者仍有发热，每日体温38.5~39℃，昏迷，头部CT提示脑积水，于伤后第10日全麻下行"脑室钻孔引流"，术后自动睁眼，刺痛可定位，GCS 10分。右侧瞳孔4mm，光反射存在，体温38~37.5℃，血压140/80mmHg，心率90次/min，双肺呼吸音清，双侧病理征(−)。尿量3 000~3 500ml/d，脑室压力正常，停用甘露醇。术后第3日顺利脱机拔除气管插管。脑脊液逐渐清亮，术后第7天日复查血常规，WBC $9.4×10^9$/L，中性粒细胞百分比68.94%，Hb 90g/L，HCT 30.8%，PLT $424×10^9$/L；肝肾功能、电解质均正常。继续经空肠肠内营养，转出ICU。

【问题】 对于长时间需要管饲的患者，鼻胃或鼻肠管一般能够放置多长时间？

长期鼻管放置除了不适感外，主要是鼻黏膜长时间压迫导致水肿，影响鼻窦引流与导致鼻窦炎，甚至可以引起颅内感染。置管>6周可改为胃肠造口方式。

第二节 肠外营养支持

病例摘要

患者女，79岁。因"突发脐周疼痛伴腹泻、恶心呕吐2天"急诊收入院。

既往史：高血压、房颤，服用华法林抗凝（剂量不规律），美托洛尔50mg，2次/d；11年前置入起搏器，失效7年；曾有脑梗死病史，无明显后遗症；曾行阑尾切除术（60年前）、子宫全切术（40年前）。

查体：身高160cm，体重60kg，体温36.8℃，血压179/86mmHg，心率139次/min，ECG示房颤心律，呼吸34次/min。双肺呼吸音清。脐周腹压痛阳性，无反跳痛及肌紧张，Murphy征（−），肠鸣音未闻及。

辅助检查：便常规示血性稀便，潜血（+）。

血常规：WBC $21.56×10^9$/L，中性粒细胞百分比87.31%，RBC $5.79×10^{12}$/L，Hb 110g/L，PLT $335×10^9$/L。

凝血象：凝血酶原时间（PT）22.4秒，凝血酶原活动度（PTA）37.4%，国际标准化比值（INR）2.08，D-二聚体933μg/L。

血糖：6.94～8.33mmol/L（125～150mg/dl）。

血脂：胆固醇3.2mmol/L。

血浆蛋白：ALB 19g/L，总蛋白（TP）49g/L，CRP 1 143mg/L。

肾功能：BUN 9.0mmol/L，Scr 100μmol/L。

动脉血气分析：pH 7.36，FiO_2 40%，PaO_2 115mmHg，$PaCO_2$ 40mmHg，PaO_2/FiO_2 300，Lac 1.9mmol/L。

腹部B超：肠系膜上动脉中段管腔透声欠佳，栓塞不除外。胆囊壁厚毛糙，内多发结石。

初步诊断：腹痛待查，肠系膜上动脉栓塞不除外；慢性胆囊炎，胆囊多发结石；陈旧性脑梗死；冠心病，房颤，心脏起搏器置入术后；高血压病3级，腹主动脉粥样硬化伴斑块形成；阑尾切除术后，子宫全切术后。

治疗情况：转入ICU，禁食，留置胃管，输血补液，给予低分子肝素抗凝、抗感染与对症治疗。次日晨行动脉造影示肠系膜上动脉开口无狭窄，其第一分支水平见充盈缺损，给予尿激酶溶栓治疗。

【问题1】 患者是否需要营养支持？如果需要，请选择营养支持的方式及时机？

需要营养支持。患者有肠道病变，目前病情未完全控制，近期内不能恢复正常饮食。如果肠道缺血未能改善，很可能会出现肠坏死，因此选择肠内营养是不恰当的。

思路1： 肠功能障碍，具有营养支持指征。

肠内营养可引起或加重肠道缺血，肠系膜上动脉缺血时给予肠内营养可能导致致死性并发症小肠坏死，其死亡率高达80%。

目前应选择完全肠外营养支持（total parenteral nutrition，TPN）的方式。

思路2： 循环稳定，但肠道仍有出血，外周血红细胞明显降低，首先补充红细胞、白蛋白与血容量，纠正贫血与低蛋白血症，适当控制血糖。相对肠内营养而言，肠外营养可稍加延迟（一般可以3～7天，但对营养支持有绝对需要的重症患者不宜过长，2～3天为宜）。因为营养素直接输入血管，对营养素代谢，特别是血糖，可产生直接的影响，除控制供给量外，开始前控制血糖水平和密切监测是重要的，如果合并内环境紊乱，在其纠正之前肠外营养应适当暂缓。

对于重症患者开始肠外营养的时机，通常认为：

营养风险低的患者（NRS2002≤3分或NUTRIC≤5分），即使无法维持自主进食和早期肠内营养，在入住ICU的头7天也无需使用肠外营养。

建议营养风险高的患者（NRS2002≥5分或NUTRIC≥6分）或重度营养不良的患者，如果不能使用肠内营养的话，应在入住ICU后尽快使用肠外营养。

不论营养风险高或低的患者，如果单独使用肠内营养途径7～10天仍不能达到能量或蛋白需求的60%以上，则推荐考虑使用补充性肠外营养。在仅肠内营养不能满足能量需求的危重病患者中，7～10天之前立即开始肠外营养并不能改善预后，反而可能对患者有害。

肠外营养支持选择

存在营养风险或营养不良的重症患者,当肠内营养不能使用或不能达到目标时,应添加或选择肠外营养。

对既往健康、不存在营养不良的重症患者,肠外营养可适当推迟(3～7 天)。但对于预计消化道大手术后无法进食或无法给予肠内营养的患者,应尽早开始肠外营养。

【问题 2】　如何制订该患者早期 TPN 治疗方案?

思路 1: 两项研究表明,早期低热量与较高热量肠外营养比较,前者肠外营养(PN)相关的高血糖与感染的发生率降低、ICU 与住院时间缩短、机械通气时间缩短。全球多中心 ICU 机械通气患者营养支持调查结果显示,早期(7～12 天)给予 80% 目标量能够获得最佳的改善预后效果。建议对适合的患者(高营养风险或严重营养不良)在入住 ICU 第一周需要肠外营养时,使用低热卡[≤30kcal/(kg·d)或能量需求估计值的80%]、充足蛋白[≥1.2g/(kg·d)]的配方。

思路 2: BMI 为 23.4kg/m^2,在正常范围,根据实际体重计算营养需要与补充量:

$$60kg×25kcal/(kg·d)=1\ 200～1\ 500kcal/d$$

1. 第 1 周非蛋白质能量供给为 80% 预计目标量,1 000～1 200kcal/d,病情稳定后增加至 30～35kcal/(kg·d)。
2. 糖脂双能源提供,脂肪 0.8～1.0g/(kg·d),糖脂比=(70～60):(30～40)。
3. 氮量(蛋白质)0.15～0.25g/(kg·d)。
4. 微营养素　静脉多种维生素与微量元素制剂。
5. 配制"全合一"混合营养液,中心静脉持续输入。
6. 监测血糖、血气分析、电解质、血浆蛋白。

TPN 时营养供给原则

1. 肠外营养导致过度喂养的风险较大,并与营养不良一样对危重患者同样有害。为此,指南推荐早期 TPN 时可按照"允许性低热量(permissive underfeeding)"的供能原则,即以实际体重[25kcal/(kg·d)]、公式计算或代谢测定总需要量的 80% 为初期目标,既可达到理想的效果又能避免过度能量导致的胰岛素抵抗与感染增加、机械通气时间及住院时间延长。这在肥胖患者尤其重要。推荐一般的肠外营养 ICU 患者将血糖控制于 7.8(或 8.3)～10.0mmol/L。特殊患者(心血管术后、脑外伤)的血糖控制则应按具体情况调节。

2. 除了热量,还需降低热氮比为(100～150)kcal:1g。

3. 复苏的概念已经从单纯的液体复苏扩展到对肠道的复苏。谷氨酰胺具有抗炎、组织保护及抗氧化的作用,并且是肠黏膜特需的组织营养素,TPN 应添加谷氨酰胺[谷氨酰胺二肽 0.5g/(kg·d)]。但对于血流动力学不稳定与 MODS 的重症患者,谷氨酰胺应用可能有害。推荐不要将肠外的谷氨酰胺常规用于重症病房。

4. 建议随着肠内营养耐受的改善,应逐渐减少肠外营养供能,当肠内途径可获得目标能量需求的60% 以上时停用肠外营养。

入 ICU 治疗 4～6 日情况

经上治疗病情无明显缓解,仍感腹中部隐痛;持续低热,体温 37.3～37.7℃,心率 110～120 次/min,血压(160～170)/(80～85)mmHg,呼吸 24～30 次/min,尿量 60～100ml/h。WBC 33.15×10^9/L,中性粒细胞百分比 89.2%。血气分析各项参数正常范围,肌酸激酶(CK)90～99U/L。

入室第 4 日再行腹主动脉血管造影：肠系膜上动脉主干部分显影，部分分支动脉显影，较数字减影血管造影有好转，但小肠广泛肠壁水肿增厚，肠管广泛扩张。

次日于麻醉下行剖腹探查：小肠全长约 3m，未见坏死肠管，自屈氏韧带 50cm 处至回盲部前 40cm 处止，约 2m 长小肠肠壁增厚，呈暗红色，蠕动明显减弱，肠系膜动脉搏动可触及，关腹返 ICU。

复查血常规：WBC 23×10⁹/L，Hb 88g/L，中性粒细胞百分比 86.70%。

肾功能：BUN 11.4mmol/L，Scr 40μmol/L。

肝功能：ALT 15U/L，AST 29U/L，TB 15.9mmol/L，DB 5.7mmol/L。

继续抗感染，补液，输红细胞 400ml，TPN 及全身支持治疗。

术后第 3 日：体温 37.5℃，心率 100～110 次 /min，血压（155～170）/（80～85）mmHg，呼吸 24～28 次 /min，病情尚稳定，腹胀，肠鸣音未闻，未排血便。

血常规：WBC 14.2×10⁹/L，Hb 110g/L，中性粒细胞百分比 78.2%。

血糖：150～190mg/dl。

【问题】 营养支持方案是否需要调整, 何时考虑尝试肠内营养?

综合考虑，肠功能尚未恢复，继续完全肠外营养支持，方案可同前。应用外源性胰岛素控制血糖为 70～150mg/dl。

思路 1：未做肠切除，解剖结构虽然完整，但手术证实小肠虽无坏死，却存在明显缺血，术后仅 3 日，仍腹胀，血运与肠道水肿恢复时间较短，应用肠内营养仍然面临着加重缺血坏死的风险。目前仍然以肠外营养方式为宜，肠内营养时机根据病情再做评价。

肠外营养用量可以参照术前标准，添加肠黏膜组织特需营养素谷氨酰胺。

思路 2：患者血糖较高，≥150mg/dl，高血糖与感染等并发症相关。应使用静脉胰岛素与营养液同步按照比例泵入，控制血糖在 70～150mg/dl。

知识点

营养支持中血糖管理目标

近年来在血糖控制方面研究比较活跃和存在争议，更多的研究显示，严格的血糖控制增加低血糖的发生风险，甚至增加相关病死率。欧美等国家的营养支持指南中均对于营养支持相关的高血糖作出了控制血糖的推荐意见，2018 欧洲重症营养指南推荐意见认为血糖超过 150mg/dl 或 180mg/dl 时需要进行胰岛素治疗。血葡萄糖控制在 6～8mmol/L 可以改善结局。美国重症医学会和美国肠外肠内营养学会 SCCM/ASPEN 重症患者营养指南（2016）推荐一般的肠外营养 ICU 患者将血糖控制于 7.8（或 8.3）～10.0mmol/L。特殊患者（心血管术后、脑外伤）的血糖控制则应按具体情况调节。

入 ICU 治疗 7～14 日情况

经过治疗，病情趋于稳定，无明显排气，腹胀减轻，生命体征平稳，体温 36.5～37.4℃，心率 80～100 次 /min，血压（160～170）/（75～80）mmHg，呼吸 22～24 次 /min，尿量 80～100ml/h。

血浆 TP 50g/L，ALB 29g/L。BUN 9.5mmol/L，Scr 49μmol/L，TB 13.3mmol/L，DB 5.6mmol/L。

于术后第 7 日尝试经鼻胃管泵注氨基酸型肠内营养制剂，同时应用促胃肠动力药，肠外营养继续。

第 1 日 300ml（300kcal），20ml/h，GRV 150～200ml，感腹胀，无恶心呕吐，心率 95～110 次 /min，血压无明显变化。

次日欲增加至 600ml，30～40ml/h，14 小时后出现暗红色稀便 600ml，伴有心率轻度增快，100～110 次 /min，血压无改变。

复查血常规：Hb 84g/L，WBC 13.8×10⁹/L，中性粒细胞百分比 72.6%，PLT 186×10⁹/L。

凝血象：凝血酶原时间（PT）14.0 秒，部分凝血活酶时间（APTT）37.2 秒，D- 二聚体 7.4mg/L。

【问题】　是继续肠外营养还是尝试小剂量肠内营养？

缺血性肠道疾病基础的患者，再使用肠内营养会增加额外的风险。因此，暂停肠内营养，继续完全肠外营养。

思路： 肠系膜血管栓塞导致小肠缺血，等待局部循环建立需要时间，仅低分子肝素抗凝治疗不能使血管再通。此时肠道喂养使已处于低灌注边缘的肠黏膜额外地为吸收营养物质增加对血流和氧的需求，增加氧消耗，这种需求与补充的不平衡会加重肠黏膜缺血，甚至出现致死性肠坏死并发症。

治疗：输注悬浮红细胞 400ml，新鲜冰冻血浆（FFP）200ml，增加补液量，复查 Hb 112g/L，继续全肠外营养支持。

血常规：WBC $11.3×10^9$/L，Hb 110g/L，中性粒细胞百分比 70.2%。

肝功能：TP 51g/L，ALB 30g/L，TB 13.3mmol/L。

肾功能：BUN 9.0mmol/L，Scr 56μmol/L。

其他基本同前。

病情很快稳定，各项指标基本正常，术后 2 周转回普通病房继续治疗，转出 ICU 时仍然接受 TPN 治疗。

小结

1. 存在营养风险与疾病的严重程度决定患者是否需要积极给予营养支持，也影响营养支持的时机选择。

2. 经过积极复苏纠正低灌注与低血压，是重症患者救治的首要治疗。对于血管活性药物依赖的患者，如果不需要大量的液体及血管活性药物治疗、血乳酸水平 <2.0mmol/L，可以考虑开始早期肠内营养，但需要加强监测与肠内营养耐受性相关的评估，安全实施同样重要。

3. 对于任何一名患者来说，制订合理的营养支持方案，必须综合考虑患者的特点与具体病情，包括基础营养状况（如 BMI、高血糖）、接受的治疗（如 CRRT 等），并监测营养治疗期间患者的反应以及器官功能状态。

4. 肠内营养的患者注意实际营养补充量而不仅是处方量，合理的热量与充分的蛋白质供给才可获得理想的营养支持效果。

5. 肠外营养仍然是合并肠功能障碍等重症患者营养支持的选择方式，避免早期能量不恰当的供给，TPN 时可添加谷氨酰胺，并注意胃肠功能的评估，一旦可行，应向肠内营养转换。

（潘景业）

参 考 文 献

[1] KREYMANN KG，BERGER MM，DEUTZ NE，et al. ESPEN guidelines on enteral nutrition: intensive care. Clinical Nutrition，2006，25（2）：210-223.

[2] PIERRE S，METTE MB，GREET VB，et al. ESPEN guidelines on parenteral nutrition: intensive care.Clinical Nutrition，2009，28（4）：387-400.

[3] MCCLAVE SA，MARTINDALE RG，VANEK VW，et al. Guidelines for the provision and assessment of nutrition support therapy in the adult critically Ⅲ patient: Society of Critical Care Medicine（SCCM）and American Society for Parenteral and Enteral Nutrition（A.S.P.E.N.）. JPEN J Parenter Enteral Nutr，2016，40（2）：277-316.

[4] DAREN KH，RUPINDER D，XURAN J. Identifying critically ill patients who benefit the most from nutrition therapy: the development and initial validation of a novel risk assessment tool. Critical Care，2011，15（6）：R268.

[5] PORT AM，APOVIAN C. Metabolic support of the obese intensive care unit patient: A current perspective. Curr Opin Clin Nutr Metab Care，2010，13：184-191.

[6] DOIG GS，SIMPSON F，FINFER S，et al. Effects of evidence-based feeding guidelines on mortality of critically ill

patients：A cluster randomized controlled trial. JAMA. 2008，300（23）：2731-2741.

[7] MILLER KR，KIRALY LN，LOWEN CC. Martindale and Stephen A. McClave. "CAN WE FEED?" A Mnemonic to Merge Nutrition and Intensive Care Assessment of the Critically Ill. JPEN J Parenter Enteral Nutr，2011，35（5）：643-659.

[8] SINGER P，BLASER A R，BERGER M M，et al. ESPEN guideline on clinical nutrition in the intensive care unit. Clin Nutr，2019，38（1）：48-79.

[9] MCCLAVE SA，TAYLOR BE，MARTINDALE RG，et al. Guidelines for the provision and assessment of nutrition support therapy in the adult critically Ill patient：Society of Critical Care Medicine（SCCM）and American Society for Parenteral and Enteral Nutrition（A.S.P.E.N.）［J］. J Parenter Enteral Nutr，2016，40（2）：159-211.

[10] Singer P，Blaser AR，Berger MM，et al. ESPEN guideline on clinical nutrition in the intensive care unit. Clin Nutr. 2019，38（1）：48-79.

第七章　水、电解质代谢紊乱与酸碱平衡失调

多种基础疾病均可导致水电解质紊乱及酸碱失衡，其诊断与处理是临床医生的基本功之一。

对于病情严重的患者，寻找病因与纠正生理指标异常可能同样重要。很多临床表现并非某种电解质或酸碱紊乱所特有，而是由多种异常共同引起。临床医生应当摒弃"低钠补钠""高钾降钾"等简单且错误的临床思维，认识到正确的鉴别诊断才是从根本上纠正水电解质紊乱与酸碱失衡的关键。

严重电解质紊乱的治疗同样非常重要。通过病史、体格检查及简单的实验室检查，临床医生可以判断电解质紊乱持续的时间及严重程度，从而掌握电解质紊乱纠正的速度，避免出现脱髓鞘病变等严重并发症。此外，应当指出的是，传统教科书中有关某些电解质紊乱（如低钾血症）的治疗策略或许并不适用于 ICU 的实际情况。

第一节　低钠血症

钠是影响人体血浆渗透压的主要电解质，负责调控细胞外液容量。血钠异常可以影响神经和肌肉的功能。正常情况下，人体内总体钠含量为 58mmol/kg，其中 70% 为可以交换的钠，而可以交换的钠中约 85% 分布在细胞外（表 1-7-1），只有可以交换的钠才能影响血钠水平。因此，血钠水平主要受到细胞外液以及其中所含钠的影响。

表 1-7-1　人体内钠的分布

体内所含钠	总量 /mmol	总量 /(mmol·kg^{-1})
总体钠	4 000	58
骨骼中不能交换的钠	1 200	17
可以交换的钠	2 800	40
细胞内钠	250	3
细胞外钠	2 400	25
骨骼中可以交换的钠	150	2

低钠血症指血钠水平低于 136mmol/L。住院患者中，低钠血症罹患率可高达 15%，而 5% 的患者血钠水平曾低于 125mmol/L。

急性低钠血症是最常见的电解质紊乱，能够显著增加患者的病死率。很多临床医生将低钠血症的处理原则简单理解为"低钠则补钠"是完全错误的。低钠血症的处理取决于诊断。基于错误诊断的错误治疗有可能导致低钠血症进一步恶化，甚至危及患者生命。

病例摘要

患者女，40 岁。因"突发中上腹痛 2 天，低血压 1 天"收入院。

入院查体：心率 130 次 /min，血压 70/30mmHg，呼吸急促。

腹部 CT 显示胰腺结构不清，胰腺周围水肿渗出明显。实验室检查：WBC $15×10^9$/L，Hb 130g/L，PLT $79×10^9$/L，Na$^+$ 111mmol/L，三酰甘油 107mmol/L，胆固醇 732mg/L，淀粉酶（AMY）1 012U/L。

入院诊断考虑继发于高脂血症的重症急性胰腺炎，低钠血症与低血压相关。入院后经过积极的液体复

苏治疗,循环呼吸状况逐渐稳定。为纠正低钠血症,入院前5天内输注大量高张和等张生理盐水,旨在使血钠水平恢复正常。治疗过程中,患者主诉口渴严重,多次试图喝下口腔护理所用的漱口水。且逐渐出现烦躁、不合作,挣脱约束并有攻击行为。精神科医生会诊建议加强镇静及约束。

【问题1】 根据现有资料,为确定低钠血症的病因,需要进行何种检查?

思路: 如果实验室检查结果显示血钠水平低于正常值下限,首先需要测定血渗透压。

知识点

根据血浆渗透压水平,可以将低钠血症分为高渗性低钠血症、等渗性低钠血症和低渗性低钠血症(图1-7-1)。

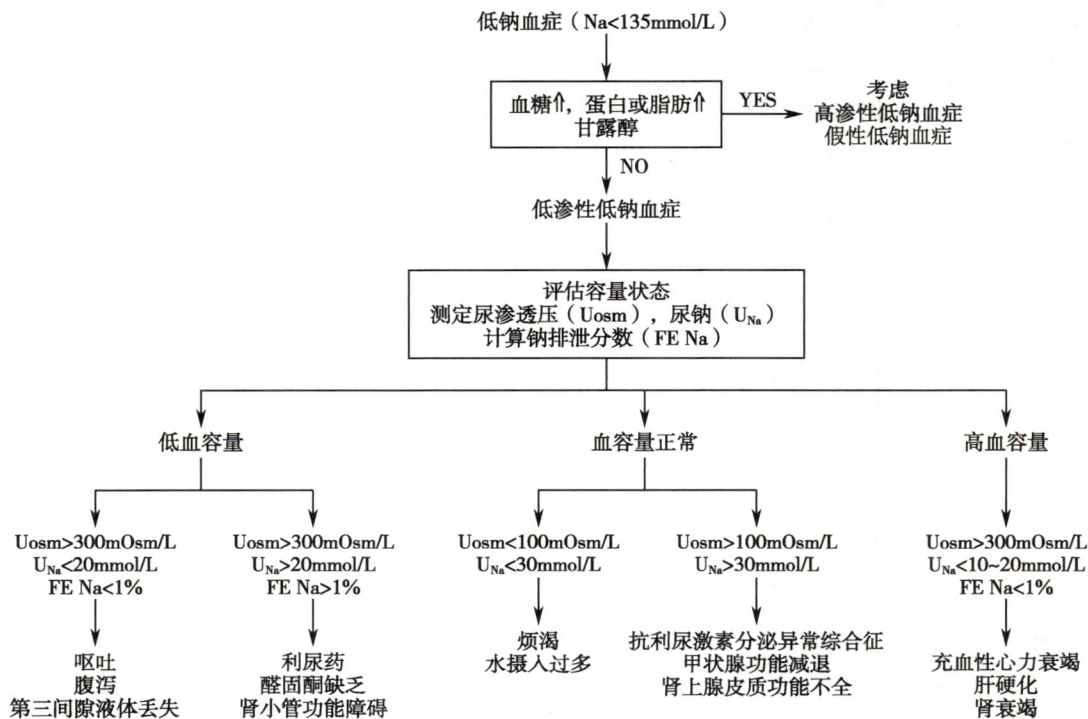

图1-7-1　低钠血症的鉴别诊断

【问题2】 高渗性低钠血症的发病机制如何?

思路: 根据血浆渗透压计算公式:

$$血浆渗透压 = 2 \times 血钠(mmol/L) + 血糖(mg/dl)/18 + 血尿素氮(mg/dl)/2.8$$

或

$$血浆渗透压 = 2 \times 血钠(mmol/L) + 血糖(mmol/L) + 血尿素氮(mmol/L)$$

患者血钠水平下降时,如果血浆中导致渗透压升高的其他溶质增加,则血浆渗透压水平反而升高。此时血浆渗透压计算公式可以表示为:

$$血浆渗透压 = 2 \times 血钠(mmol/L) + 血糖(mmol/L) + 血尿素氮(mmol/L) + [X]$$

其中,[X]指实验室不进行常规测定但可以影响渗透压的溶质,如甘露醇、甘油、山梨醇、乙醇或甲醇等。

血浆中除钠以外的其他溶质导致血浆渗透压升高时,即可出现高渗性低钠血症,临床上以高血糖和血液中甘露醇浓度升高最为常见。例如,经尿道前列腺电切(TURP)或宫腔镜手术时使用甘露醇充盈膀胱或子宫,大量甘露醇经黏膜吸收导致血液浓度显著升高,从而造成血液高渗状态,引起水从渗透压较低的细胞内液向渗透压较高的细胞外间隙移动。细胞外液容量增加可造成血钠水平降低,亦称移位性低钠血症(translocational hyponatremia)。高血糖导致高渗性低钠血症的原理与此相同(图1-7-2)。

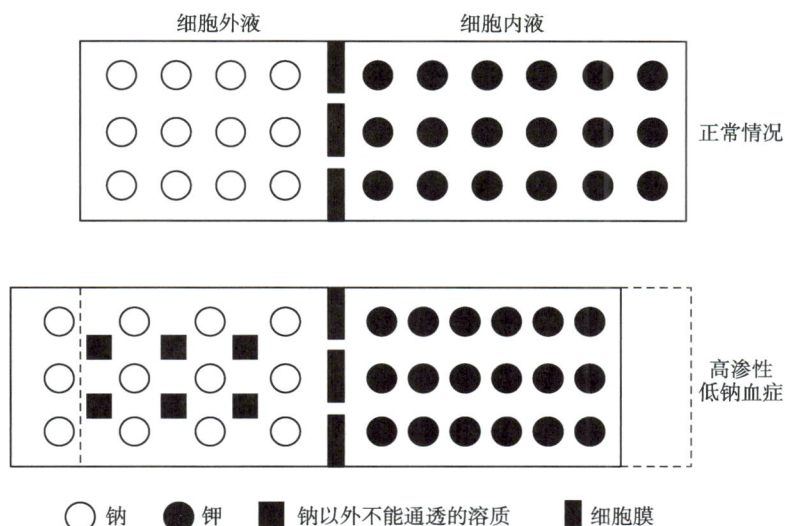

图 1-7-2　高渗性低钠血症的发病机制

高血糖时，可根据以下公式对血钠水平进行校正：

$$校正后[Na^+]=测定[Na^+]+2.4×[血糖（mmol/L）-5.5（mmol/L）]/5.5（mmol/L）$$

【问题3】 等渗性低钠血症的发病机制如何？

思路：等渗性低钠血症又称假性低钠血症，病因包括高血脂和高副蛋白血症。正常情况下，血浆中水相占93%，其余7%为固相（主要包括蛋白、盐和脂肪等）。任何原因造成血浆中固相成分增加（高血脂，高蛋白血症如多发骨髓瘤或大量使用丙种球蛋白），且测定前血液标本经过稀释，将造成等渗性低钠血症。如表1-7-2所示，当血浆中固相成分增加，且标本测定前经过稀释时，血钠测定结果即出现假性降低。

表 1-7-2　血液稀释对等渗性低钠血症测定结果的影响

病例A	病例B
患者 A 的 1ml 血浆中含： 930μl 水及 70μl 固体 水中［Na⁺］=150mmol/L 固相［Na⁺］=0mmol/L 将血浆标本稀释为 10ml（1∶10 稀释） 稀释标本钠浓度 =150×0.93/10=13.95mmol/L 折算为初始血钠浓度 =13.95×10=140mmol/L	患者 B 的 1ml 血浆中含： 800μl 水及 200μl 固体 水中［Na⁺］=150mmol/L 固相［Na⁺］=0mmol/L 将血浆标本稀释为 10ml（1∶10 稀释） 稀释标本钠浓度 =150×0.8/10=12mmol/L 折算为初始血钠浓度 =12×10=120mmol/L

知识点

高渗与等渗性低钠血症的常见病因

高血糖及 TURP 手术是高渗性低钠血症的常见病因；高脂血症、高副蛋白血症是等渗性低钠血症的常见病因。

入院第6日

入院第 6 日，住院医师注意到患者存在高脂血症。建议检验科将保留的入院时血标本进行渗透压测定，结果为 302mOsm/L，而入院第 6 日清晨血标本去脂后测定血钠高达 200mmol/L。住院医师停用所有钠盐，改为葡萄糖输液，同时胃管内适量输注白开水。此后数日内，患者神经系统症状逐渐恢复，校正后血钠水平趋于正常。

【问题 1】 针对低渗性低钠血症，如何进行鉴别诊断？

思路 1: 对低渗性低钠血症进行鉴别诊断时，首先应当评估细胞外液状态。

低渗性低钠血症最常见的原因为抗利尿激素（ADH）分泌异常综合征（即等容性低钠血症）；此外，由于肾脏排出自由水的能力受损，低渗性低钠血症亦可有血容量减少（低容性低钠血症）和过多（高容性低钠血症）的情况。

通常情况下，水与钠同时发生潴留或丢失。因此，低容量性低钠血症实际上是以水钠丢失为主的低钠血症，而高容量性低钠血症则相反，以水钠潴留为主要表现。对于低渗性低钠血症患者，评估细胞外液容量状态其实就是鉴别低钠血症究竟因水钠丢失引起，还是由水钠潴留造成。

> **知识点**
>
> **根据细胞外液容量鉴别低渗性低钠血症**
>
> 根据细胞外液的状态，可以将低渗性低钠血症分为低容量性、等容量性和高容量性低钠血症。

评估细胞外液容量存在困难时，可以测定尿渗透压以帮助鉴别。尿渗透压≤100mOsm/kg 时，提示细胞外液（或总体水）过多导致低钠血症；尿渗透压 >100mOsm/kg 时，需要根据尿钠水平进一步鉴别。

思路 2: 尤其对于低容量性低钠血症，需要测定尿钠水平以帮助判断钠丢失的途径（在未使用利尿药物的情况下）。

> **知识点**
>
> **根据尿钠水平鉴别低渗性低钠血症**
>
> 当尿钠 >20mmol/L 时，提示肾脏排钠是导致水钠丢失的主要途径；若尿钠 <20mmol/L，则提示肾外途径（通常为胃肠道以及第三间隙）引起水钠丢失。

因此，根据细胞外液状态以及尿钠水平，可以对低容量性低钠血症的病因进行鉴别（表 1-7-3）。

表 1-7-3 低容量性低钠血症的鉴别诊断

细胞外液状态	尿钠 >20mmol/L	尿钠 <20mmol/L
低容量性	急性肾衰竭多尿期，脑耗盐综合征，盐皮质激素缺乏	胃肠道或皮肤丢失（恶心、呕吐），第三间隙增加（腹水、腹膜炎）
等容量性	急性或慢性肾衰竭，抗利尿激素分泌异常综合征，甲状腺功能减退，糖皮质激素缺乏	神经性多饮，酒狂
高容量性	急性或慢性肾衰竭	肝硬化，充血性心力衰竭，肾病综合征

低容量性低钠血症患者通常临床表现轻微，主要特点为细胞外液减少。血钠浓度降低 10～15mmol/L 时，常伴有明显的皮肤弹性下降，以及直立性或平卧位低血压。其中，脑耗盐综合征（cerebral salt wasting syndrome，CSWS）多见于神经外科术后，发病机制可能与心房利钠因子（atrial natriuretic factor，ANF）分泌增多有关。CSWS 主要表现为低血容量、低血钠、低血浆渗透压、高尿钠及钠负平衡，血浆或脑脊液 ANF 可增高。CSWS 尚无统一的诊断标准，出现下列情况有助于诊断：低血钠伴多尿，尿钠升高，低血容量，中心静脉压降低（<6mmHg），体重减轻，脱水表现，补水补钠后病情好转。

抗利尿激素异常分泌综合征（syndrome of inappropriate antidiuretic hormone，SIADH）是最常见的等容性低钠血症。SIADH 的诊断标准包括：尿液渗透压 > 血浆渗透压，尿钠浓度 >20mmol/L（一般 >30mmol/L），无水肿或低血容量，未使用利尿药（或排除利尿药物的影响），甲状腺、肾上腺、肾脏、心脏和肝脏功能正常。

肝硬化、充血性心力衰竭和肾病综合征是常见的高容量性低钠血症。

【问题2】 低钠血症治疗中需要注意什么?

思路1: 高渗性与等渗性低钠血症无须针对血钠水平进行纠正。

知识点

高渗性低钠血症的治疗

针对高渗性低钠血症,应当采取措施控制血糖水平,或加速清除导致渗透压升高的溶质(如甘露醇等),而无须补充钠盐。

知识点

等渗性低钠血症的治疗

等渗性低钠血症为假性低钠血症,无须对症治疗。

思路2: 对于低渗性低钠血症,在确定适当的治疗措施前,需要权衡低渗透压造成的风险以及治疗可能引起的并发症。低钠血症的相关临床症状及其严重程度决定了纠正低钠血症的速度。

如果患者出现明显的低钠血症相关临床症状,尿液浓缩,且循环容量正常或升高,则应输注高张盐水(表1-7-4)。每次输注3%高张盐水2ml/kg可使血钠水平升高约2mmol/L,间隔5分钟后可重复输注。当血钠水平升高4～6mmol/L时,神经系统症状通常即可减轻(图1-7-3)。输注高张盐水的同时常使用呋塞米,以避免细胞外液容量显著增加。由于呋塞米产生的利尿作用相当于半张盐水,因此有助于低钠血症的纠正。此外,应当严格限制纯水的摄入。如果怀疑存在甲状腺功能减退或肾上腺皮质功能不全,应在留取血液标本后进行激素替代治疗。低容量性低钠血症患者应当使用等张盐水进行治疗。对于症状严重的患者(如出现惊厥、昏迷,或即将呼吸停止)需用高张盐水治疗。在CSWS的治疗中,补充容量、提高血浆渗透压和纠正负钠平衡是关键。原发病的治疗对于CSWS非常重要。与脑积水或高颅压相关的CSWS通过脑脊液引流或降低颅压可以很快治愈。另外,盐皮质激素可能也有所帮助。随机对照试验显示,动脉瘤导致的蛛网膜下腔出血患者口服氟氢可的松0.1mg,一日3次,8天后水、盐排出量及低钠血症发生率明显降低(6.6% *vs.* 33.3%)。

表1-7-4　不同溶液的钠浓度和分布于细胞外液的比例

液体	钠浓度/(mmol·L^{-1})	分布于细胞外液的比例/%
5%氯化钠	855	100
3%氯化钠	513	100
0.9%氯化钠	154	100
乳酸林格溶液	130	97
0.45%氯化钠	77	73
5%葡萄糖溶液	0	40

治疗低钠血症的相关公式如下:

公式1:钠缺乏=0.6×体重(kg)×(血钠正常值-实际钠浓度)

公式2:血钠改变=(输注液体中的钠浓度-血钠浓度)/(总体水+1)

公式3:血钠改变=(输注液体中的钠浓度+输注液体中的钾浓度-血钠浓度)/(总体水+1)

公式2的分子是(输注液体中的钠浓度-血钠浓度)×1L的简写方式。总体水表示为体重的百分比:儿童为0.6;成年男性和女性分别为0.5和0.45。正常情况下,细胞外液和细胞内液分别占总体水的40%和60%。

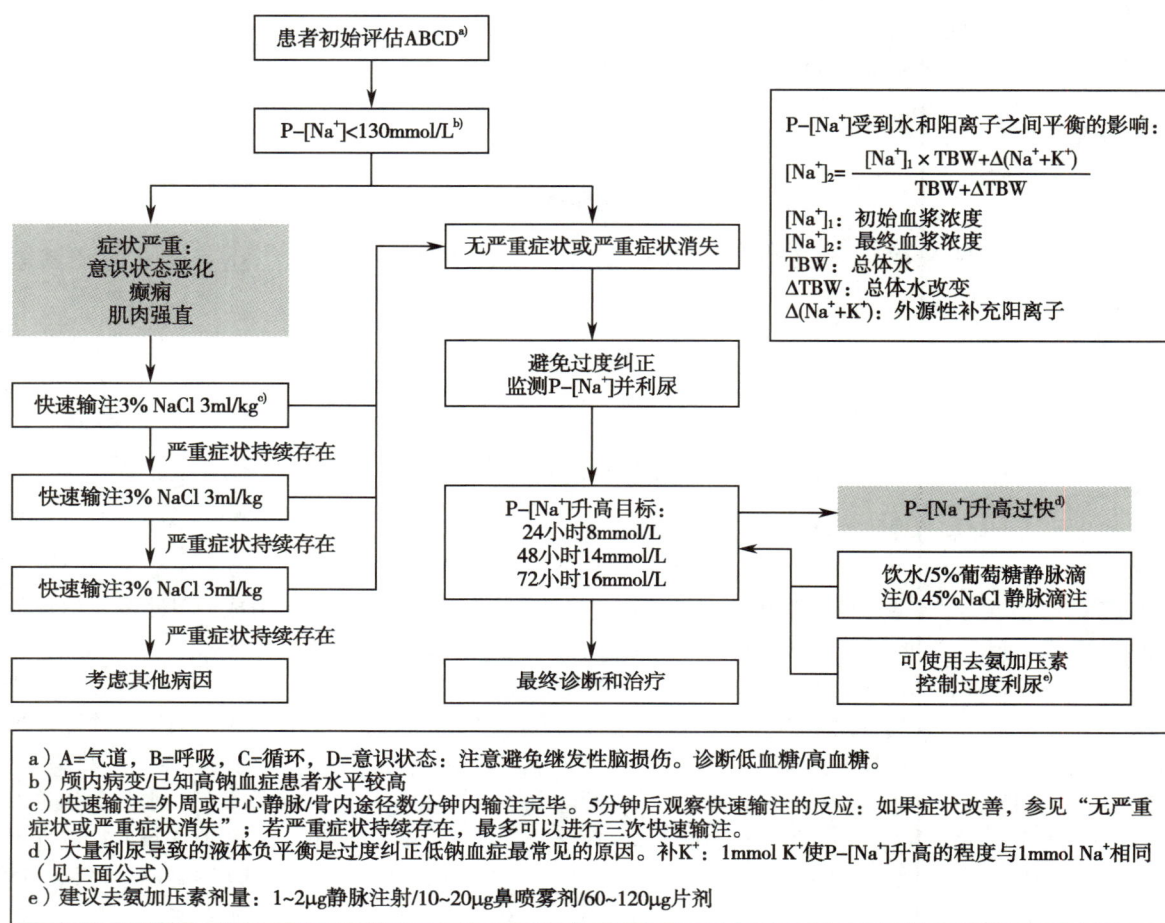

图 1-7-3 低钠血症的治疗策略

若患者低钠血症的临床表现并不严重，且尿液稀释，通常仅需要限水及密切观察。症状严重时（癫痫或昏迷）需要输注高张盐水。

SIADH 的治疗通常包括病因治疗和限制液体入量。如病情许可，液体入量一般限制为 1 000～1 200ml/d（也有建议为 700～1 000ml/d）。此外，大剂量盐皮质激素（醛固酮 1mg/d，9α- 氟氢可的松 2～8mg/d）也有助于纠正低钠血症。

有关低钠血症的纠正速度尚有争议。一方面，纠正低钠血症的速度不应过于缓慢，应尽快缓解低张造成的临床表现（血钠水平升高 5%，即可显著缓解脑水肿）；另一方面，最初 24 小时内应当将血钠升高的速度限制在 8mmol/L 以内，以尽可能避免脱髓鞘病变的风险。如出现惊厥等致死症状时，可在治疗早期快速纠正血钠，而在症状缓解后减缓血钠的纠正速度。

尽管有相关公式用于估计钠缺乏及输液后血钠水平的变化，但这些公式并未考虑其他液体的出入量（如尿量），因此仅供参考，治疗时应频繁监测血钠浓度。

知识点

低渗性低钠血症的治疗

如果患者低钠血症的临床症状非常严重，应予每次输注 3% 高张盐水 2ml/kg，预计可使血钠升高约 2mmol/L，间隔 5 分钟后可重复输注。

最初 24 小时内应当将血钠升高的速度限制在 8～10mmol/L 以内，以尽可能避免脱髓鞘病变的风险。

第二节　高 钠 血 症

与低钠血症相比，高钠血症（$[Na^+]>145mmol/L$）发病率虽然较低，但患者病情更加危重，病死率更高。高钠血症的病因包括水丢失过多（包括净水丢失或低张液体丢失，是高钠血症最常见的原因）或钠摄入过多（表1-7-5）。

表1-7-5　高钠血症的病因

水丢失过多
净水
　　不显性失水（皮肤和呼吸）未予补充
　　渴感减退
　　神经源性尿崩症：创伤后，肿瘤、囊肿、组织细胞增多症、结核或结节病引起，特发性，动脉瘤、脑膜炎、脑炎或吉兰-巴雷综合征引起，乙醇摄入引起（一过性）
　　先天性肾性尿崩症
　　获得性肾性尿崩症：肾脏疾病（如髓质囊性病）引起，高钙血症或低钾血症引起，药物（锂，去甲金霉素，膦甲酸钠，甲氧氟烷，两性霉素B，血管加压素V_2受体拮抗药）引起
低张液体
　　肾脏原因：袢利尿药，渗透性利尿（糖、尿素氮、甘露醇），梗阻后利尿，急性肾小管坏死多尿期，肾性疾病
　　胃肠道原因：呕吐，鼻胃引流，肠皮瘘，腹泻，使用渗透性导泻药物（如乳果糖）
　　皮肤原因：烧伤，大量出汗
钠摄入过多
　　输注高张碳酸氢钠
　　鼻饲高张液体
　　摄入氯化钠
　　饮用海水
　　富含氯化钠的催吐药物
　　高张盐水灌肠
　　宫腔内注射高张盐水
　　输注高张盐水
　　高张液体透析
　　原发性醛固酮增多症
　　皮质醇增多症（库欣综合征）

【问题1】　高钠血症的发病机制如何？

> **知识点**
>
> ### 高钠血症的原因
>
> 与体内钠含量相比，总体水的相对缺乏导致高钠血症。

高钠血症的临床表现主要取决于血钠上升的水平和速度，通常包括中枢神经系统和肌肉系统改变，如精神改变、嗜睡、惊厥、昏迷和肌无力。其中，意识水平反映了高钠血症的严重程度。老年人血钠浓度<160mmol/L时很少引起临床症状。

多尿常常提示存在尿崩症或摄取钠过多。国内教科书中尿崩症的诊断常常依据尿比重，但后者实际上受到血浆渗透压的影响（表1-7-6）。

表 1-7-6 血浆和尿液渗透压之间的正常关系

血浆渗透压/（mOsm·L⁻¹）	尿液渗透压/（mOsm·L⁻¹）
>288	>125
>290	>200
>292	>400
>294	>600

【问题2】 针对高钠血症如何进行治疗？

思路： 高钠血症的治疗包括治疗基础病因，例如减少胃肠道液体丢失，控制发热及高血糖，停用导泻和/或利尿药物等。同时，应当注意纠正高张状态。几乎所有高钠血症患者都需要补充水。可根据下列公式估计机体水分的缺失程度：

$$水缺失量（L）=0.6*\times 体重（kg）\times[（血钠测量值/血钠正常值）-1]$$

* 女性为0.5。

例：一名体重70kg的男性患者，血钠160mmol/L。计算水缺失量：

$$0.6\times70\times[（160/140）-1]=42\times(1.14-1)=42\times0.14=5.88（L）$$

对于数小时内发生的高钠血症患者，迅速降低血钠水平可以改善患者预后，且并不增加脑水肿的风险。如果高钠血症持续时间较长或未知，则应当谨慎控制高钠血症纠正的速度。

知识点

高钠血症的治疗

1. 若高钠血症持续时间不超过数小时，应控制血钠浓度降低速度每小时不超过1mmol/L。
2. 如高钠血症持续较久或持续时间不明，为预防脑水肿和惊厥，血钠浓度纠正速度每小时不应超过0.5mmol/L。
3. 建议血钠浓度下降速度每小时不超过10mmol/L。
4. 治疗目标是使得血钠浓度下降到145mmol/L。

如果患者血流动力学状态不稳定（低血压、体位性心动过速或显著心动过速），在纠正循环容量前以输注0.9%生理盐水为主。当血流动力学稳定后，可输注5%葡萄糖溶液或0.45% NaCl溶液。病情稳定的患者可经肠内途径补充水分。

第三节 血 钾 异 常

钾是细胞内的主要阳离子，其最重要的生理功能为维持跨膜电位。全身钾含量中约有2%存在于细胞外液。钾离子变化主要影响心血管系统、神经肌肉系统和胃肠道系统。

【问题1】 低钾血症应如何治疗？

思路： 治疗低钾血症时，应当去除导致低钾的原因，同时积极补钾。如有可能，应停用引起低钾的药物，纠正低镁血症及其他电解质紊乱，纠正碱中毒。

由于机体内的钾主要分布于细胞内液，因此根据血钾浓度不能准确估计患者的缺钾量，在补钾过程中必须监测血钾浓度以随时调整补钾量。

应当根据低钾血症的严重程度决定补钾的途径与速度（表1-7-7）。治疗严重低钾血症或低钾血症引起的严重心律失常时，为尽快纠正低钾血症，可以通过中心静脉进行补充较高浓度的钾制剂。静脉快速补充高浓度钾制剂时（表1-7-8），可以考虑避免从上腔静脉途径补充，以减少心室内一过性高钾血症的风险。

如患者合并酸中毒，在纠正pH前须首先补钾。因为随着pH增高，细胞外的钾离子将逐渐向细胞内转移。

表 1-7-7　低钾血症时补钾途径与剂量

血钾浓度	首选补钾途径	补钾剂量 *
2.5～3.5mmol/L	肠道内	20～40mmol/L，每 4～6 小时一次
<2.5mmol/L** 且无致命临床表现	肠道内	20～40mmol/L，每 2～4 小时一次
	静脉内	<20mmol/h
<1.5mmol/L 或合并致命临床表现 ***	静脉内	<40mmol/h

注：* 根据血钾浓度不能准确估计患者的缺钾量，在补钾过程中须密切监测血钾浓度以随时调整。

** 使用地高辛的患者血钾浓度 <3.0mmol/L 时。

*** 低钾血症引起的严重心律失常。

表 1-7-8　临床常用补钾制剂的比较

药品	分子式	分子量	剂型 /ml	含钾量	
				mg	mmol
10% 氯化钾注射液	KCl	74.55	10	524	13.41
15% 氯化钾注射液	KCl	74.55	10	787	20.12
门冬氨酸钾镁注射液			10	114	2.92
10% 枸橼酸钾口服液	$K_3C_6H_5O_7 \cdot H_2O$	324.41	10	88	2.25

【问题 2】 针对高钾血症，如何进行诊断与治疗？

思路：危重病患者的高钾血症（$[K^+]$ >5.5mmol/L）最常由肾功能不全引起。其他原因包括酸中毒、醛固酮缺乏、细胞坏死（如横纹肌溶解、溶瘤综合征、烧伤或溶血）以及药物（如保钾利尿药、琥珀酰胆碱、复方磺胺甲唑等）。此外，应当警惕假性高钾血症的可能。

知识点

假性高钾血症的原因

假性高钾血症指在留取血标本过程中或之后细胞内钾离子大量渗漏导致的高钾血症。假性高钾血症是实验室误差，通常由采血过程中的溶血引起。另外，白细胞增多[>（70～100）$\times 10^9$/L]、血小板增多[>（500～600）$\times 10^9$/L]或红细胞增多（HCT>55%）均可引起假性高钾血症。

高钾血症的处理包括诊断和治疗基础疾病，停用引起高钾血症的药物，限制钾的摄入，纠正酸血症和电解质异常。

血钾浓度 >6mmol/L 时应当积极处理，但是治疗的紧迫性取决于临床症状和心电图改变。表 1-7-9 列举了高钾血症的分步处理措施，但临床上常常同时采用。在评估和处理过程中应当密切监测血钾浓度，持续监测心电图改变。

表 1-7-9　高钾血症的治疗措施

治疗措施	说明
1　减轻心脏毒性 心电图出现明显异常时：5～10min 内静脉推注 10% 氯化钙溶液 5～10ml	稳定心肌细胞膜，减少心律失常的风险 药效仅维持 30～60min，应该重复使用钙剂治疗 若使用葡萄糖酸钙治疗，因为钙含量较低，需静脉注射 10% 葡萄糖酸钙溶液 10～20ml
2　停用所有钾的摄入	停用所有口服和胃肠外补钾制剂

续表

治疗措施	说明
3 促进细胞摄取钾	尽管葡萄糖能够刺激胰岛素分泌,但单纯给予葡萄糖不能有效降低血
胰岛素和葡萄糖:5～10min 内静脉输注	钾浓度
50% 葡萄糖液 100ml 加入胰岛素 10U	起效时间 20～30min,疗效持续 2～6h
	每 2h 监测血糖 1 次,以避免血糖过低,尤其对于急性肾损伤或慢性肾病
	患者
碳酸氢钠纠正酸中毒:5～10min 内静脉输	碳酸氢钠可引起潜在的钠负荷过多
注 NaHCO₃ 1mmol/kg	降低血钾的作用较葡萄糖和胰岛素差,尤其对于终末期肾衰竭患者
吸入性 β₂ 受体兴奋药:沙丁胺醇 10～20mg	剂量远高于支气管解痉所需剂量
	可使血钾浓度降低约 0.5mmol/L,降低血钾作用在 90min 达到高峰
	警惕副作用
	用于肾衰竭患者时疗效优于碳酸氢钠
4 增加体内钾的排泄	
生理盐水和襻利尿药	需要维持循环容量正常
停用抑制肾脏排钾的药物	保钾利尿药,血管紧张素转换酶抑制药,血管紧张素受体拮抗药
增加经胃肠道排泄:聚苯乙烯磺酸钠 25～	可降低血钾 2mmol/L
50g,口服或灌肠	药物主要作用部位为结肠,因此灌肠更有效
	灌肠保留 1h 疗效更好
	可用于晚期肾衰竭但尚未接受透析治疗的患者
	起效至少需要 2h,作用高峰在 4～6h,因此不能用于高钾血症的紧急治疗
5 急诊透析	用于致死性高钾血症保守治疗效果不佳或肾衰竭

知识点

高钾血症的处理

对于严重高钾血症或合并致命性心律失常的患者,首选静脉推注钙剂,以拮抗钾的心肌损害作用。但是,钙剂不能降低血钾浓度。

第四节 动脉血气分析与酸碱平衡

病例摘要

患者男,45 岁。因"渐进性气促、胸闷 1 月余"入院。24 年前曾因颈部淋巴结肿大行左颈部淋巴结活检,病理结果阴性。现病史:大量饮酒后出现右肋部及后背胀痛,半个月后查血、尿淀粉酶升高。按急性胰腺炎行禁食及胃肠减压,静脉营养支持治疗。治疗过程中逐渐出现进行性加重的气促和胸闷,动脉血气提示酸碱平衡紊乱。入院时神志清楚,血压、心率正常,呼吸急促。

实验室检查:Na^+ 137mmol/L,Cl^- 95mmol/L,K^+ 3.7mmol/L,AMY 241U/L,脂肪酶 2 430U/L,ALT 126U/L,Scr 157μmol/L,TB 23.3μmol/L。

动脉血气分析:pH 7.496,PO_2 142mmHg,PCO_2 8.7mmHg,HCO_3^- 6.6mmol/L,BE −15.3mmol/L,Lac 19.6mmol/L。

【问题】 根据血气分析及血液生化检查结果,如何判断患者的酸碱平衡?

思路1:根据动脉血 pH 以及 PCO_2 和 HCO_3^-,判断为原发性酸碱失衡。

动脉血气分析的第一步是判断原发性酸碱失衡。

应当根据动脉血 pH，判断酸碱平衡倾向于酸血症还是碱血症。然后，根据 PCO_2 和 HCO_3^- 的变化方向，判断原发酸碱失衡情况（表 1-7-10）。换言之，如果 pH 偏酸（<7.40），若存在酸碱紊乱，则原发性酸碱失衡中至少有一种是原发性酸中毒；相反，如果 pH 偏碱（>7.40），若存在酸碱紊乱，则原发性酸碱失衡中至少有一种是原发性碱中毒。

表 1-7-10　原发性酸碱失衡时 pH、PCO_2 和 HCO_3^- 的改变

原发性酸碱紊乱	pH 改变	原发异常	代偿反应
呼吸性酸中毒	pH ↓	PCO_2 ↑	HCO_3^- ↑
代谢性酸中毒	pH ↓	HCO_3^- ↓	PCO_2 ↓
呼吸性碱中毒	pH ↑	PCO_2 ↓	HCO_3^- ↓
代谢性碱中毒	pH ↑	HCO_3^- ↑	PCO_2 ↑

需要说明的是，pH 偏酸（<7.40）时，动脉血气可能完全正常。当然，即使 pH 正常（7.35～7.45），也可能存在酸碱平衡紊乱。上述说法仅提示，此时如果存在酸碱失衡，则患者必然罹患原发性酸中毒（呼吸性或代谢性），尽管同时也可能合并原发性碱中毒。

知识点

原发性酸碱失衡的判断

原发性酸中毒时，机体将代偿性发生碱中毒以尽可能维持 pH 正常，反之亦然。但是，上述代偿反应通常不会使原发性酸中毒改变为碱中毒，也不会使原发性碱中毒改变为酸中毒，即不会出现矫枉过正。

动脉血气分析

动脉血 pH 7.496>7.40，倾向于存在碱血症。PCO_2 8.7mmHg<35mmHg，提示存在呼吸性碱中毒，与 pH 改变方向相符。HCO_3^- 6.6mmol/L<22mmol/L，提示存在代谢性酸中毒，但与 pH 改变方向相反。因此，呼吸性碱中毒为原发性酸碱失衡。

思路2：计算阴离子间隙（anion gap，AG），判断是否存在原发性高 AG 代谢性酸中毒。

动脉血气分析的第二步是判断是否存在高 AG 代谢性酸中毒。

AG 计算公式如下：

$$AG=[Na^+]-([Cl^-]+[HCO_3^-])$$

AG 的正常值为（12±4）mmol/L。

低白蛋白血症可以影响 AG 的正常值。血浆白蛋白浓度每下降 10g/L，AG 正常值下降约 2.5mmol/L。例如，血浆白蛋白 20g/L 时 AG 约为 7mmol/L。

知识点

原发性高 AG 代谢性酸中毒的判断

如果 AG≥20mmol/L，则判断患者存在高 AG 代谢性酸中毒。

高 AG 代谢性酸中毒的常见原因见表 1-7-11。

表 1-7-11 代谢性酸中毒的常见原因

AG 正常代谢性酸中毒		AG 升高代谢性酸中毒	
胃肠道丢失 HCO_3^-	肾脏丢失 HCO_3^-	酮症酸中毒	横纹肌溶解
● 腹泻	● 肾小管酸中毒	● 糖尿病	毒素
● 尿路改道	● 肾衰竭早期	● 酒精性	● 甲醇
● 回（结）肠造瘘	● 碳酸酐酶抑制药	● 饥饿性	● 乙二醇
输注盐酸	● 醛固酮抑制药	肾衰竭	● 三聚乙醛
输注大量生理盐水		乳酸酸中毒	● 水杨酸

动脉血气分析

$AG = [Na^+] - ([Cl^-] + [HCO_3^-]) = 137 - (95 + 6.6) = 35mmol/L > 20mmol/L$

因此，患者存在原发性高 AG 代谢性酸中毒。

思路 3：计算 ΔAG，判断是否存在其他原发性代谢性酸碱紊乱。

动脉血气分析的第三步是判断是否存在其他代谢性酸碱紊乱。

计算 $\Delta AG = AG - 12$

然后计算初始 $HCO_3^- = \Delta AG + [HCO_3^-]$

AG 是不可测定阴离子与不可测定阳离子的差值。AG 升高提示血液中不可测定阴离子明显增加，多数情况下这是体内弱酸蓄积的结果。

体内弱酸能够解离为氢离子 $[H^+]$ 与弱酸根 $[A^-]$：

$$HA \rightarrow H^+ + A^-$$

体内存在多种酸碱缓冲对（如 CO_2/HCO_3^- 或 H_2PO_4/HPO_4 等）参与酸碱平衡的维持。由于 CO_2/HCO_3^- 是最重要的酸碱缓冲对，其他酸碱缓冲对的作用可以忽略不计。那么，HCO_3^- 将与解离产生的 H^+ 结合，生成 H_2CO_3，最终分解为 H_2O 和 CO_2，从而减弱了 H^+ 对血液 pH 的影响：

$$H^+ + HCO_3^- \rightarrow H_2CO_3 \rightarrow H_2O + CO_2$$

综合上述反应，可以得到：

$$HA + HCO_3^- \rightarrow A^- + H_2O + CO_2$$

即机体每产生 1mmol 弱酸，便可消耗 1mmol 的 HCO_3^-，最终生成 1mmol 弱酸根 $[A^-]$，导致 AG 增加 1mmol。换言之，AG 增加的程度等于 HCO_3^- 减少的程度。

因此，ΔAG 不仅反映了 AG 增加的程度，也反映了 HCO_3^- 降低的程度；$\Delta AG + HCO_3^-$ 可用于估算初始的 HCO_3^- 水平（即未产生弱酸或未发生高 AG 代谢性酸中毒时，机体初始 HCO_3^- 水平）。根据初始 HCO_3^- 水平，可以评价除高 AG 代谢性酸中毒外，机体是否还存在其他原因引起的代谢性酸中毒（AG 正常的代谢性酸中毒）或代谢性碱中毒。

知识点

其他原发性代谢性酸碱紊乱的判断

如果初始 $HCO_3^- < 22mmol/L$，则诊断原发性 AG 正常代谢性酸中毒；如果初始 $HCO_3^- > 26mmol/L$，则诊断原发性代谢性碱中毒。

动脉血气分析

$\Delta AG = AG - 12 = 35 - 12 = 23mmol/L$

初始 $HCO_3^- = \Delta AG + [HCO_3^-] = 23 + 6.6 = 29.6mmol/L > 26mmol/L$

因此，患者还存在原发性代谢性碱中毒。

综合以上动脉血气分析结果，患者具有三重原发性酸碱失衡，包括呼吸性碱中毒、代谢性碱中毒和高 AG 代谢性酸中毒。

结合病史，高 AG 代谢性酸中毒继发于高乳酸血症（后证实为淋巴瘤引起），而代谢性碱中毒则可能由胃液引流和／或利尿药物导致。

上述方法简单易懂，但更适用于合并高 AG 代谢性酸中毒患者，而对于呼吸性酸碱失衡或代谢性碱中毒患者并不优于传统方法。

根据传统方法，在第一步确定原发性酸碱失衡后，应当根据代偿公式（表 1-7-12），判断是否同时存在其他的原发性酸碱失衡。

表 1-7-12　酸碱紊乱时的代偿反应

异常	预期代偿反应
代谢性酸中毒	$PCO_2=(1.5\times[HCO_3^-])+8\pm2$
呼吸性酸中毒	
急性	$\Delta[HCO_3^-]=\Delta PCO_2/10$
慢性（3～5 天）	$\Delta[HCO_3^-]=4\times(\Delta PCO_2/10)$
代谢性碱中毒	$\Delta PCO_2=40+0.75\times\Delta[HCO_3^-]$
呼吸性碱中毒	
急性	$\Delta[HCO_3^-]=2\times(\Delta PCO_2/10)$
慢性	$\Delta[HCO_3^-]=4\times(\Delta PCO_2/10)$

仍然对以上病例进行分析。在确定患者为原发性呼吸性碱中毒后，可以根据表 1-7-12 中的公式确定 HCO_3^- 代偿性升高的情况。

若为急性呼吸性碱中毒：

$$\Delta[HCO_3^-]=2\times(\Delta PCO_2/10)=2\times(40-8.7)/10=6.3（mmol/L）$$

$$[HCO_3^-]=24mmol/L-6.3mmol/L=17.7mmol/L>6.6mmol/L$$

若为慢性呼吸性碱中毒：

$$\Delta[HCO_3^-]=4\times(\Delta PCO_2/10)=4\times(40-8.7)/10=12.5（mmol/L）$$

$$[HCO_3^-]=24mmol/L-12.5mmol/L=11.5mmol/L>6.6mmol/L$$

由此可见，这种方法也有一定的局限性，即需要结合病史判断患者的呼吸性碱中毒为急性抑或慢性。当然，对于此例患者而言，无论为急性或慢性呼吸性碱中毒，均不影响最终的判断，即患者还有原发性代谢性酸中毒。另外，如果需要确定是否存在多重代谢性酸碱紊乱，仍需计算 AG。

（杜　斌）

参 考 文 献

[1] ADROGUÉ HJ，MADIAS NE. Hyponatremia. N Engl J Med，2000，342（12）：1581-1589.

[2] OVERGAARD SC，RING T. Clinical review: Practical approach to hyponatraemia and hypernatraemia in critically ill patients. Crit Care，2013，17（1）：206.

[3] SPASOVSKI G，VANHOLDER R，ALLOLIO B，et al. Clinical practice guideline on diagnosis and treatment of hyponatremia. Intensive Care Med，2014，40（3）：320-331.

[4] ADROGUÉ HJ，MADIAS NE. Hypernatremia. N Engl J Med，2000，342（12）：1493-1499.

[5] GENNARI FJ. Hypokalemia. N Engl J Med，1998（7），339：451-458.

[6] UNWIN RJ，LUFT FC，SHIRLEY DG. Pathophysiology and management of hypokalemia: A clinical perspective. Nat Rev Nephrol，2011，7（2）：75-84.

[7] ROSE BD，POST TW. Clinical physiology of acid-base and electrolyte disorders，5th ed. New York：McGraw Hill Medical Publishing Division，2001.

[8] FIDKOWSKI C，HELSTROM J. Diagnosing metabolic acidosis in the critically ill：bridging the anion gap，Stewart and base excess methods.Can J Anesth，2009，56（3）：247-256.

[9] ADROGUÉ HJ，MADIAS NE. Management of life-threatening acid-base disorders-first of two parts.N Engl J Med，1998，338（2）：26-34.

[10] ADROGUÉ HJ，MADIAS NE，MADIAS. Management of life-threatening acid-base disorders-second of two parts. N Engl J Med，1998，338（2）：107-111.

第八章 脓 毒 症

脓毒症，具有高发病率、高死亡率、高治疗费用的"三高"特点。全球每年有两三千万患者罹患脓毒症，每年还以 1.5%～1.8% 速度增长。脓毒症可直接导致 MODS，是引起重症患者死亡的最主要原因之一。全球脓毒症联盟公布的数据显示，因脓毒症而死亡的人数超过了前列腺癌、乳腺癌和艾滋病致死人数的总和。2001 年欧洲重症学会、美国重症学会和国际脓毒症论坛发起"拯救脓毒症战役"（surviving sepsis campaign，SSC）。2002 年欧美国家多个组织共同发起并签署《巴塞罗那宣言》，并且进一步提供了基于对脓毒症研究的循证医学证据，不断更新脓毒症治疗指南即《SSC 指南》，以改进脓毒症的治疗措施，降低脓毒症的死亡率。《SSC 指南》于 2003 年第一次制定，后于 2008 年和 2012 年再次修订。至今，脓毒症的死亡率已下降至 25%～30%。

本文以病例报告形式介绍全身性感染相关的知识点，重点介绍脓毒症、严重脓毒症和脓毒性休克的概念、病理生理、治疗原则和对机体的影响。

病例摘要

患者男，76 岁，身高 167cm，体重 58kg。主诉下腹部疼痛伴腹胀 2 天，发热 1 天。患者 2 天前晚饭后出现下腹痛，起初为隐痛，屈曲体位能缓解，后腹痛逐渐加重，伴有腹胀，1 天前开始出现寒战、高热，最高体温 38.6℃，急诊行腹部平片发现膈下新月形游离气体。患者起病以来精神萎靡，无肛门排便、排气，尿量减少。既往有糖尿病、高血压 10 余年，自服药物控制（具体不详），血压控制尚可，否认冠心病、结核病、肝炎等病史。

入院查体：体温 38.2℃，血压 120/50mmHg，心率 130 次/min，呼吸 36 次/min，神志清楚，精神萎靡，腹部轻度膨隆，腹肌紧张，下腹部压痛和反跳痛明显，肠鸣音消失。

检查结果：血常规 WBC $16×10^9$/L，Hb 118g/L，PLT $140×10^9$/L，中性粒细胞百分比 93.5%；血气分析 pH 7.49，PaO_2 86mmHg，$PaCO_2$ 28mmHg，SpO_2 98%；Lac 3.6mmol/L。腹部 B 超示肝、胆、脾、胰未见明显异常，腹腔少量积液。

【问题 1】 根据病史、体征和目前的检查结果，目前最可能的诊断是什么？

患者最可能的诊断为消化道穿孔，急性弥漫性腹膜炎，脓毒症，脓毒症休克。

思路 1：脓毒症发病率很高，临床危害极大。脓毒症的年发病率高达 0.3%，而且每年以 1.5% 的速度递增，其死亡人数超过乳腺癌、直肠癌、结肠癌、胰腺癌和前列腺癌致死人数的总和，是威胁重症患者生命的首位致死原因。

思路 2：虽然脓毒症是感染引发，致病微生物及其产物（内毒素、外毒素）激活机体的免疫反应，启动机体炎症因子的级联放大反应，最终导致 SIRS。此时即使体内致病微生物已被清除，但已被启动的炎症反应存在，仍然可以诊断脓毒症。

知识点

脓毒症相关概念

1. SIRS 各种致病因素作用于机体所引起的全身炎症反应，具备以下两项或两项以上的体征：

①体温>38℃或<36℃；②心率>90次/min；③呼吸频率>20次/min，或PaCO$_2$<32mmHg（4.3kPa）；
④WBC>12×10^9/L或<4×10^9/L，或幼稚型细胞>10%。

2．脓毒症（sepsis） 感染+SIRS。

3．严重脓毒症（severe sepsis） 脓毒症+器官功能不全/组织低灌注。

4．感染性休克（septic shock） 脓毒症+组织器官低灌注。

5．MODS 机体遭受严重感染、创伤、烧伤等严重损伤后，连续或序贯出现两个或两个以上器官功能障碍的临床综合征。

知识点

脓毒症的诊断标准

确诊或疑诊的感染合并下列情况：

一般指标

发热（>38.3℃）

低体温（核心温度<36℃）

心率>90次/min或多于两个标准差以上的正常年龄值

呼吸急促

神志改变

显著的水肿或液体正平衡（>20ml/kg超过24小时）

无糖尿病的高血糖（血糖>140mg/dl或7.7mmol/L）

炎症指标

白细胞增多（WBC>12×10^9/L）

白细胞减少症（WBC<4×10^9/L）

WBC>10%幼稚细胞

血浆CRP超过高于正常值两个标准差

血浆PCT高于正常值两个以上的标准差

血流动力学指标

低血压（成人SBP<90mmHg，MAP<70mmHg，或SBP下降>40mmHg或低于同龄正常水平两个标准差）

脏器功能衰竭指标

动脉低氧血症（PaO$_2$/FiO$_2$<300）

急性少尿[尽管有足够的液体复苏，尿量<0.5ml/（kg·h），至少2小时]

Scr升高>0.5mg/dl或44.2μmol/L

凝血功能异常（INR>1.5或APTT>60s）

肠梗阻（肠鸣音缺乏）

血小板减少（PLT<10×10^9/L）

高胆红素血症（TB>4mg/dl或70μmol/L）

组织灌注指标

高乳酸血症（>1mmol/L）

毛细血管再充盈量减少或花斑纹

思路3：休克不一定表现为低血压，休克早期（代偿期）血压可能表现为正常甚至血压偏高，只要存在组织低灌注和组织细胞缺氧，即为休克。

知识点

休克的本质特征

1．休克是全身有效循环血量明显下降，引起组织器官灌注量急剧减少，导致组织细胞缺氧及器官功能障碍的临床病理生理过程。

2．有效循环血量明显降低和器官组织低灌注是休克的血流动力学特征。

3．组织细胞缺氧是休克的本质。

【问题2】 为进一步明确诊断，需要进行哪些检查和监测？

①确感染源；②监测休克的组织灌注；③器官功能的监测。

思路1：脓毒症应尽快明确感染源，包括感染部位和具体的病原菌。血常规、PCT、CRP等可进一步明确是否存在脓毒症；感染部位的寻找可行X线、B超、CT扫描等影像学检查，如均未发现明确的感染灶，则应注意肠源性感染的可能；病原学检查如血培养、痰培养、尿培养、各种穿刺引流液的涂片和培养有助于鉴定病原微生物的种类及药物的敏感度，有些特殊部位的组织可行组织病理检查，以明确病原学的种类。

知识点

脓毒症病原学诊断

1．抗生素治疗前应首先进行及时、正确的微生物培养。

2．怀疑血行感染时，至少留取两次血培养（中心静脉血＋外周血培养，或者两个不同部位的外周血培养）。

3．1，3-β-D-葡聚糖的测定，甘露聚糖和抗-甘露聚糖抗体测定，可用于侵袭性真菌感染的鉴别诊断。

4．迅速采用诊断性检查，明确感染灶。

5．应注意肠源性感染的可能。

思路2：脓毒症存在休克时则应当密切监测组织灌注情况。血流动力学及组织氧代谢监测手段有多种，如Swan-Ganz导管、PiCCO导管、唯捷流、食管超声等，应根据科室的条件和特点选用。单个监测指标均有一定缺陷，应联合多个指标进行综合判断；功能性血流动力学指标有助于血流动力学状态的判断。

留置PiCCO导管（视频）

思路3：脓毒症患者往往容易并发脓毒症休克，最终导致多器官功能不全。器官功能的监测非常重要，尤其是心、肝、肺、肾、凝血等器官功能。早期积极的器官功能支持，可预防MODS的发生。

知识点

休克治疗基本原则

1．尽早去除休克的病因。

2．尽快恢复有效循环血量，纠正微循环障碍，纠正组织缺氧。

3．防止MODS的发生。

【问题3】 需要紧急进行的治疗措施有哪些？

1．原发感染灶的控制与清除。

2．积极的抗感染治疗。

3．休克的液体复苏，改善组织灌注。

4．器官功能的支持治疗。

思路1：脓毒症病灶的清除是治疗的关键，能够微创引流的则应尽早在超声介入引导下引流病灶，若无法通过微创技术清除则应手术探查清除感染灶。

知识点

控制感染源

1．诊断特定解剖部位的感染，要求在感染源出现后尽可能迅速作出诊断或排除，且尽可能在确诊后12小时内对感染灶进行干预，控制感染。

2．当胰周坏死感染被确定为潜在的感染灶时，最好延迟到失活组织充分包裹后再实施干预。

3．当严重感染患者的感染灶需要控制时，应采用对生理损害最小的有效干预措施（例如，经皮而不是手术引流脓肿）。

4．如果血管内导管是严重脓毒症或脓毒症休克的可能来源，应在其他的血管通路建立后及时拔除。

思路2：抗感染治疗前应积极留取标本进行病原微生物培养，药敏结果出来之前根据患者特点及当地流行病学采用广谱抗生素覆盖，之后再根据药敏结果调整抗生素进行降阶梯治疗。

知识点

脓毒症抗生素治疗原则

1．应尽早开始抗生素治疗，诊断脓毒症后1小时以内，立即给予静脉抗生素治疗。

2．抗生素使用前尽可能留取血培养。

3．早期经验性抗感染治疗应根据当地医院微生物流行病学资料，采用覆盖可能致病微生物的广谱抗生素，尽量选用对感染组织具有良好组织穿透力的抗生素。

4．每天评估抗菌药物治疗方案，尽早降阶梯治疗。

5．经验性的联合用药不应该超过3～5天，应用抗生素48～72小时后，根据微生物培养结果和临床反应评估疗效，选用针对性的窄谱抗生素。

6．临床判断症状由非感染因素所致，应停用抗生素。

手术及术后情况

经过积极保守治疗，患者症状未见明显改善，腹膜炎体征进行性加重，外科予以急诊剖腹探查，术中发现患者腹腔有大约500ml粪水样液体，右半结肠可见一大小约2cm的穿孔，行瘘口一期吻合修补术。术后转入ICU。

转入ICU时，患者心率125次/min，血压118/58mmHg，SpO_2 98%；术后5小时腹腔引流400ml，补液1 000ml，尿量30～50ml/h；血常规WBC 19×10^9/L，Hb 98g/L，PLT 102×10^9/L，中性粒细胞百分比92%；血气分析pH 7.42，PaO_2 76mmHg，$PaCO_2$ 40mmHg，SpO_2 98%；Lac 5.2mmol/L。

【问题】　患者术后的血容量状态如何？如何处理？

患者目前的循环状态仍然处于脓毒症休克，有效血容量不足，组织低灌注状态。应当继续进行液体复苏，补充有效血容量，改善微循环和组织灌注；进行积极的抗感染治疗。

思路1：脓毒症休克通常不会伴有体液的大量丢失，即使补充的液体量已经超过机体的丢失量，但由于机体的全身炎症反应，毛细血管处于扩张和渗漏状态，保留在血管中有效血容量相对不足，组织处于灌注不足，即处于休克状态。

知识点

休克的分类及特征

1. 低容量休克　体液的大量丢失,有效血容量的绝对不足,血流动力学特征是"低排高阻"。
2. 分布性休克　体液在机体的重分布,血管中的有效血容量转移至第三间隙中造成有效血容量的绝对/相对不足,血流动力学特征是"高排低阻"。临床主要见于感染性休克、过敏性休克以及神经源性休克。
3. 心源性休克　由于心脏泵功能降低、心排出量下降导致的休克,病因包括心肌梗死、严重心律失常等,血流动力学特征是"低排高阻"。
4. 梗阻性休克　由于心脏流出道梗阻,心排出量下降导致的休克,病因包括肺栓塞、心包积液、心脏压塞等,血流动力学特征是"低排高阻"。

思路 2:液体复苏的目的是补充有效血容量,增加心排出量,从而改善组织灌注。在进行液体复苏时不仅仅关注输注液体的总量,更应关注输入的液体停留在血管中的量。由于渗漏至第三间隙中的液体无法具体估计和计算,因此不能通过公式计算输液量,应该在有效监测下进行液体复苏。

知识点

早期目标导向治疗(EGDT)

1. CVP 8～12mmHg。
2. MAP≥65mmHg。
3. 尿量 >0.5ml/(kg·h)。
4. $ScvO_2$>70% 或 SvO_2>65%。

思路 3:液体复苏时液体的种类选择,应用晶体液还是胶体液对机体更有利尚存在争议。晶体液和胶体液均可用于感染性休克液体复苏,且预后无明显差异。通常来说,要达到相同的目标,晶体液的用量要多于胶体液。而人工胶体液有潜在引起肾损伤及影响凝血功能的风险。

病情变化

经过早期积极的手术治疗和术后液体复苏、抗感染治疗,患者病情逐渐改善,体温逐渐恢复正常,顺利转出 ICU。

术后第 6 天,患者突发右下腹痛加剧,体温升高,最高体温 39℃,心率 130 次/min,血压逐渐下降,最低至 80/50mmHg,给予快速补液、多巴胺升压,血压能够维持 100/60mmHg,呼吸急促,面罩高流量吸氧(10L/min),SpO_2 92%～95%。术后第 7 天,患者呼吸困难加重,SpO_2 继续降低,气管插管后再次转入 ICU 治疗。

转入 ICU 时,患者处于镇静状态,气管插管呼吸机辅助呼吸,呼吸机模式 SIMV+PSV,PS $15cmH_2O$,PEEP $7cmH_2O$,FiO_2 60%。心率 135 次/min,循环经用去甲肾上腺素 0.8μg/(kg·min)血压维持在(100～110)/60mmHg,CVP $3cmH_2O$,尿量减少(10～20ml/h)。

查体:心律齐,心脏未闻及心脏杂音;呼吸音粗,两肺底可闻及少许湿啰音;腹部膨隆,腹肌紧张,腹腔压力 12mmHg,右下腹压痛和反跳痛明显,肠鸣音消失。

血常规:WBC $23×10^9$/L,Hb 168g/L,HCT 50%,PLT $80×10^9$/L,中性粒细胞百分比 93%。

血清学:PCT 12.5pg/ml。

血气分析:pH 7.31,PaO_2 66mmHg,$PaCO_2$ 40mmHg,Lac 6.7mmol/L。

生化检查:Na^+ 138mmol/L,K^+ 4.7mmol/L,Ca^{2+} 2.1mmol/L,Scr 146μmol/L,血糖 18.6mmol/L。

【问题1】 患者转入 ICU 的诊断是什么？

患者诊断：腹腔感染；严重脓毒症；脓毒症休克；MODS，ARDS，AKI。

思路1：脓毒症合并组织灌注不足或器官功能不全，即为严重脓毒症。

知识点

严重脓毒症诊断标准

感染引起的低血压。

乳酸超过实验室正常上限。

尽管有足够的液体复苏，尿量 <0.5ml/(kg·h)，超过 2 小时。

无感染性肺炎，急性肺损伤 $PaO_2/FiO_2<250$。

有感染性肺炎，急性肺损伤 $PaO_2/FiO_2<200$。

$Scr>2.0mg/dl$（176.8μmol/L）。

总胆红素 >2mg/dl（34.2μmol/L）。

$PLT<10\times10^9/L$。

凝血功能障碍（INR>1.5）。

思路2：脓毒症休克严重程度及休克复苏目标的监测应采用多指标相结合。

知识点

休克的监测指标

1. 传统指标 意识状态、肢体温度和色泽、血压、心率、尿量。

2. 血流动力学指标 有创血压、中心静脉压（CVP）、心排血量（CO）、体循环阻力（SVR）、肺动脉压（PAP）、肺动脉楔压（PAWP）以及全心舒张末期容积（GEDV）、胸腔内血容量（ITBV）。

3. 功能性血流动力学指标 每搏量变异度（SVV）、脉搏压变异度（PPV）、被动抬腿试验（PLRT）。

4. 全身组织灌注指标和局部组织灌注指标 全身灌注指标（血乳酸、碱缺失）以及局部组织灌注指标（胃黏膜 pH、胃肠黏膜 $PaCO_2$）均可以反映组织灌注情况。

5. 全身氧代谢指标 氧输送（DO_2）、氧消耗（VO_2）、血氧饱和度（SpO_2）、混合静脉血氧饱和度（SvO_2）或中心静脉血氧饱和度（$ScvO_2$）。

6. 床旁直视微循环监测 正交极化光谱（orthogonal polarization spectral，OPS）和暗视野侧流成像（sidestream dark-field imaging，SDF）可以在床边非常直观地观察患者微循环状态。

测定肺动脉楔压（视频）

思路3：脓毒症休克复苏的时限与预后密切相关，早期达到复苏目标的患者预后较好。2008 年 SSC 指南首次提出 sepsis bundle，分为 6 小时 bundle 和 24 小时 bundle。休克复苏时前 6 小时被称为"gold hours"，第一个 24 小时被称为"silver day"。2012 年 SSC 再次完善修改 sepsis bundle，将 bundle 时间进一步缩短，分为 3 小时 bundle 和 6 小时 bundle。因此，休克复苏应尽可能早达到复苏目标。

知识点

感染性休克复苏 bundle（2008 SSC）

6 小时 bundle

1. 血乳酸水平测定。

2. 抗生素使用前留取病原学标本。

3. 急诊在 3 小时内、ICU 在 1 小时内开始使用广谱抗生素治疗。

4．如有低血压或者血乳酸 >4mmol/L，立即给予液体复苏（20ml/kg），如低血压不能纠正则加用血管活性药，维持平均动脉压≥65mmHg。

5．持续低血压或血乳酸 >4mmol/L，液体复苏使 CVP≥8mmHg，ScvO$_2$≥70%。

24 小时 bundle

1．积极血糖控制。

2．糖皮质激素应用。

3．机械通气患者平台压 <30cmH$_2$O。

4．有条件的单位可以使用活化蛋白 C。

知识点

感染性休克复苏 bundle（2012 SSC）

3 小时 bundle

1．测量乳酸水平。

2．抗生素使用前留取血培养。

3．给予广谱抗生素。

4．低血压或乳酸≥4mmol/L 的予 30ml/kg 晶体液。

6 小时 bundle

1．应用升压药（初始液体复苏不能纠正的低血压）维持 MAP≥65mmHg。

2．容量复苏后持续存在低血压感染性休克）或初始乳酸 4mmol/L（36mg/dl），测量 CVP 和 ScvO$_2$。

3．初始乳酸升高患者，需再次测量乳酸。

【问题2】　引起病情变化最可能的原因是什么？

患者可能出现吻合口瘘。

思路1： 消化道吻合术后第 5～7 天是吻合口瘘的高峰期，在病情好转期突然出现脓毒症休克，应警惕吻合口瘘的发生。

思路2： 为明确诊断，还需要进一步检查，如服用亚甲蓝观察引流液的颜色、腹部 CT 检查、消化道造影等

【问题3】　患者高血糖如何管理？

思路1： 脓毒症早期机体处于严重应激状态，血糖升高，导致应激性高血糖。

思路2： 血糖升高对机体影响很大，可以引起免疫力降低，感染难以控制，应该积极控制。

知识点

脓毒症血糖控制

1．ICU 患者连续 2 次测得血糖水平 >180mg/dl，则开始胰岛素治疗并启动血糖管理标准流程。此标准流程的控制目标是血糖≤180mg/dl。

2．每 1～2 小时监测一次血糖值，直到血糖值和胰岛素输注率稳定，然后每 4 小时监测一次。

3．应谨慎判别床旁及时检验（point-of-caretesting POCT）的毛细血管血糖水平，因为这样的检测可能无法准确估计动脉血液或血浆葡萄糖值。

【问题4】　患者出现休克，血管活性药物如何选择？

思路1： 感染性休克由于体液重新分布，血管内液体渗漏到第三间隙，血管内血容量相对不足，首先给予液体复苏，补充血管中的血容量。

思路2： 由于脓毒症血管张力下降，处于扩张状态，当液体复苏达到 CVP≥8mmHg，血压仍然不能纠正时则需要加用血管活性药改善血管张力，维持 MAP≥65mmHg。

知识点

脓毒症休克血管活性药使用原则

1．升压药治疗初始目标值为 MAP 65mmHg。

2．去甲肾上腺素应作为血管活性药物的首选。

3．当需要增加药物以维持足够血压时，可予肾上腺素（添加或替换去甲肾上腺素）。

4．0.03U/min 的血管加压素可以添加到去甲肾上腺素（NE）中，用以提高 MAP 或降低 NE 的剂量。

5．低剂量血管加压素，不推荐作为治疗脓毒症相关的低血压的首选血管活性药物，血管加压素剂量高于 0.03～0.04U/min 应谨慎用于抢救治疗（当其他升压药物未能获得足够的 MAP 时）。

6．多巴胺只有在特殊情况下作为去甲肾上腺素替代升压药物（如低快速心律失常风险和绝对或相对性心动过缓的患者）。

7．不推荐在治疗脓毒症休克时使用去氧肾上腺素，但除外下列情况：①去甲肾上腺素合并严重心律失常；②持续低血压但合并高心排血量；③抢救治疗时，联用正性肌力药/升压药和低剂量血管加压素都未能达到 MAP 目标值。

8．低剂量多巴胺不应该被用于肾功能保护。

入 ICU 后第 72 小时

患者经过积极的液体复苏，48 小时液体正平衡约 8 000ml，血管活性药物去甲肾上腺素逐步降至 0.2μg/（kg·min），CVP 升至 8mmHg，球结膜水肿明显，双肺呼吸音弱，腹部膨隆更加明显，腹围较前明显增加，腹压（膀胱压）升至 23mmHg，尿量先增加至 80～100ml/h 后再次减少至 10ml/h，呼吸机支持条件 PS 逐步增加至 16cmH$_2$O，PEEP 增加至 12cmH$_2$O，氧合指数 150 左右。

【问题】　患者出现了什么新的病理改变？如何诊断、监测和治疗？

患者出现了腹腔间隔综合征（abdominal compartment syndrome，ACS）。

思路 1：ACS 为病理状态下腹腔内压持续 >20mmHg，伴或不伴腹腔灌注压 <60mmHg，同时出现单个或多个新的器官系统衰竭。根据世界腹腔高压综合征协会（WSACS）可分为四级：Ⅰ级，12～15mmHg；Ⅱ级，16～20mmHg；Ⅲ级，21～25mmHg；Ⅳ级，>25mmHg。

思路 2：ACS 治疗包括非手术治疗和手术治疗。

1．非手术治疗

（1）改善腹壁的顺应性

1）镇静、镇痛。

2）神经肌肉阻断剂（肌松剂）。

3）避免床头抬高 >30°。

（2）减少胃肠内容物

1）胃肠减压。

2）灌肠、导泻、肛管减压。

3）促进胃肠蠕动（多潘立酮、枸橼酸莫沙必利等）。

（3）减少腹腔液体积聚。

1）穿刺抽腹水。

2）经皮穿刺引流。

（4）优化组织灌注和液体复苏。

（5）器官功能支持

1）维持腹腔灌注压 >60mmHg，必要时加用升压药。

2）优化机械通气参数，维持氧合。

腹腔穿刺术
（视频）

3）CRRT：清除炎症因子和过多的组织间隙水分。

（6）其他治疗措施

1）芒硝腹部外敷。

2）针灸理疗。

2. 手术治疗　手术开腹减压手术指征：

（1）腹内压（IAP）>25mmHg 伴有 ACS。

（2）非手术治疗无效。

（3）腹膜后出血伴有 ACS。

入 ICU 第 5 天

患者经过积极的液体复苏，循环系统已经较前稳定，血管活性药物去甲肾上腺素逐步降至 $0.2\mu g/$ （kg·min），血压维持在 $130\sim150/80mmHg$，乳酸已降至 $1.2mmol/L$，但患者出现了全身水肿，ACS。胸部 X 线片提示心影明显增大，肺门明显增粗，双肺渗出明显增加。氧合指数进行性下降，呼吸机支持条件 PS 维持在 $16cmH_2O$，PEEP 维持在 $12cmH_2O$。血常规：WBC $16\times10^9/L$，Hb $128g/L$，HCT 34%，PLT $125\times10^9/L$，中性粒细胞百分比 88%；PCT $4.5pg/ml$。

【问题1】 这时液体管理应该注意什么？

思路1：经过早期的液体复苏，由于毛细血管渗漏，大量的液体进入第三间隙，患者出现了全身的水肿（心、肺、肾脏、肝脏、胃肠道），肺部渗出明显增加，氧合指数维持在 150 左右，胃肠道出现 ACS。

思路2：随着患者循环趋于稳定，血管活性药逐渐减量，乳酸恢复正常，各项感染指标进行性下降，表明患者目前感染情况逐渐得到控制。此时，应特别注意，第三间隙液体开始回吸收，并且随着感染的进一步好转，第三间隙液体回吸收的速度增快。

【问题2】 我们应该采取的临床措施有哪些？

思路1：随着脓毒症逐渐控制，循环逐渐趋于稳定，后期应注意限制性液体复苏，根据血流动力学监测结果，力争减少每天的液体入量。

思路2：随着第三间隙液体回吸收，应注意利尿的处理，加强液体负平衡，防止液体回吸收导致的心功能不全。

入 ICU 第 10 天

经过 ICU 积极的综合抢救治疗以后（多次超声引导下穿刺引流，积极抗感染，免疫调理、CRRT、营养支持等），患者病情逐渐恢复，各项感染指标均降至正常，腹胀明显改善，腹腔压力下降至 9mmHg，尿量恢复 $1\,500\sim2\,000ml/d$，治疗第 9 天顺利脱离呼吸机。第 10 天患者出现右下肢水肿，左右下肢直径大小不等，左下肢腿围 41cm，右下肢腿围 50cm，B 超提示右股深静脉血流信号消失。

【问题】 患者右下肢水肿，最可能的原因是什么？

最可能的原因是深静脉血栓形成（DVT）。

思路1：DVT 是重症患者常见的并发症之一，其形成原因主要是血液淤滞、血液高凝、血管壁损伤。ICU 患者 DVT 发生的危险因素包括：高龄、既往 DVT 病史或 DVT 家族史、恶性肿瘤、严重创伤、脓毒症、急性生理和慢性健康评分 -Ⅱ（APACHE-Ⅱ）>12 分、手术（尤其急诊手术）、转入 ICU 前住院时间长、制动、机械通气、留置中心静脉（尤其股静脉）导管、血液净化治疗、使用肌松药和镇静药物、应用缩血管药物、输注血小板和血栓预防失败。近期研究发现高龄（年龄 >75 岁）患者 DVT 的发生率较其他年龄组增加 1 倍，而既往曾有 DVT 病史的患者，DVT 发生率可增加 4.61 倍。另有研究显示成年 ICU 患者股静脉置管后穿刺部位同侧发生髂股静脉 DVT 的风险增加 6 倍。

思路2：DVT 的临床特征。

一般来讲，不同患者 DVT 的临床症状与体征差异很大，主要受血栓形成的深静脉部位、发生速度、阻塞程度、侧支循环建立、血管壁或血管周围组织炎症等因素影响。DVT 的常见临床表现有患肢疼痛和压痛、肿胀、静脉曲张、皮下静脉凸出、患肢轻度发绀,可伴有低热(一般 <38.5℃)。上肢 DVT 可导致上腔静脉综合征,并可使肢体长期伤残。中心静脉导管相关性血栓形成不易引起血管腔完全阻塞,因而患肢肿胀并不明显,可引起感染性血栓性静脉炎、中心静脉通路破坏及病变部位的血液外渗。DVT 常见的并发症是肺栓塞,重者可以导致死亡。

思路 3:DVT 的辅助诊断方法如下。①血管 B 超;②放射性核素血管扫描检查;③螺旋增强 CT;④静脉造影。

思路 4:DVT 的诊断流程如图 1-8-1。

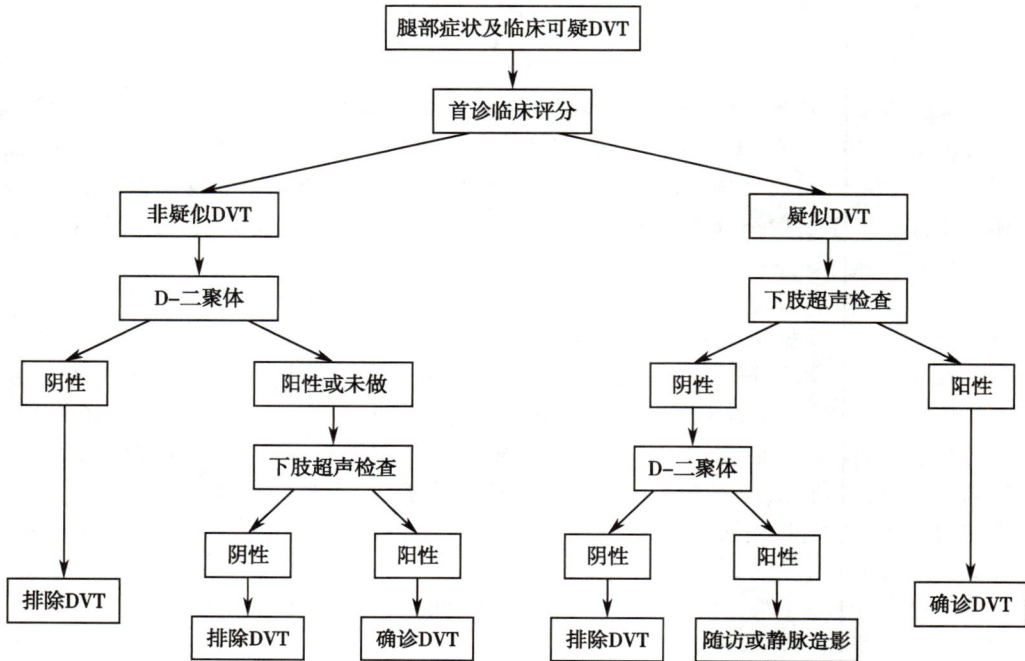

图 1-8-1 DVT 的诊断流程

思路 5:DVT 重在预防,DVT 的预防包括药物预防和非药物预防。

知识点

深静脉血栓的预防

1. 严重脓毒症患者应接受针对静脉血栓栓塞的药物预防治疗。每日皮下注射低分子肝素。如果肌酐清除率 <30ml/min,使用达肝素或另外的具有低肾脏代谢的低分子肝素或普通肝素。

2. 严重脓毒症患者在药物治疗时应尽可能联合和间歇性加压充气装置。

3. 脓毒症患者有使用肝素禁忌(例如血小板减少、严重的凝血功能障碍、活动性出血、近期脑出血)未接受药物预防治疗,应接受机械预防性治疗,如抗栓袜或间歇性加压设备,除非有禁忌证。当风险降低,开始药物预防治疗。

(管向东)

参 考 文 献

[1] DELLINGER RP, LEVY MM, RHODES A, et al. Surviving sepsis campaign: International guidelines for management of severe sepsis and septic shock. Crit Care Med, 2013, 41(2): 580-637.

[2] DELLINGER RP, LEVY MM, CARLET JM, et al. Surviving sepsis campaign: International guidelines for management

of severe sepsis and septic shock. Crit Care Med，2008，36（1）：296-327.

[3] AN G，WEST MA. Abdominal compartment syndrome：A concise clinical review. Crit Care Med，2008，36（4）：1304-1310.

[4] GALLAGHER JJ. Intra-abdominal hypertension：Detecting and managing a lethal complication of critical illness. AACN Adv Crit Care，2010，21（2）：205-219.

[5] MAERZ L，KAPLAN LJ. Abdominal compartment syndrome. Crit Care Med，2008，36（4）：212-215.

[6] 邱海波. ICU 主治医师手册. 南京：江苏科学技术出版社，2007.

[7] 中华医学会重症医学分会. ICU 病人深静脉血栓形成预防指南. 中华实用外科杂志，2009，29（10）：793-797.

第二篇
各　论

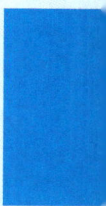

第九章 重症心脏

急性冠状动脉综合征（acute coronary syndrome，ACS）和急性心脏压塞是 ICU 常见的重症心脏疾病。急性冠状动脉综合征是以冠状动脉硬化斑块破溃，继发完全或不完全闭塞性血栓形成为病理基础的一组临床综合征。根据心电图有无 ST 段持续性抬高，分为 ST 段抬高和非 ST 段抬高两大类。早期正确的诊断流程和规范处理影响患者的结局。ST 段抬高的心肌梗死需要尽早再灌注治疗，早期识别和积极处理 ACS 并发症明显影响患者预后。急性心脏压塞常是心脏创伤、心包内大血管损伤或心包损伤引起的并发症，病情凶险，早期识别，及时、迅速和有效的处理常可挽救患者的生命。

第一节　急性冠状动脉综合征

病例摘要

患者男，73 岁。以"心前区闷痛 3 小时，晕厥 1 次"来院急诊。3 小时前突发心前区闷痛，随之意识丧失，呼之不应，面色苍白，全身冷汗，无口吐白沫，无四肢抽搐及大小便失禁。持续约 5 分钟后自行清醒，但觉头晕，心前区闷痛，并发展为压榨样，含服硝酸甘油片不能明显缓解。既往有"高血压病""冠心病""脑梗死""糖尿病"史。吸烟、饮酒 30 年。查体：体温 36℃，脉搏 59 次/min，呼吸 24 次/min，血压 150/95mmHg。平卧位，神志清楚，面色苍白。颈静脉无怒张。叩诊心浊音界稍向左下扩大，心率 59 次/min，心律齐，各瓣膜区未闻及病理性杂音。两肺呼吸音粗，双下肺底可闻及少量细湿啰音。腹无异常体征。左侧肢体肌力 Ⅴ级，右侧 Ⅳ级，病理征未引出。因晕厥行颅脑 CT 检查，途中患者胸闷加重，呕吐 1 次，出现气急，随之神志淡漠。血压 85/45mmHg，监护示窦性心律，心室率 36 次/min，SpO_2 70%。予紧急气管插管，人工皮囊加压通气，静脉滴注异丙肾上腺素。转入 ICU。

入 ICU 时的情况

患者神志清楚，体温 37.1℃，心率 60 次/min，血压 94/55mmHg（小剂量去甲肾上腺素使用），气管插管，呼吸机应用，AC 模式，PEEP 3cmH_2O，吸氧浓度（FiO_2 50%），SpO_2 100%。血常规示 WBC $11.5×10^9/L$，中性粒细胞百分比 61%。心肌标志物示磷酸肌酸激酶（CK）194.3U/L，CK-MB 26U/L，乳酸脱氢酶（LDH）148U/L，肌钙蛋白（cTnI）0.1ng/ml。床边胸部 X 线片示双肺纹理稍增多，主动脉增宽，心影增大。心电图示窦性心律，心率 59 次/min；Ⅱ、Ⅲ、aVF 导联 ST 段弓背向上抬高 0.25～0.3mV；右胸 V_{3R}、V_{4R} 导联 ST 段抬高 0.2mV；V_4～V_6 导联 ST 段压低 0.2mV。

【问题 1】 根据患者情况，目前可能的诊断是什么？

根据患者病史、发病经过和辅助检查结果，尤其清醒后持续心前区闷痛进展为压榨样 3 小时，休息及含服硝酸甘油片胸痛不能缓解，有冠心病、高血压病、脑梗死、糖尿病史。心电图有 ST 段改变，但 CK-MB、cTnI 升高不明显，应高度怀疑急性冠状动脉综合征并严重心律失常。应进一步评估病情并监测心电图及心肌损伤标志物的动态变化，以明确心肌梗死的诊断。

思路 1：老年男性，患多种慢性疾病，急性发病后出现危及生命的情况，紧急处理后转入 ICU。在维持生命体征的同时,应评估病情。是什么病因造成危及生命的情况?该患者具有冠心病的高危因素,为 ACS 好发人群,应首先考虑。

思路 2: 对于胸痛应予以足够重视,因为胸痛是诊断 ACS 最重要的临床预警指标,是 ACS 最常见也是最重要的临床表现。尤其应重视不典型性胸痛。

知识点

病史询问的重点

1. 重视病史询问在拟诊 ACS 并除外其他胸痛疾病方面有重要意义。
2. 注意既往诊断与治疗情况,尤其冠心病病史。
3. 如有气促、心悸和咯粉红色泡沫样痰,需注意有无急性左心功能不全。
4. 如有大汗、头晕、晕厥、气促与尿少,需注意有无心源性休克及心律失常。

知识点

重视胸痛的不典型性

1. 典型缺血性胸痛 为心前区或胸骨后压榨样疼痛或窒息样感觉,也可为闷痛、心前区烧灼感。常在劳累或情绪激动后发作,也有静息状态下发作者。
2. 不典型性胸痛 多见于老年、糖尿病或女性患者。其首发症状可能仅仅是胸闷,针刺样疼痛,无明显的放射痛。也可能表现为上腹部疼痛、胸部刺痛,或逐渐加重的呼吸困难。

思路 3: ACS 这组病症是一个连续体,彼此之间存在交叉也存在着差别。

知识点

急性冠状动脉综合征的分类

根据心电图有无 ST 段持续性抬高,分为 ST 段抬高和非 ST 段抬高两大类。前者主要为 ST 段抬高心肌梗死(ST-segment elevation myocardial infarction,STEMI),其大多数为 Q 波型心肌梗死,少数为非 Q 波型心肌梗死;后者包括不稳定型心绞痛(unstable angina,UA)和非 ST 段抬高心肌梗死(non ST-segment elevation myocardial infarction,NSTEMI),其大多数为非 Q 波型心肌梗死,少数为 Q 波型心肌梗死(图 2-9-1)。

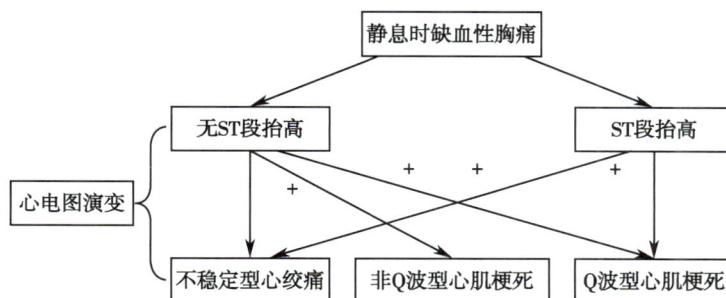

图 2-9-1 急性冠状动脉综合征分类
"+"血清心肌标志物阳性。

思路 4: 早期诊断和治疗 ACS 与预后密切相关，是提高成功率的关键。应引起临床医师的高度重视。

知识点

Q 波心肌梗死与非 Q 波心肌梗死的临床特点

1. 临床上 STEMI 较易确诊，而非 ST 段抬高者临床漏诊率较高，诊断后需进一步明确是 UA 还是 NSTMI。

2. STEMI 极易演变为 Q 波心肌梗死，大多需要立即进行再灌注治疗。

3. UA 或 NSTMI 患者时刻面临着 STEMI 和心脏性猝死的危险，通称为非 ST 抬高的 ACS。正确的治疗能减少最初的心肌缺血和随后的心脏事件。此类患者需及时抗栓治疗稳定病情，同时进行危险分层，确定理想的治疗策略。

知识点

Q 波心肌梗死与非 Q 波心肌梗死的病理生理特点

1. 斑块破裂—血小板激活—白血栓形成—不完全堵塞管腔—非 ST 段抬高的 ACS—不稳定型心绞痛和非 Q 波型心肌梗死。

2. 斑块破裂—血小板激活—纤维蛋白激活—红血栓形成—完全堵塞管腔—ST 段抬高的 ACS—Q 波型心肌梗死。

【问题 2】 入 ICU 后,如何尽快明确 ACS 的诊断?

思路 1: 对于疑诊 ACS 患者，心电图检查具有重要的诊断价值。心电图结合心肌损伤标志物监测，可以明确 ACS 诊断。

知识点

ACS 的诊断

1. 确定是否为 ACS（STEMI、NSTEMI 或 UA）
(1) 胸痛病史：胸痛特征和冠心病危险因素。
(2) 体征：注意左心功能不全、严重心律失常与休克体征。
(3) 辅助检查：心电图改变、心脏损伤标记物与冠状动脉造影。
2. 诊断为 ACS 后应进行危险性分层，尤其是 NSTMI 患者。

思路 2: 心电图的动态演变是诊断 ACS、区分 ACS 不同类型的关键。

知识点

心电图诊断与动态观察

1. 就诊 10 分钟内应行 18 导联心电图。
2. ST 段移位、T 波改变及 Q 波出现是 ACS 最可靠的心电图标志。
3. 应动态观察心电图的变化，注意与既往心电图的比较，症状或胸痛发作前、中、后的心电图比较。
4. 如果首份心电图没有诊断意义，患者仍然有症状并且高度怀疑 ACS，应当每 15~30 分钟复查心电图 1 次。

思路3：检测心肌损伤标志物主要用于心肌缺血坏死的诊断及预后的判断。

> **知识点**
>
> ### 动态监测心肌损伤标志物（表2-9-1）
>
> 1．目前常用的心肌损伤标志物有 CK 及 CK-MB、肌红蛋白（myoglobin）和 cTnI 或 cTnT。
>
> 2．在胸痛发作 3 小时内若 CK-MB 检测值升高，对判断心肌坏死的敏感性和特异性大于 90%。NSTEMI 伴有 CK-MB 升高的患者，25% 将演变为 Q 波心肌梗死（MI），其余 75% 演变为非 Q 波 MI。注意应联合其他标志物或结合临床综合考虑。
>
> 3．cTnT 和 cTnI 心脏特异性、敏感性高。若 6 小时以内测定结果为阴性，应在症状发作后 8～12 小时再次检测。cTnT 和 cTnI 对 ACS 患者的预后评估具有重要意义，其定量测定结果与 ACS 患者的死亡危险呈线形相关。
>
> **表2-9-1 血清心肌标志物及检测时间**
>
> | 项目 | 肌红蛋白 | cTnI | cTnT | CK | CK-MB | AST |
> |---|---|---|---|---|---|---|
> | 出现时间 /h | 1～2 | 2～4 | 2～4 | 6 | 3～4 | 6～12 |
> | 100% 敏感时间 /h | 4～8 | 8～12 | 8～12 | — | 8～12 | — |
> | 峰值时间 /h | 4～8 | 10～24 | 10～24 | 24 | 16～24 | 24～48 |
> | 持续时间 /d | 0.5～1 | 5～10 | 5～14 | 3～4 | 3～4 | 3～6 |

思路4：对心电图正常或呈非特征性心电图改变的患者，应继续对病情进行评价和治疗，持续进行床旁监测，包括心电监护、血清心肌损伤标志物及二维超声心动图等。评估有无缺血或梗死证据。

【**问题3**】 患者入 ICU 后，应进行哪些紧急处置？

思路1：入 ICU 后首先应积极稳定生命体征，积极治疗原发病，防治各种并发症，改善组织灌注和氧合。同时让家属了解病情，取得家属的了解和配合。

1．呼吸支持 保持气道通畅，机械通气，保证氧供。

2．适当镇痛镇静。

3．持续监测生命体征，监测心律失常。

4．监测血流动力学变化。

5．监测心肌酶及心电图的动态变化。

中心静脉穿刺置
管术（视频）

6．建立静脉通道，保持给药途径畅通。

7．给予硝酸酯类、抗凝、抗血小板、他汀类等药物治疗。立即嚼服阿司匹林 300mg，氯吡格雷 300mg。第二天起口服阿司匹林 100mg/d，氯吡格雷 75mg/d。

8．及时处理各种并发症，考虑临时心脏起搏。

9．请心内科会诊，立即评估是否需要进行血管再通。

10．与家属进行病情沟通。

> **知识点**
>
> ### 重症 ACS 特别注意
>
> 稳定生命体征的行动应该在对原发病进行精确诊断之前就开始。

思路2：对于 ACS 患者，应积极避免加重心肌氧耗的各种因素，增加氧供，以预防 ACS 患者梗死范围的扩大和并发症的发生。

> **知识点**
>
> ### 避免加重心肌氧耗的各种因素,增加氧供
>
> 1. 卧床休息,避免用力大便,可使用缓泻剂。
> 2. 氧疗　给予鼻导管吸氧,发生呼吸衰竭者行有创或无创机械通气。
> 3. 缓解疼痛　①硝酸甘油/二硝酸异山梨醇;②吗啡。

【问题4】 ACS 患者入 ICU 后向家属交代病情时,应重点说明的情况有哪些?

1. 病情严重程度及可能存在的潜在风险,特别是患者出现 ACS 并发症可能性很大,如梗死加重或范围扩大,出现心律失常、急性心力衰竭、心源性休克、心搏骤停等,将会增加不良预后的风险。

2. 需要采取的相应治疗手段和有创操作,如溶栓治疗、冠状动脉介入治疗、心脏临时起搏、有创动脉置管、中心静脉置管、主动脉气囊反搏等必要的血流动力学监测与支持技术等。解释这些治疗手段和有创操作适应证与可能出现的并发症,取得了解和配合。

3. ICU 医护人员会通过严密的监测,及时治疗,尽可能避免 ACS 患者发生心律失常、急性心力衰竭等并发症。如果病情无法避免,也会尽早识别并给予治疗。

【问题5】 下壁心肌梗死常出现房室传导阻滞,甚至心源性脑缺血发作,需要紧急处理。考虑安装临时人工心脏起搏器的情况有哪些?

思路: 对心室率明显减慢的患者如无高血压可慎用异丙肾上腺素或阿托品治疗,但异丙肾上腺素可增加心肌耗氧量。药物无效、反复阿-斯综合征发作或药物发生明显副作用时可考虑安装临时人工心脏起搏器。

> **知识点**
>
> ### 心脏临时起搏适应证
>
> 急性心肌梗死伴三度房室传导阻滞或二度Ⅱ型房室传导阻滞,以及窦性停搏或窦房阻滞。

【问题6】 ACS 静脉溶栓的适应证有哪些? 禁忌证又有哪些? 溶栓前准备什么? 如何判断溶栓有效?

思路1: 静脉溶栓是 STEMI 有效的血管开通手段。但 UA/NSTEMI 时使用溶栓疗法不能明显获益,相反会增加心肌梗死的危险。因此不主张在 UA/NSTEMI 时使用溶栓疗法。

> **知识点**
>
> ### 静脉溶栓治疗的适应证
>
> 1. 两个或两个以上相邻导联 ST 段抬高(胸导联≥0.2mV,肢体导联≥0.1mV),或提示急性心肌梗死(AMI)病史伴左束支传导阻滞,起病时间 <12 小时,年龄 <75 岁(ACC/AHA 指南列为Ⅰ类适应证)。
>
> 2. ST 段抬高,年龄≥75 岁,慎重权衡利弊后仍可考虑溶栓治疗(ACC/AHA 指南列为Ⅱa 类适应证)。
>
> 3. ST 段抬高,发病时间 12~24 小时,溶栓治疗收益不大,但在有进行性缺血性胸痛和广泛 ST 段抬高并经过选择的患者,仍可考虑溶栓治疗(ACC/AHA 指南列为Ⅱb 类适应证)。
>
> 4. 高危心肌梗死,就诊时收缩压 >180mmHg 和/或舒张压 >110mmHg,这类患者颅内出血的危险性较大,应认真权衡溶栓治疗的益处与出血性卒中的危险性。
>
> 5. 虽有 ST 段抬高,但起病时间 >24 小时,缺血性胸痛已消失者或仅有 ST 段压低者不主张溶栓治疗(ACC/AHAⅢ类适应证)。

知识点

静脉溶栓治疗的禁忌证

1. 绝对禁忌证　出血性卒中病史,脑卒中或脑血管意外不足 1 年,对溶栓药物过敏,过去两周内手术或创伤,已知颅内肿瘤,怀疑主动脉夹层,活动性内出血(月经除外)。

2. 溶栓治疗的相对禁忌证　未经控制的严重高血压(>180/110mmHg),慢性严重高血压病史,脑血管意外或其他颅内病变超过 1 年,正在使用抗凝药物,近期创伤史(2~4 周),链激酶过敏或曾使用链激酶,活动性消化性溃疡,明显的肝脏功能异常,近期(2~4 周)内出血,出血倾向,无法压迫的动脉或中心静脉穿刺,妊娠。

思路 2:早期静脉应用溶栓药物能提高 STEMI 患者的生存率,尤其在患者症状出现后 1~2 小时开始用药,效果最为显著。

知识点

溶栓治疗步骤

1. 溶栓前检查血常规、血小板计数、出凝血时间及血型,配血备用。
2. 即刻口服阿司匹林 300mg,以后改 100mg/d,长期服用。
3. 进行溶栓治疗。

知识点

溶栓再通的间接判断指标

1. 心电图抬高的 ST 段于 2 小时内回降 >50%。
2. 胸痛于 2 小时内基本消失。
3. 2 小时内出现再灌注性心律失常。
4. 血清 CK-MB 峰值提前出现,在发病 14 小时内。

入 ICU 治疗 3 小时后的情况

患者入 ICU 进行机械通气、血流动力学支持等治疗,由于三度房室传导阻滞,安置了床边临时心脏起搏器。重组型组织纤维蛋白溶酶原激活剂(rt-PA)100mg,90 分钟静脉溶栓进行再灌注治疗,但 3 小时后仍胸痛,抬高的 ST 段未见回落。患者适当镇静,体温 37.5℃,血压 94/55mmHg(去甲肾上腺素使用),心率 63 次 /min,呼吸机 AC 模式,PEEP 3cmH$_2$O,FiO$_2$ 50%,SpO$_2$ 100%。四肢末梢温,3 小时液体入量为 1 500ml,尿量为 30ml/h。CVP 由 4mmHg 上升到 9mmHg。

生化检查:ALB 33g/L,Scr 48.6μmol/L,血糖 12.2mmol/L。

心肌标志物:CK 537U/L,CK-MB 96U/L,LDH 380U/L,cTnI 12.6ng/ml,脑钠肽(BNP)290pg/ml。

血气分析:pH 7.28,PaCO$_2$ 41mmHg,PaO$_2$ 78mmHg,BE −7.9mmol/L,Lac 4.2mmol/L。

心电图:窦性心律,P-P 规则,P-R 无固定关系,心室率 60 次 /min,心房率 128 次 /min;Ⅱ、Ⅲ、aVF 导联见病理性 Q 波,右胸导联 V$_{3R}$、V$_{4R}$ 也见病理性 Q 波,ST 段弓背向上抬高 0.25~0.4mV;V$_4$~V$_6$ ST 段压低 0.2mV;V$_7$、V$_8$、V$_9$ 导联无明显异常。

【问题 1】 患者是否可以诊断 ACS? 其严重程度如何?

通过患者临床表现结合心电图和血清心肌损伤标记物的动态监测,可确诊 ACS。诊断为急性下壁、右室心肌梗死合并三度房室传导阻滞,心源性休克为 ACS 危及生命的严重情况。

【问题 2】　确诊为 ACS 后,首先急需考虑的事情是什么?

思路:ACS 的处理原则如下。

1.ST 段抬高的 ACS 患者,应评估即刻再灌注治疗的可能性和必要性,并根据有关 AMI 的处理指南进行治疗。尽可能早期再灌注治疗,包括静脉溶栓治疗、PCI 或冠状动脉旁路手术(CABG)。

2.对于临床上血流动力学不稳定的 ACS 合并心源性休克患者和 / 或难以即刻启动心导管检查者,可考虑主动脉内反搏(IABP)治疗支持。

3.症状复发、心电图 ST 段压低(>0.05mV)和 / 或 T 波倒置(>0.2mV)、心肌标志物阳性的血流动力学稳定患者,按危险分层标准将患者分类并给予治疗。处理策略包括早期干预和早期保守两大类。高危者"预治疗"2~3天,给予抗缺血、抗血栓、调脂治疗,争取早期积极做 PCI,低危者转入普通病房治疗,稳定后出院,门诊随访。

知识点

ST 段抬高的 MI 干预对策

尽快、充分、持续地开通"罪犯血管"。
- 静脉溶栓
- 直接 PCI

知识点

非 ST 段抬高的 ACS 干预对策

抗栓不溶栓
- 抗血小板
- 抗凝血酶

【问题 3】　rt-PA 静脉溶栓无效,病情还不稳定,应进一步进行哪些处置?

1.继续监测并维持血流动力学稳定,积极纠正休克,纠正心力衰竭。

2.严密监测及治疗各种致命性心律失常,维持电生理稳定。

3.做好经皮冠状动脉成形术(PTCA)、主动脉内球囊反搏(IABP)等准备,包括转运、导管室准备。

4.告知家属病情的严重性与危险性,取得家属的同意、配合。

【问题 4】　急性下壁心肌梗死除出现房室传导阻滞外,还常会出现什么情况? 如何处理?

思路 1:急性下壁心肌梗死患者中,近一半存在右室梗死,右室梗死伴下壁梗死者死亡率可达 25%~34%。右室梗死和功能不全同样应积极考虑进行再灌注治疗。下壁心肌梗死出现低心排血量的临床表现时要想到右室可能受累。对下壁心肌梗死患者应常规进行心电图右胸导联 V_{3R}、V_{4R} 的检查。

知识点

下壁心肌梗死应注意有无右室受累

所有下壁梗死患者都要描记 V_{3R}、V_{4R} 导联心电图进行筛选,右胸导联 V_{3R}、V_{4R} 导联 ST 段的抬高是下壁心肌梗死患者右心室受累的一个单独的、最有力的证据,尤其 V_{4R} ST 段抬高 >0.1mV 是右心室梗死最特异的改变。

思路 2:下壁梗死时出现低血压、无肺部啰音,伴颈静脉充盈或 Kussmaul 征(吸气时颈静脉充盈)是右室梗死的典型三联征。但临床上患者常因血容量减低而缺乏颈静脉充盈体征,主要表现为低血压。

思路 3:右室梗死的治疗与以左心衰竭为主患者的治疗截然不同。维持右心室前负荷为其主要处理原则。下壁心肌梗死合并低血压时应避免使用硝酸酯和利尿药,需积极扩容治疗,每日需补充液体 3~5L,但快速输液时应密切观察,防止出现左心功能不全。

【问题5】 如患者为非 ST 段抬高的 ACS,如何进行危险分层?

思路:UA 或 NSTMI 患者时刻面临着 STEMI 和心脏性猝死的危险。心电图 ST 段压低(>0.05mV)和 / 或 T 波倒置(>0.2mV)或心肌标志物阳性的血流动力学稳定患者,需及时抗栓治疗以稳定病情,同时进行危险分层,确定理想的治疗策略。

知识点

ACS 的危险性分层

1. 应迅速对 ACS 患者评估,进行危险性分层。

2. 危险性分层建议方法有两类。

(1)血栓形成的危险性标志(急性危险性):包括再发的胸痛、ST 段下移、ST 段动态改变、心肌肌钙蛋白升高及冠状动脉造影发现血栓。

(2)基础疾病的标志(长期危险性):包括年龄、陈旧性心肌梗死、严重心绞痛、糖尿病、生物学标志(如 C- 反应蛋白、D- 二聚体、纤维蛋白原)以及冠状动脉造影标志(冠状动脉病变程度与范围、左心室功能障碍)。

3. 应根据危险性分层选择相应的治疗策略,是否适合溶栓治疗。

知识点

NSTE-ACS 的高危人群

1. 近期复发心绞痛。

2. 动态 ST 段改变,包括 ST 段压低≥0.1mV 或一过性(<30min)ST 段抬高≥0.1mV。

3. TnI、TnT 或 CK-MB 升高。

4. 血流动力学不稳定。

5. 室性心动过速或心室颤动。

6. 早期梗死后不稳定心绞痛。

7. 糖尿病。

【问题6】 PCI 是开通血管再灌注治疗的有效手段,如何把握?

思路:冠状动脉造影可以显示冠状动脉病变情况,评价预后,并决定最佳治疗方案。根据造影情况决定是否 PCI(图 2-9-2),实施 PCI 时机很重要。

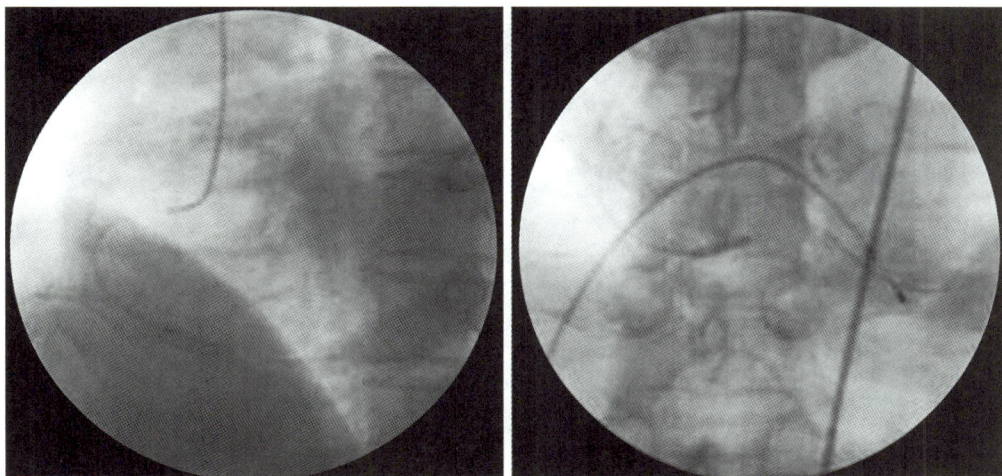

图 2-9-2　选择性冠状动脉造影与 PCI

ACS 的介入治疗

1. 对 STEMI 患者，胸痛发作 12 小时内应选择 PCI。

2. 胸痛发作 3 小时内，溶栓是 PCI 可行的替代治疗，但直接 PCI 在预防脑卒中要优于溶栓。

3. 胸痛发作 3～12 小时，推荐直接 PCI 优于溶栓。

4. 有溶栓禁忌证或使用溶栓药物 45～60 分钟没有起效的患者应迅速（或转院）进行 PCI。

5. 对 NSTE-ACS 患者，首先应进行危险分层，只有高危患者才能从早期（<48 小时）血管造影术、PCI 或 CABG 中获益。

6. 溶栓成功后，为改善患者转归，推荐 24 小时内进行常规冠状动脉造影和 PCI，即使患者没有症状和没有明确心肌缺血也可应用。

7. 溶栓失败可进行补救性的 PCI。

8. 对于最初 12 小时未进行再灌注治疗的稳定的 STEMI 患者，不主张 2 周内进行血管造影和 PCI。

【问题 7】 硝酸酯类作为 ACS 患者的一线抗心肌缺血药物，如何规范使用？

思路： 发作性心绞痛可通过硝酸甘油舌下含服给药，对于持续性或是反复发作的患者可选用硝酸甘油静脉给药，开始 10μg/min，以后依据症状和血压调节。每 5～10 分钟增加 5～10μg，直至达到有效治疗剂量。收缩压低于 90mmHg、心率超过 100 次 /min 时，应减慢滴注速度或暂停使用。硝酸甘油没有绝对的上限剂量，但剂量超过 100μg/min 有增加低血压的风险。

硝酸酯类静脉给药时应该严密监测血压和心率。当使用剂量较大、血压不稳定、发生低血压甚至休克、或临床怀疑左心室充盈压不足时，最好在有创血流动力学监测下使用。

硝酸酯类治疗的最大缺点是持续滴注容易产生耐药现象，需间歇给药，才能保持抗缺血作用。有些患者在静脉滴注时会出现头痛症状，还可因通气 - 灌注失调而加重低氧血症，最严重的副作用是伴随的低血压，反射性引起心动过速并加重心肌缺血。

硝酸酯类使用注意点

1. 适应证 缺血性胸痛患者。

2. 禁忌证 AMI 合并低血压（收缩压≤90mmHg）或心动过速（心率 >100 次 /min）。

3. 下壁心肌梗死者应小心使用，右心室梗死更应小心，因这类患者依赖足够的右心室前负荷以维持心排出量。

【问题 8】 假如患者为非下壁 ACS，如前壁心肌梗死，无传导阻滞。这时，β 受体阻滞剂常作为缺血性胸痛的一线有效药物，如何规范使用？

思路： 高危及进行性静息胸痛的患者，应先静脉使用，然后改为口服。中危或低危的患者应给予口服 β 受体阻滞剂。没有禁忌证的所有心肌梗死后患者都应无限期终身使用 β 受体阻滞剂。当然，β 受体阻滞剂暂时不适用于本病例。

β 受体阻滞剂能使心肌梗死的早期死亡率降低 10%～15%，可使 UA 恶化为 AMI 的危险性降低 13%。

β 受体阻滞剂用药需个体化，严密观察病情变化，尤其注意心率、血压、心功能（颈静脉怒张、肺部啰音、奔马律、水肿等）变化。

> **知识点**
>
> ### β受体阻滞剂使用注意点
>
> 1. 适应证　①AMI 发作数小时内(12 小时内),且无 β受体阻滞剂禁忌证;②持续或再发缺血性胸痛的患者;③快速性心律失常,如心室率快速的心房颤动患者;④完全梗死后的数周、数月和数年做二级预防使用。
>
> 2. 相对禁忌证　①心动过缓,心率 <60 次 /min;低血压,收缩压 <90mmHg;②心力衰竭失代偿期(Killip Ⅲ级及Ⅳ级);③末梢循环灌注不良;④P-R 间期 >0.24 秒;⑤二或三度房室传导阻滞;⑥严重支气管痉挛,如严重的慢性阻塞性肺疾病或哮喘病;⑦严重的周围血管疾病;⑧胰岛素依赖型糖尿病或糖尿病相关的低血糖。

【问题 9】　ACS 时,如何使用钙拮抗药?

思路:对于硝酸酯和 β受体阻滞剂不能耐受或反应差的患者以及变异型心绞痛的患者,可选用钙拮抗药。

> **知识点**
>
> ### 钙拮抗药
>
> 1. 适应证　硝酸酯和 β受体阻滞剂不能耐受或是反应差的患者以及变异型心绞痛患者;具有减低心率作用的钙拮抗药(地尔硫䓬、维拉帕米)可用于 β受体阻滞剂禁忌的患者。
>
> 2. 禁忌证　肺水肿和严重左室功能障碍是应用钙拮抗药的禁忌,对于有心功能障碍的患者,如果需要使用钙拮抗药,应选用没有负性肌力作用的氨氯地平。
>
> 3. 钙拮抗药不是一线治疗药物。短效快速释放的二氢吡啶类药物,如硝苯地平,应该避免使用。

【问题 10】　抗凝是 ACS 的标准治疗之一,使用肝素应该注意什么?

思路:普通肝素是最常用的抗凝剂,它通过激活抗凝血酶而发挥抗栓作用。静脉注射肝素会迅速产生抗栓作用。停用肝素后出现反跳现象是普通肝素的缺陷之一。大多数评估普通肝素在 UA 或 NSTEMI 应用的临床试验是连续治疗 2~5 天,尚未确定最佳的治疗时程。低分子肝素与阿司匹林合用较单用阿司匹林更为有效(死亡率分别为 1.8% 和 3.8%)。

> **知识点**
>
> ### 抗凝剂
>
> 1. 肝素个体差异较大,多用 APTT 或活化凝血时间(ACT)来监测肝素的作用,通常将 APTT 延长至 60~90 秒作为治疗窗口。
>
> 2. 低分子肝素疗效可靠、使用方便(可皮下给药及静脉给药),不需监测 APTT,使低分子肝素成为了 ACS 患者抗凝的首选药物。

【问题 11】　目前主要的抗血小板药物有哪些?

思路:ACS 应当迅速开始抗血小板治疗,一旦出现症状,马上给予阿司匹林加氯吡格雷并持续用药;抗血小板聚集治疗是 ACS 有效的治疗方法。目前主要有三种抗血小板药物。

> **知识点**
>
> ### 抗血小板聚集治疗药物
>
> 1. 环氧化酶抑制剂　阿司匹林。

2．ADP 受体拮抗药　氯吡格雷。

3．血小板糖蛋白Ⅱb/Ⅲa 受体拮抗药　阿昔单抗、依替巴肽和替罗非班。

入 ICU 治疗 12 小时后的情况

经液体治疗等处理后，患者仍需要较大剂量的去甲肾上腺素维持，呼吸机 PEEP 5cmH$_2$O，FiO$_2$ 60%，SpO$_2$ 96%，血压 88/60mmHg。经积极术前准备，征得家属同意后在导管室放置好 IABP 后行急诊经皮冠状动脉介入干预（PCI）。

术中冠状动脉造影见右冠状动脉闭塞，左主干病变 75% 狭窄，左前降支多处狭窄（30%～85% 狭窄），行右冠状动脉 PTCA 及支架植入。准备待病情稳定后，择期处理左主干和左前降支病变。术后带 IABP 返回 ICU。三度房室传导阻滞消失，起搏器处于备用状态。患者病情一度相对平稳。

回 ICU 3 小时后，患者烦躁，出现气促，监测血压 80/45mmHg。两肺闻及广泛哮鸣音及湿性啰音。心电监护见心率 96 次/min，频发室性期前收缩，短阵室速。12 小时液体入量为 3 500ml，尿量为 540ml。CVP 15mmHg。予呋塞米 20mg，增加去甲肾上腺素剂量，调整呼吸机 PEEP 从 6cmH$_2$O 增加至 12cmH$_2$O，FiO$_2$ 80%，SpO$_2$ 95%。随后 1 小时尿量为 25ml，再予呋塞米 40mg，无反应，准备行 CRRT。

肾功能：Scr 138.9μmmol/L；BNP 1 360pg/ml。

血气分析：pH 7.38，PaCO$_2$ 47mmHg，PaO$_2$ 66mmHg，BE −9.6mmol/L，Lac 6.7mmol/L。

心肌标志物：CK 1 849U/L，CK-MB 126U/L，LDH 480U/L，cTnI 22.6ng/ml。

心电图示窦性心律，心室率 89 次/min，Ⅱ、Ⅲ、aVF、V$_{3R}$、V$_{4R}$ 导联见病理性 Q 波，ST 段压低 0.15mV，V$_4$～V$_6$ ST 段压低 0.25mV，V$_7$、V$_8$、V$_9$ 导联无变化。

【问题 1】　患者目前出现了什么问题？该如何处理？

ACS 并急性肺水肿，心源性休克。

1．病情评估　评估心肌缺血及心脏功能，分析少尿原因及进一步处理。患者对利尿药反应差，调整呼吸机 PEEP 及 FiO$_2$ 水平呼吸困难不能缓解，内环境恶化，血肌酐有上升现象，应该考虑使用 CRRT。

2．血流动力学监测　评估容量、心脏功能，指导液体管理及血管活性药使用。

3．注意机械通气情况下的心肺交互作用，评估镇痛镇静程度及选择的药物。

4．复查胸部 X 线片、心脏超声。

5．与家属再次沟通病情。

【问题 2】　继发于 ST 段抬高型急性冠脉综合征治疗过程出现的急性肺水肿（图 2-9-3），机械通气时应考虑哪些问题？

思路 1：ACS 发生急性心力衰竭进而出现呼吸衰竭（Ⅰ型及/或Ⅱ型呼吸衰竭）。机制：①肺水肿，肺泡萎陷，V/Q 失调，弥散障碍致换气功能障碍；②由于肺顺应性下降，气道水肿出现阻塞性通气，导致通气功能障碍；③氧耗增加。因此机械通气时应与患者的病理生理相结合。其中压力支持水平及 PEEP 是消除肺水肿、改善氧合的有效手段。

思路 2：继发于 ACS 的急性肺水肿采用机械通气，应该注意正压通气对循环的影响，注意心肺交互作用。

正压通气使胸腔内压发生变化，静脉回心血量减少，右心室舒张末期容积减少，右心室每搏量减少，进而影响左心室舒张末期容积，这对于急性肺水肿患者是有利的。压力支持水平及呼吸末正压水平可以改善弥散及通气，

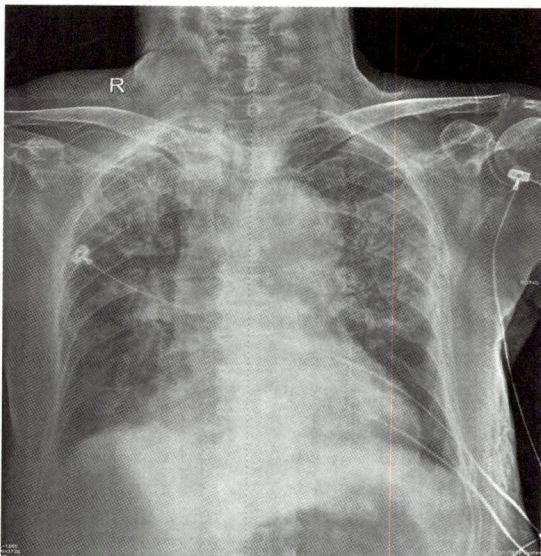

图 2-9-3　急性肺水肿胸部 X 线片

增加氧供,纠正呼吸衰竭。

思路 3:机械通气是抢救急性心源性肺水肿、心源性休克的有效手段。机械通气、循环支持能迅速改善患者的临床症状,密切观察病情变化并结合血流动力学监测是预测抢救成功与否的关键。应用 Swan-Ganz 导管、脉搏指示连续心排血量监测(PiCCO)或床边超声检查是动态监测血流动力学状态的有效便捷手段,帮助较好地处理机械通气、心功能、血流动力学及药物干预之间的相互关系。

知识点

心源性肺水肿的机械通气

1. 在进行机械通气治疗的初始,应调节好呼吸机支持及循环支持。

2. 通气模式应以压力控制方式为好。

3. 对低血压患者应综合考虑来设置 PEEP 水平,必要时应用 IABP 辅助循环,严重者可使用 VA ECMO。

4. 应用压力模式应尽量在保证潮气量(VT)的前提下使用较低的压力水平。

5. 机械通气期间,应监测血流动力学,调整药物并动态观察血容量、心功能等参数。

【问题 3】 ACS 可能会出现哪些并发症,如何处理?

知识点

ACS 并发症

1. 急性心力衰竭。

2. 心源性休克。

3. 心律失常。

4. 复发性缺血或梗死。

5. 机械性并发症。

6. 猝死。

【问题 4】 急性左心衰竭通常在大面积心肌梗死发生后的数分钟或数小时内出现。心力衰竭的严重程度、持续时间以及是否可逆主要取决于梗死的大小与部位。ACS 伴发的急性左心衰竭,如何处理?

思路 1:急性左心衰竭临床可表现为肺淤血、肺水肿,甚至心源性休克。

1. 对于肺底有湿啰音,心率只有轻度增加,没有低氧血症的患者,可给予吗啡、鼻导管吸氧、硝酸酯类和卧床休息等常规治疗。

2. 对于有广泛肺水肿、低氧血症、呼吸困难但血压正常的患者,可选择硝酸甘油 0.1μg/(kg·min)静脉滴注,以后增加量为 5~10μg/min,直到血压降低到 90mmHg 左右不再增加剂量。

3. 急性肺水肿伴严重低氧血症者通过面罩给予高浓度氧(50%~100%),无效时可考虑行无创或有创机械通气治疗。

4. 如收缩压 >90mmHg 可考虑使用袢利尿药、血管扩张药物(硝酸甘油、硝普钠)、强心药物(左西孟旦、多巴酚丁胺、米力农)。

5. 如收缩压 <90mmHg 可考虑使用去甲肾上腺素、多巴胺、血管升压素,血压稳定后应用强心药物,应考虑请心脏内科医生会诊,并进行 PTCA 或 IABP。

6. 最好在有创血流动力学监测(Swan-Ganz 导管)的指导下进行。

思路 2:ICU 重症患者心脏功能评估、容量管理常常需要在血流动力学监测的指导下进行。血流动力学监测对于指导 ACS 重症患者循环管理更加重要。

该患者由于 ACS 合并心源性休克、急性肺水肿,鉴于评估及指导治疗的需要置入了 Swan-Ganz 导管及检查心脏超声(图 2-9-4),监测血流动力学的变化。

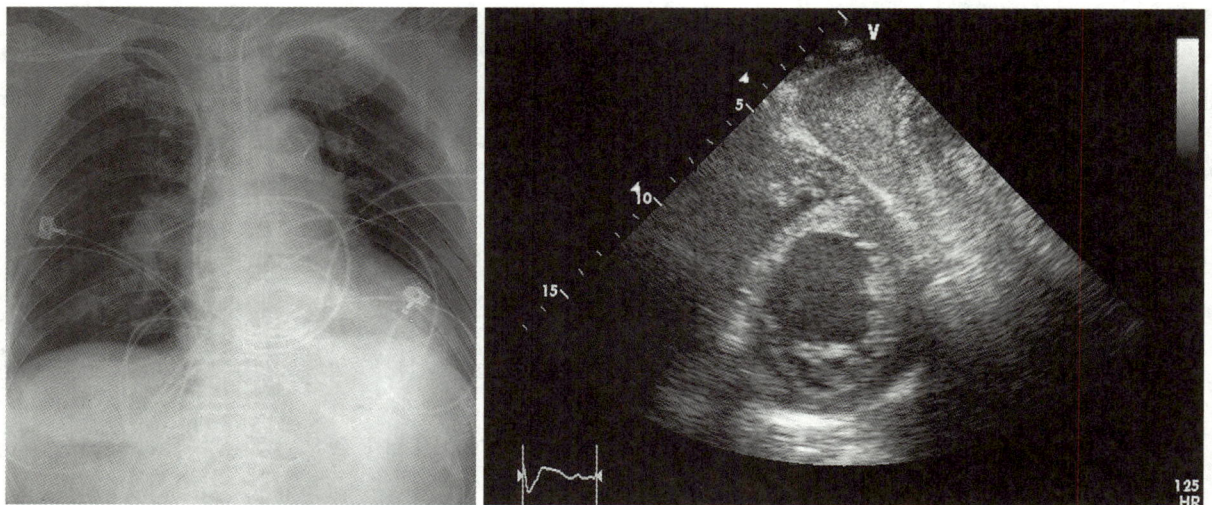

图 2-9-4　Swan-Ganz 导管与心脏超声监测

知识点

插入漂浮导管的 I 类适应证

1. 严重或进行性急性心力衰竭。
2. 心源性休克或进行性低血压。
3. 低血压而无肺淤血扩容治疗无效。
4. 可疑的机械性并发症（室间隔穿孔、乳头肌断裂、心包填塞）。

知识点

急性心力衰竭、心源性休克的血流动力学监测特点

1. 急性心力衰竭　肺毛细血管楔压（PCWP）>18mmHg、心脏指数（CI）<2.5L/（min·m²）。
2. 心源性休克　PCWP>18mmHg、CI<2.2L/（min·m²）、收缩压 <80mmHg。

思路 3：以 CI 2.2L/（min·m²）（纵坐标），PAWP 18mmHg（横坐标）为分界点，建立心功能分区（图 2-9-5），指导治疗。并评估动态观察。

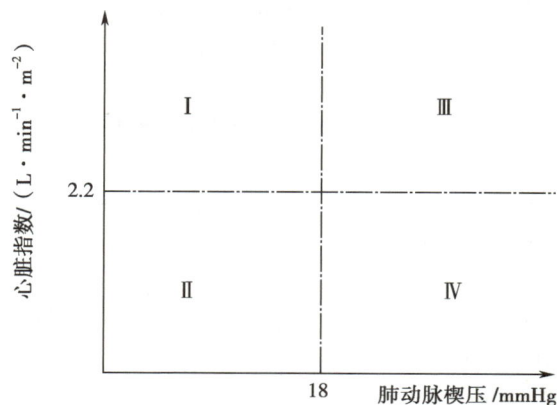

图 2-9-5　心功能分区

> **知识点**
>
> ### 根据心功能分区图评估并指导治疗
>
> 每个区域代表心功能的不同状态和应采取的相应治疗措施。根据心功能点所处区域的动态监测，确定治疗方向，实行定量治疗。

思路4：根据血流动力学监测指导ACS合并急性左心衰竭治疗的处理流程。

1. 初始治疗　一般处理，如体位等；吸氧（鼻导管或面罩，机械通气）；药物，如呋塞米或者其他袢利尿剂、吗啡。

2. 进一步治疗

（1）根据收缩压、肺淤血状态和血流动力学监测，选择血管活性药物。包括血管扩张药、正性肌力药物、缩血管药物等。

（2）根据病情需要采用非药物治疗：IABP、无创性或气管插管呼吸机辅助通气和血液净化等。

（3）动态评估心力衰竭程度、治疗效果，及时调整治疗方案。

【问题5】 临床上当肺淤血和低血压同时存在时，应考虑心源性休克的可能。ACS时心源性休克85%由于左心衰竭所致。由于大块心肌缺血和坏死，心源性休克常在梗死发生后的几小时内出现。合并心源性休克时如何处理？

思路1：超声心动图有助于心源性休克的病因鉴别。

> **知识点**
>
> ### 超声心动图的价值
>
> 可发现节段性室壁运动障碍，有助于AMI的早期诊断，心脏功能评估，对疑诊主动脉夹层、心包炎和肺动脉栓塞的鉴别诊断具有重要价值。

思路2：ACS合并心源性休克的处理。

1. 评估心脏负荷。

2. 考虑使用血管活性药物，如去甲肾上腺素、多巴酚丁胺。

3. 考虑使用IABP。

4. 迅速进行冠状动脉介入治疗使血流重建可能是挽救心源性休克患者的最有效的疗法，使完全闭塞的梗死相关血管开通，恢复血流。

思路3：如何把握主动脉内球囊反搏治疗的时机？

> **知识点**
>
> ### ACS合并心源性休克IABP治疗的时机
>
> 1. 心源性休克药物治疗难以纠正时，IABP作为冠状动脉造影和急诊血运重建术前的一项稳定措施。
>
> 2. AMI并发机械性并发症，如乳头肌断裂、室间隔穿孔时，IABP作为冠脉造影和修补手术及血运重建术前的一项稳定性治疗手段。
>
> 3. 顽固性室性心动过速反复发作伴血流动力学不稳定。
>
> 4. AMI后顽固性心绞痛在冠脉造影和血运重建术前的一种治疗措施。

入ICU治疗5天后的情况

患者CRRT 2天后尿量增多，血流动力学逐渐稳定，氧合好转，体温37.3℃。于入ICU治疗3天后拔除临时起搏导管，逐渐撤离升压药，降低IABP支持水平。目前已停用IABP、CRRT、升压药及镇静治疗，神志清楚,呼吸 18 次 /min,SpO$_2$ 100%,心率 75 次 /min,血压 114/65mmHg,四肢末梢温暖,尿量>1 900ml。心电监护未见严重心律失常。准备撤离呼吸机,考虑转出 ICU 行康复治疗。

【问题1】 准备给患者撤离呼吸机时需要注意哪些问题?

1．应该通过临床、实验室和其他辅助检查进一步评估心脏功能、容量状态及心肌缺血状况。

2．脱机试验(自主呼吸试验)。

3．建议在有创或无创血流动力学监测(如 Swan-Ganz 导管、PiCCO 或超声监测)下指导脱机。

4．对严重心功能低下、撤机困难者,最好应用成比例压力支持 - 自动管道补偿。在此期间,应特别仔细调整呼吸机参数,密切观察,回心血量增加可加重心脏前负荷及呼吸负荷,从而诱发或加重心力衰竭。

5．撤机后应继续纠正容量负荷、心功能与通气功能,纠正酸碱失衡、电解质紊乱、感染和器官功能衰竭,尤其注意呼吸负荷增加可能促使心力衰竭及恶性心律失常的发生,部分患者需继续应用无创通气以稳定撤机效果。

【问题2】 ACS 患者的临床症状表现可以各异,向临床医师提出了挑战:如何从胸痛或胸部不适的患者中识别 ACS,从而决定可行的治疗决策?

思路:ACS 患者(缺血性胸痛和疑诊 AMI)的筛查和处理程序如下。

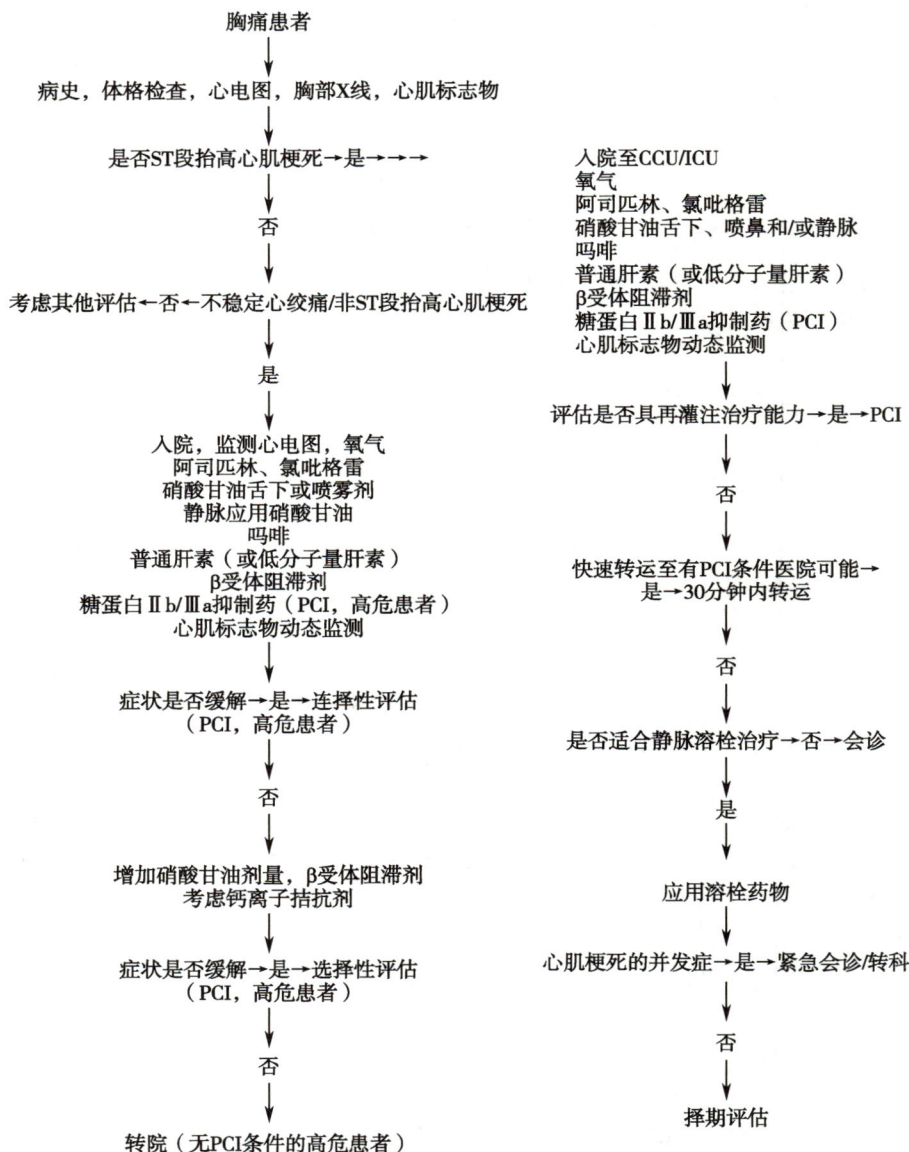

胸痛患者

病史,体格检查,心电图,胸部X线,心肌标志物

是否ST段抬高心肌梗死→是→→→→

否

考虑其他评估←否←不稳定心绞痛/非ST段抬高心肌梗死

是

入院,监测心电图,氧气
阿司匹林、氯吡格雷
硝酸甘油舌下或喷雾剂
静脉应用硝酸甘油
吗啡
普通肝素(或低分子量肝素)
β受体阻滞剂
糖蛋白Ⅱb/Ⅲa抑制药(PCI,高危患者)
心肌标志物动态监测

症状是否缓解→是→连择性评估
(PCI,高危患者)

否

增加硝酸甘油剂量,β受体阻滞剂
考虑钙离子拮抗剂

症状是否缓解→是→选择性评估
(PCI,高危患者)

否

转院(无PCI条件的高危患者)

入院至CCU/ICU
氧气
阿司匹林、氯吡格雷
硝酸甘油舌下、喷鼻和/或静脉
吗啡
普通肝素(或低分子量肝素)
β受体阻滞剂
糖蛋白Ⅱb/Ⅲa抑制药(PCI)
心肌标志物动态监测

评估是否具再灌注治疗能力→是→PCI

否

快速转运至有PCI条件医院可能→
是→30分钟内转运

否

是否适合静脉溶栓治疗→否→会诊

是

应用溶栓药物

心肌梗死的并发症→是→紧急会诊/转科

否

择期评估

图 2-9-6　ACS 患者(缺血性胸痛和疑诊 AMI)的筛查和处理程序

【问题3】 病情稳定后，考虑转心内科或康复科继续治疗。此时应注意什么？

1. 全面评估病情，尤其心肌缺血与心脏功能状态，是否符合转出指征。
2. 再次危险评估。
3. 告知患者治疗的长期性、规范性。
4. 与家属沟通病情。

（严　静）

参 考 文 献

[1] 中华医学会心血管病学分会，中华心血管病杂志编辑委员会. 不稳定性心绞痛和非 ST 段抬高心肌梗死诊断与治疗指南. 中华心血管病杂志，2007，35（4）：295-304.

[2] YUSUF S，ZHAO F，MEHTA SR，et al. Clopidogrel in unstable angina to prevent recurrent events trial investigators. Effects of clopidogrel in addition to aspirin in patients with acute coronary syndromes without ST-segment elevation. N Engl J Med，2001，345：494-502.

[3] FOX KA，POOLE-WILSON PA，HENDERSON RA，et al. Randomized intervention trial of unstable angina investigators. interventional versus conservative treatment for patients with unstable angina or non-ST-elevation myocardial infarction: the British Heart Foundation RITA 3 randomised trial. Randomized intervention trial of unstable angina. Lancet，2002，360：743-751.

[4] NAGHAVI M，LIBBY P，FALK E，et al. From vulnerable plaque to vulnerable patient: A call for new definitions and risk assessment strategies: Part II. Circulation，2003，108：1772-1778.

[5] NAGHAVI M，LIBBY P，FALK E，et al. From vulnerable plaque to vulnerable patient: A call for new definitions and risk assessment strategies: Part I. Circulation，2003，108：1664-1772.

[6] HOCHMAN JS，LAMAS GA，BULLER CE，et al. Coronary intervention for persistent occlusion after myocardial infarction. N Engl J Med，2006，355（8）：2475-2477.

[7] O'GARAPT，KUSHNER FG，ASCHEIM DD，et al. 2013 ACCF/AHA Guideline for the management of ST-elevation myocardial infarction: A report of the American college of cardiology foundation/american heart association task force on practice guidelines. Circulation，2013，127（4）：362-425.

第二节　急性心脏压塞

病例摘要

患者男，42 岁。因"被车撞击前胸及腹部致脾破裂，急诊行脾脏摘除术，术中见腹腔出血 800ml，术后因血压偏低，生命体征不稳"收入 ICU。

入 ICU 查体：患者神志清楚，已拔除气管插管，但显烦躁，脸色苍白，气促，平卧位颈静脉显露明显，自诉胸闷，胸前区疼痛，左侧为甚，进一步检查，心率 135 次 /min，脉率细速，血压 91/78mmHg，呼吸 31 次 /min，$SpO_2$94%，胸廓压痛试验可疑阳性，心尖搏动不明显，心浊音界扩大，听诊左侧呼吸音稍弱，心音弱，未听见明显杂音，腹部无压痛、反跳痛，移动性浊音阴性，左上肢中段稍肿胀并有压痛，余肢体无明显肿胀和压痛，既往无其他慢性疾病史。

【问题1】 通过上述询问病史和初步检查，该患者可疑的诊断是什么？

根据患者外伤病史和初步检查，应高度怀疑心包积液、外伤性急性心脏压塞可能。

思路：急性心脏压塞的病因，除了外伤钝性撞击、锐器刺伤导致心脏破裂外，尚有心血管病变如主动脉夹层、心脏外科手术后急性心脏压塞等。近年来，心脏介入手术操作，如 PCI 手术、射频电消融等导致冠状动脉破裂和心脏穿孔引起的急性心脏压塞越来越多。

该患者有车祸受伤病史，着力点为前胸部，有胸前区疼痛，脉率细速，脉压变小，心尖波动微弱，心音弱，应高度怀疑心包积液，急性心脏压塞。

知识点

急性心脏压塞

急性心脏压塞是指原先无心包积液征象患者发生进行性血压下降，排除其他引起血压降低的原因，急诊行超声心动图显示心包腔内存在液性暗区，经心包穿刺引流后血压回升。外伤性血心包是指外伤引起的心包腔内积血，常是心脏创伤、心包内大血管损伤或心包损伤引起的并发症，多为心前区部位的锐器或火器伤所致，部分可由胸部严重闭合性损伤引起。如心包腔内积血不多，不产生压迫症状者，称为血心包，血心包对心功能无明显障碍，故无临床症状与体征。

【问题2】 急性心脏压塞的主要临床表现有哪些？

急性心脏压塞可出现胸闷、烦躁不安、面色苍白、皮肤湿冷、呼吸困难、意识丧失等症状。查体可有呼吸急促，发绀，颈静脉怒张、脉快而弱、血压下降、脉压变小、中心静脉压增高、心脏搏动减弱或消失，听诊心音远而弱，可有奇脉。

急性心脏压塞时出现中心静脉压升高，动脉压降低和心音遥远，称之为Beck三联征。

思路： 无论何种原因，当短时间内有较大量血液流入心包腔时，心包不能迅速伸张扩大，导致心包内压力迅速增高，早期妨碍了心室舒张期充盈，引起心排血量下降，同时静脉回流受阻和静脉压升高，此时机体通过周围动脉收缩，心率增快等代偿机制，以增加心排血量和维持动脉压。

一旦心包内压力达到15cmH$_2$O或以上时，则超过了代偿限度，此时将出现血压下降等心脏压塞症状。若再不采取措施降低心包内压力，压力进一步升高超过上、下腔静脉压力时，静脉回流彻底阻断，则发生心搏骤停，导致死亡。

心包积液产生症状和症状的严重程度和下列因素有关：积液量；积液产生的速度；心包本身的特性。正常人心包腔容纳15～50ml液体，如液体产生缓慢，通过心包伸展，心包腔内可适应多达2L液体而不出现心包腔内压升高。但如液体迅速增加150～200ml，则心包腔内压会显著上升。

有效的测压方法测得在正常心包内压力类似于右心房内压力。

知识点

心包的解剖

心包是一个坚韧的双层膜囊，包裹整颗心脏。两层心包之间的潜在腔隙称为心包腔，正常情况下成人有20～50ml澄清透明的浆液在其中，以保护心脏免受外来撞击的影响，并在心跳时起润滑作用，心包伸缩性小。在急性心包积血时，心包腔短时间内积血150～200ml便足以引起压迫，导致心脏舒张受限，最终形成致命性的心脏压塞。

知识点

奇脉和Beck三联征

奇脉是指吸气时脉搏显著减弱甚至消失的现象。正常情况下，吸气时胸腔内负压传递到心包腔内，可改善心室充盈的动力学。心脏压塞时，心包腔内压力增高，使得吸气时体循环血液回流发生障碍，而因为肺循环的吸气负压作用，肺血管扩展，左心室得到的血流也相应减少，每搏心排出量减少，以致脉搏搏动减弱或消失，由此引起奇脉。正常情况下，吸气时左室每搏心排出量减少约7%，主动脉压下降大于10mmHg，动脉压降低约3%，而心脏压塞时出现奇脉是上述正常情况的放大。

急性心脏压塞时出现的中心静脉压升高、动脉压降低和心音遥远称之为Beck三联征。

【问题3】 上述患者需做哪些进一步检查以明确诊断？

对怀疑有急性心脏压塞的患者，可做的辅助检查包括：心电图、胸部X线片、超声心动图、心导管检查。

另外，也可通过 CT、MRI 检查来协助诊断。该患者病情危重，可选择无须搬动、床边即可完成的辅助检查，以避免加重病情。

1. ECG　显示窦性心动过速、低电压等。

2. 胸部 X 线片或透视　可见心脏搏动减弱，心影扩大；因心脏破裂或撕裂所致急性心包出血者，发生心脏压塞时，心脏大小可完全正常。

3. 超声心动图检查　可直观了解心包腔内积血情况、心脏收缩情况，以及瓣膜、腱索活动情况，并可用于指导心包穿刺。

心脏压塞的超声心动图表现：①右房舒张期塌陷；②右室舒张早期塌陷；③左房塌陷；④吸气时三尖瓣血流异常增加和二尖瓣血流减少超过 15%；⑤吸气时右室面积异常增加和左室面积异常减少；⑥下腔静脉血液过多；⑦假性左室肥大；⑧心脏摆动。

4. 心脏导管检查　可以判断各个房室的压力，指导心包积液抽取，如注入造影剂有心包内渗出，证实有心脏破裂。

除心脏导管检查外，以上检查床旁即可完成，另外尚可行 CT、MRI 等检查，但因需要搬动患者，对重症患者并不合适，且出结果时间稍长，故慎重选择。

结合病情，该患者最佳的辅助检查为床旁超声心动图检查。

思路：虽然该患者的临床表现提示急性心脏压塞可能，但还需做辅助检查包括影像学检查协助诊断和进一步处理。可以选择的辅助检查中，最有助于诊断的检查为超声心动图检查，该患者刚实施了急诊手术，且生命体征不稳定，应床旁行超声心动图检查并指导进一步处理。

知识点

选取辅助检查的原则

各种辅助检查依据心包腔内积液的量，表现各不相同，依据患者情况选择检查项目，指导早期处理。急性心脏压塞往往病情危重，若不及时处理，短时间即可发生致命性心搏骤停，而如果为检查进一步搬动，可能会加重病情。因此，选择检查项目须依据患者情况，以免耽误治疗。

【问题 4】　该患者在观察期间突然出现意识不清，呕吐大量胃内容物，呼吸急促加重，头面部发绀。检查发现其血压 74/56mmHg，心率 56 次 /min，SpO$_2$ 70%，听诊心音微弱，超声心动图检查提示大量心包积液，此时应立即采取的主要措施有哪些？

1. 凡出现舌根下坠、呕吐、误吸、患者无法保护自身气道，应立即行气管插管接呼吸机，保护气道，维护有效通气。该患者呕吐大量胃内容物，随时有窒息可能，应立即建立人工气道。

2. 拍床旁胸部 X 线片，了解有无气胸、血胸和肋骨骨折等情况。

3. 准备在心脏超声引导下行心包穿刺，积液引流术。

思路：患者意识不清，且呕吐大量胃内容物，极易出现胃内容物误吸入肺，产生窒息，危及生命，故应立即行气管插管，机械通气，维持有效氧供。

鉴于患者此前有胸廓压痛试验阳性，应拍胸部 X 线片，除外有无张力性气胸、血胸、肋骨骨折等，前者也可引起呼吸困难、低氧血症、血压下降等情况，且随机械通气而加重，应予除外。

若来不及拍胸部 X 线片，应立即进行体格检查，除外张力性气胸。张力性气胸可有一侧胸廓抬高、气管向对侧偏移、呼吸音减弱或消失等临床表现。有上述情况时，可进行诊断性穿刺，对诊断性穿刺抽得气体者，应立刻放置胸腔引流管排出胸腔内气体。

知识点

抢救要点

任何抢救，都应以维护好患者生命体征为前提，若出现误吸、窒息风险，应立即采取措施，保护好患者气道，不能因为诊断依据尚不充分，追求诊断的完善而耽搁抢救。

对需要机械通气的患者，行机械通气前应该明确有无张力性气胸，如果存在张力性气胸，应在放置胸腔引流管后行机械通气。

【问题5】 该患者经超声心动图证实存在心包积液，结合症状，急性心脏压塞诊断明确；而体检和胸部X线片并不支持张力性气胸，为改善症状，必须立即行心包穿刺，引流心包积液。如何实施心包穿刺？

该患者超声心动图证实存在大量心包积液，应立即行心包穿刺，减轻积液对心脏的压迫作用，避免心包内压力进一步增加而危及生命。

思路：心包穿刺的适应证和禁忌证

1. 适应证 ①大量心包积液出现心脏压塞症状者，穿刺抽液以解除压迫症状；②抽取心包积液协助诊断，确定病因；③心包腔内给药治疗。

2. 禁忌证 ①出血性疾病、严重血小板减少症及正在接受抗凝治疗者为相对禁忌证；②拟穿刺部位有感染者或合并菌血症者；③不能很好地配合手术操作的患者。

3. 下列情况应慎重使用心包穿刺术 ①急性创伤性心包出血，出血速度等同或超过穿刺引流液流出速度；②估计心包积液不超过20ml，或者心包积液呈包裹性；③心脏超声检查发现心包积液不在前心包区域；④在心脏或大血管破裂患者，心包穿刺仅作为缓解症状、争取时间的暂时措施，进一步有效处理依然是手术治疗。

知识点

心包穿刺术注意点

20世纪70年代前无血流动力学和超声监测，穿刺死亡率高达20%，现在多在超声引导和血流动力学监测、心电图监测下进行，风险得以降低，一般小于5%。

心包穿刺的常用部位为左第5肋间心浊音界内侧1～2cm处，剑突与左肋弓缘交界处。其他部位为右侧第4肋间心浊音界内1cm处，胸骨左右缘第5、6肋间，背部肩胛中线第7、8肋间。所有上述部位均应在穿刺前采用超声定位，操作医生应亲临"堪定"穿刺点和进针方向，有条件者采用超声直接引导穿刺，有助于安全操作。为保证操作安全，穿刺时患者体位、进针方向、穿刺点都应与超声定位相同。

国外学者推荐，心包穿刺应在导管室内进行，有X线影像设备帮助定位。并将穿刺针连接到心电图V导联，当触及心肌时则出现ST段抬高（触及心室肌）或P-R段抬高（触及心房肌）。

【问题6】 该患者除了紧急心包穿刺排出心包内积血，还有什么治疗措施？如果心包穿刺引流不能改善症状，有无进一步措施？

早期给予输血输液、抗休克治疗，做好开胸手术准备，适当应用抗生素预防感染，如心包穿刺后循环系统症状改善不显著，应联系心脏外科医师，尽快安排手术治疗。

思路：应适当使用血管活性药物，维持患者的有效血压，增加心排出量，降低心脏收缩后负荷，但洋地黄类药物应避免使用，后者对增加心排出量无益。

如果心脏或者大血管破裂，心包穿刺引流不能有效解除心脏压塞，则必须立即行手术治疗，对闭合性损伤所致发展迅速的心脏压塞，常有心脏损伤存在，同心脏贯穿伤一样，应立即手术。有些病例心包穿刺虽然阴性，但并不能排除心脏损伤，应密切观察，并根据体征和随访结果及时手术探查。

手术治疗原则：切开心包，清除心包积血或血块，解除心脏压塞，修补心脏大血管损伤，清除血心包的出血来源。

知识点

急性心脏压塞患者血流动力学维持

除了心包穿刺,在观察期间适当使用血管活性药物,收缩外周血管,提升血压,改善组织灌注。可以选取兼有增加心率的药物,维持分钟心排出量。对有血色素进行性下降的患者,应输注红细胞混悬液。血压维持应以满足组织灌注为最低标准,可动态监测血乳酸水平。

该患者行心包穿刺引流术并放置引流管后,症状有所改善,但引流液颜色呈暗红色,色深且持续,平均达 150ml/h,之后症状再次加重,血流动力学指标再次不稳定,立即行超声心动图检查,证实引流管位于心包内而非心脏内,考虑存在心脏破裂可能,遂决定手术探查止血。术中见右心房有一约 7mm 破口,随心脏搏动有血液涌出,立即缝合,再次检查无殊,放置心包和纵隔引流管各一根。术毕,患者生命体征渐趋稳定。

(诸杜明)

参 考 文 献

[1] 陈灏珠. 实用心脏病学. 4 版. 上海:上海科学技术出版社,2007.

[2] 洪浪,陈章强,王洪,等. 超声引导下心包置管引流在心脏介入术并发急性心包填塞诊治中的应用. 中国全科医学,2010,13(35):4013-4017.

[3] 任晖,张军康,鲁海,等. 超声下 Seldinger 技术心包穿刺置管引流治疗急性心包填塞的临床观察. 中国心血管杂志,2003,2(8):61-62.

[4] RASHID MA,WIKSTRORNT,ORTENWALL P. Cardiac injuries:A ten-year experience. Eur J Surg,2000,166(1):18-21.

[5] SAITTO Y,DONOHUE ATTAI S,VAHDAT A,et al. The syndrome of cardiac tamponade with"small"pericardial effusion. Echocardiography,2008,25(3):321-327.

[6] SPODICK DH. Acute cardiac tamponade. N Engl J Med,2003,349(7):684-690.

第十章 重症呼吸

呼吸系统通过不断给机体提供氧气、排出 CO_2，发挥维持机体气体交换及稳定内环境的作用，对保证正常的生理活动发挥至关重要的作用。在各种呼吸系统内、外的病理性因素作用下，可能导致呼吸系统发生各种急慢性损害，进而发生呼吸衰竭，影响全身氧供及代谢等，并进一步影响其他重要器官功能。尽管医疗水平在不断进步，重症呼吸系统疾病仍一直是明显影响重症患者预后的重要因素。因此，重症患者中出现急性呼吸窘迫综合征、慢性阻塞性肺疾病急性加重、急性重症哮喘等严重呼吸系统疾病时，需及早预防、早期诊断、规范治疗，进而改善患者预后。

第一节 急性呼吸窘迫综合征

急性呼吸窘迫综合征（acute respiratory distress syndrome，ARDS）发生于严重感染、休克、创伤及烧伤等疾病过程中，由于肺毛细血管内皮细胞和肺泡上皮细胞损伤引起弥漫性肺间质及肺泡水肿，并导致的以进行性低氧血症、呼吸窘迫为特征的临床综合征。ARDS 是急性呼吸衰竭的常见原因，也是重症患者主要的病死原因。随着重症医学的发展，临床医师对 ARDS 的认识进一步深入，对 ARDS 的诊断、预防和治疗策略在逐步规范。

病例摘要

患者男，65 岁，退休工人。因"发热、咳嗽、咳痰 4 天，呼吸困难 1 天"入院。患者入院 4 天前受凉后出现发热，自测体温最高 38.5℃，伴有咳嗽、咳痰，为较多黄脓痰，无寒战，无胸闷、胸痛，无心悸，无恶心、呕吐，无腹痛、腹泻等，自服"感冒药"后症状无明显改善。1 天前患者出现胸闷，气急，呼吸困难，休息后不能缓解，为诊治入院。病程中患者进食量少，睡眠差，大小便无明显异常，体重无明显改变。既往患者有"2 型糖尿病"15 年，否认冠心病、高血压病、慢性支气管炎等病史，否认其他特殊病史，否认药物过敏史。

入院查体：体温 39.0℃，血压 90/50mmHg，呼吸 30 次 /min，脉搏 128 次 /min。神志清楚，全身皮肤、巩膜无黄染，呼吸急促，（鼻导管吸氧 5L/min 时，监测指脉氧饱和度 92%），双肺听诊呼吸音粗，两下肺可闻及湿啰音，心率 128 次 /min，律齐，各瓣膜区未闻及病理性杂音；腹平软，无明显压痛反跳痛；四肢皮肤湿冷。

急诊行胸部 X 线片检查提示两下肺浸润影，考虑炎症。血常规提示 WBC $19.6×10^9$/L，中性粒细胞百分比 89.2%。

根据患者病史、症状、体征及辅助检查结果，初步诊断为重症肺炎，感染性休克，2 型糖尿病。急诊行补液、抗炎、无创呼吸机辅助通气及对症支持等治疗措施后，收入 ICU 进一步加强监护治疗。

【问题 1】 根据患者情况，除初步诊断外，还需要考虑的诊断是什么？

患者病史，临床症状和体征，氧合情况及辅助检查，提示考虑诊断为 ARDS。

思路 1：患者老年男性，急性起病，因受凉后咳嗽、咳痰，进而出现呼吸困难，并已出现指脉氧饱和度下降，考虑在肺炎的基础上出现了 ARDS。

思路 2：在重症患者中，ARDS 发病率和病死率仍高，对存在可导致 ARDS 危险因素 / 病因的患者，需要考虑 ARDS 可能。同时早期诊断，及时防治，根据不同的病因对 ARDS 进行治疗，对改善患者预后具有重要的意义。该患者考虑为严重肺部感染导致的 ARDS。

知识点

ARDS 的病因

多种病因均可导致 ARDS。根据肺损伤的机制，可将 ARDS 的病因分为直接肺损伤因素和间接肺损伤因素。

1. 直接肺损伤因素　①严重肺部感染：包括细菌、真菌、病毒及肺囊虫感染等；②误吸：包括胃内容物、烟雾及毒气等误吸；③肺挫伤；④淹溺；⑤肺栓塞：包括脂肪、羊水、血栓栓塞等；⑥放射性肺损伤；⑦氧中毒等。

2. 间接肺损伤因素　①脓毒症及脓毒症休克；②严重非肺部创伤；③急性重症胰腺炎；④体外循环；⑤大量输血；⑥大面积烧伤；⑦弥散性血管内凝血；⑧神经源性：见于脑干或下丘脑损伤等。

【问题 2】 ARDS 患者出现严重低氧的病理生理是什么？

明确 ARDS 患者的病理生理特征，有助于明确患者病情，并为制订后续治疗方案、纠正病理生理紊乱提供依据。该患者出现严重低氧的病理生理改变，包括肺部感染导致的肺泡塌陷、水肿、肺泡表面活性物质减少、V/Q 比例失调等因素有关。

思路 1：ARDS 患者早期就存在肺容积减少，表现为肺总量、肺活量、潮气量和功能残气量明显低于正常，其中以功能残气量减少最为明显。

ARDS 患者肺容积减少的原因如下。①肺泡水肿：水肿液充满肺泡，使参与通气的肺泡减少；②肺泡表面活性物质减少：肺泡表面活性物质生成减少、破坏增加，使肺泡表面张力增加引起肺泡萎陷，肺顺应性下降，使单位跨肺压下的肺容积减少；③间质性水肿：间质性水肿压迫小气道及小气道痉挛，使所支配的肺泡通气量减少。

思路 2：肺顺应性降低是 ARDS 的特征之一。表现为需要较高的气道压力，才能达到所需的潮气量。

肺顺应性降低主要与肺泡表面活性物质减少引起的表面张力增高，以及肺不张、肺水肿导致的肺容积减少有关。ARDS 的纤维化期，肺组织广泛的纤维化可使肺顺应性进一步降低。

思路 3：ARDS 患者严重低氧血症主要与 V/Q 比例失调有关，特别是与真性分流明显增加有关。患者可能出现 V/Q 比例降低或升高。

1. V/Q 比例降低　间质性肺水肿压迫小气道，表面活性物质减少导致肺泡部分萎陷，均可引起相应肺单位通气不足，导致 V/Q 比例降低，即功能性分流。而广泛的肺不张和肺泡水肿引起局部肺单位只有血流而无通气，即真性分流，是导致顽固低氧血症的主要原因。ARDS 早期的肺内分流率可高达 30% 以上。

2. V/Q 比例升高　ARDS 时，肺微血管痉挛或狭窄、肺栓塞及血栓形成可使部分肺单位周围毛细血管血流量明显减少或中断，V/Q 比例升高，即导致无效腔样通气。ARDS 后期无效腔率可高达 60%。

【问题 3】 ARDS 的病理学改变及特征如何？

总体来说，肺实质细胞损伤是 ARDS 的主要病理特点。ARDS 病理学形态改变分为渗出期、增生期、纤维化期三个阶段。ARDS 发病急，进展快，多数患者在一期或二期死亡，肺纤维化是 ARDS 最严重的后遗症。ARDS 的病理形态学改变具有以下特征：①病变部位的不均一性；②病理过程的不均一性；③病因相关的病理改变多样性。

入 ICU 治疗时情况

患者烦躁，呼吸急促，呼吸频率 35 次 /min，可咳出较多淡血性稀薄痰液，在无创呼吸机辅助通气下（IPAP 20cmH$_2$O，EPAP 8cmH$_2$O，FiO$_2$ 60%），监测 SpO$_2$ 在 88% 左右，双肺听诊可闻及广泛湿性啰音。血气分析提示 pH 7.31，PO$_2$ 56mmHg，PCO$_2$ 40mmHg，Lac 4.2mmol/L；PCT 3.6ng/ml；血常规示 WBC 19.6×10^9/L，中性粒细胞百分比 89.2%，Hb 108g/L，PLT 112×10^9/L；血生化检查示 ALT 38U/L，AST 41U/L，Scr 90μmol/L，BUN 9.8mol/L；床边超声检查心脏未见明显异常。

【问题 1】 入院后如何明确 ARDS 的诊断?

结合患者病史、临床表现及影像学检查,行血气分析明确氧合指数(动脉血氧分压除以吸入氧浓度,PaO_2/FiO_2),并排除其他原因(包括心功能衰竭、液体过负荷等)导致的肺水肿及呼吸困难。

思路 1: 按照 ARDS 2012 柏林诊断标准,明确 ARDS 诊断,并确定 ARDS 严重程度。患者急性起病,双肺透亮度下降,无明显心力衰竭、胸腔积液、肺部结节等证据,在 PEEP 8cmH$_2$O 条件下,PaO_2/FiO_2=93.3mmHg,因此该患者诊断为重度 ARDS。

急性呼吸窘迫综合征的诊断标准见表 2-10-1。

表 2-10-1　急性呼吸窘迫综合征诊断标准(柏林定义)

指标	诊断标准
起病方式	1 周之内急性起病或者加重的呼吸系统症状
胸部影像学	双侧浸润影,不能由胸腔积液、结节、肿块、肺叶塌陷完全解释
肺水肿原因	呼吸衰竭无法用心功能不全或液体过负荷解释;如无危险因素,需要客观指标(如超声心动图)排除高静水压性肺水肿
氧合情况	
轻度	200mmHg< 氧合指数≤300mmHg,且 PEEP/CPAP≥5cmH$_2$O
中度	100mmHg< 氧合指数≤200mmHg,且 PEEP/CPAP≥5cmH$_2$O
重度	氧合指数≤100mmHg,且 PEEP≥5cmH$_2$O

注:胸部影像学检查包括 X 线片和 CT;如海拔高于 1 000m,氧合指数需校正,即校正氧合指数 = 氧合指数 ×(760/ 大气压);CPAP 是指在使用无创通气时的持续气道正压。

思路 2: ARDS 与心源性肺水肿患者临床表现有很多相似之处,包括胸闷、呼吸困难、肺部啰音等,但治疗手段相差甚远,如不能及时鉴别,往往会延误病情,导致严重后果。

急性呼吸窘迫综合征和心源性肺水肿的鉴别诊断见表 2-10-2。

表 2-10-2　急性呼吸窘迫综合征与心源性肺水肿的鉴别诊断

鉴别标准	急性呼吸窘迫综合征	心源性肺水肿
发病机制	肺实质细胞损害、肺毛细血管通透性增加	肺毛细血管静水压升高
起病	较缓	急
病史	感染、创伤、休克等	心血管疾病
痰的性质	非泡沫状稀血样痰	粉红色泡沫痰
体位	能平卧	端坐呼吸
胸部听诊	早期可无啰音,后期湿啰音广泛分布,不局限于下肺	湿啰音主要分布于双下肺
X 线		
心脏大小	正常	常增大
血流分布	正常或对称分布	逆向分布
叶间裂	少见	多见
支气管血管袖	少见	多见
胸膜渗出	少见	多见
支气管气像	多见	少见
水肿液分布	斑片状,周边区多见	肺门周围多见
治疗		
强心利尿	无效	有效
提高吸入氧浓度	难以纠正低氧	低氧血症可改善

【问题 2】 患者入院后诊断为重度 ARDS,应如何进行治疗?

ARDS 的治疗原则为纠正缺氧,提高氧输送,维持组织灌注,防止组织器官的进一步损伤。在治疗措施上包括病因治疗和支持治疗。

思路 1： 去除或控制导致 ARDS 的原发病及其病因是治疗最关键的环节，尽可能阻止或减轻进一步肺损伤。该患者为重症肺炎导致的 ARDS，因此应进行有效的气道引流，选择敏感的抗感染药物，以及抑制炎症反应等病因治疗。

思路 2： 由于尚缺乏对病因及 ARDS 基本病理生理变化的特异而有效的治疗手段，ARDS 的治疗主要限于器官功能及全身支持治疗，尤其是呼吸支持治疗，以"等待"肺损伤缓解，同时防止进一步加重损伤。

支气管肺泡灌洗
（视频）

> **知识点**
>
> ### ARDS 的支持治疗
>
> 1. ARDS 患者呼吸支持的目标是改善和维持气体交换，纠正低氧血症，保证机体基本的氧输送，改善细胞缺氧。
> 2. 肺外器官的功能支持和全身营养支持是 ARDS 不可忽视的重要环节。主要措施包括恰当的液体管理、保证组织器官氧供和血供、营养支持和代谢调节、肝肾功能支持等。

【问题 3】 高流量氧疗和无创通气在 ARDS 治疗中的地位如何？

患者神志清楚、血流动力学基本稳定，在严密监测下可以尝试无创通气治疗。预计病情能够短期缓解的早期 ARDS 患者和合并免疫功能低下的 ARDS 患者，早期可首先试用无创通气治疗；高流量氧疗在轻度 ARDS 患者中的应用逐渐引起重视。近期多项研究显示，与无创通气和常规氧疗比较，高流量氧疗能够降低插管率及降低无创通气相关并发症，并且临床简便易行。

【问题 4】 该患者应继续无创通气（noninvasive ventilation，NIV），或开放气道行有创机械通气支持？

该患者在无创通气情况下，病情仍进行性加重，出现重度 ARDS，且烦躁，气道分泌物多，无法主动有效排痰，应开放气道行有创机械通气支持。

高流量氧疗
（视频）

> **知识点**
>
> ### ARDS 无创通气的适应证及禁忌证
>
> 1. 无创通气可尝试用于预计病情能够短期缓解、合并免疫功能低下的早期轻度 ARDS 患者，避免此类患者的有创机械通气，进而减少气管插管和气管切开引起的并发症。
> 2. 当 ARDS 患者神志清楚、血流动力学稳定，并能够得到严密监测和随时可行气管插管时，可以尝试 NIV 治疗。
> 3. ARDS 患者在以下情况时不适宜应用 NIV ①神志不清；②血流动力学不稳定；③气道分泌物明显增加而且气道自洁能力不足；④因脸部畸形、创伤或手术等不能佩戴鼻面罩；⑤上消化道出血、剧烈呕吐、肠梗阻和近期食管及上腹部手术；⑥危及生命的低氧血症。
> 4. 应用 NIV 治疗 ARDS 时应严密监测患者的生命体征及治疗反应。如 NIV 治疗 1～2 小时后，低氧血症和全身情况得到改善，可继续应用 NIV。若低氧血症不能改善或全身情况恶化，提示 NIV 治疗失败，应及时改为有创通气。

【问题 5】 该患者气管插管行有创机械通气，应如何设置参数？

ARDS 的病理生理特征决定了 ARDS 的肺保护性机械通气策略。为避免或减轻机械通气所致的肺损伤，主张对 ARDS 患者进行机械通气时应采用小潮气量通气（一般 6ml/kg 理想体重，如该患者身高174cm，实际体重85kg，计算理想体重约70kg，因此应设置的潮气量为6×70=420ml，而不是6×85=510ml），即肺保护性通气。另一方面，为维持肺泡开放，保证通气，需设置适当的呼气末正压（positive end expiratory pressure，PEEP）水平。

理想体重计算公式：男 =50 + 0.91×[身高（cm）−152.4]；女 =45.5 + 0.91×[身高（cm）−152.4]

思路 1：ARDS 患者大量肺泡塌陷，肺容积明显减少，常规或大潮气量通气易导致肺泡过度膨胀和气道平台压力过高，加重肺及肺外器官的损伤。因此应选择小潮气量机械通气。

思路 2：ARDS 患者存在广泛肺泡塌陷，不但可导致顽固的低氧血症，而且部分可复张的肺泡周期性塌陷开放而产生剪切力，会导致或加重呼吸机相关肺损伤。充分复张塌陷肺泡后应用适当水平 PEEP 可防止呼气末肺泡塌陷，改善低氧血症，并避免剪切力，减轻呼吸机相关肺损伤。

入 ICU 治疗 6 小时情况

患者神志处于浅昏迷状态，自主呼吸努力强烈，呼吸机可见双触发，气管插管机械通气［SIMV+PS 模式，VT 420ml（6ml/kg），FiO_2 70%，f 18 次 /min，PEEP 14cmH$_2$O，吸呼比 1∶2］，SpO$_2$94%，监测潮气量 880ml，双肺布满湿啰音，气道内大量淡血性痰液。心率 130 次 /min 左右，血压在液体复苏（6 小时正平衡 4 000ml），血管活性药物（去甲肾上腺素 8μg/min）持续静脉泵入下维持在（120～140）/（60～75）mmHg，CVP 12mmHg。

【问题 1】 如何调整患者呼吸机的设定？

患者重度 ARDS，虽然氧合能够维持，但存在呼吸窘迫，自主呼吸潮气量很大会导致肺损伤加重，考虑在充分镇痛镇静的基础上加用肌松治疗。

思路：重度 ARDS 由于大量肺泡塌陷、低氧及高碳酸血症等原因导致患者呼吸窘迫，而呼吸窘迫往往会引起大潮气量，从而导致肺损伤加重。此时，需要积极控制患者的自主呼吸。

在给予充分镇痛镇静和肌松治疗后，患者氧合情况仍进行性恶化，出现 SpO$_2$ 逐渐下降至 84% 左右，肺复张效果不佳，平台压逐渐增高至 38cmH$_2$O 左右，增加 FiO_2 至 80%，SpO$_2$ 仅能维持在 88% 左右，尝试将潮气量降低至 280ml（4ml/kg），监测气道平台压仍为 32cmH$_2$O。复查胸部 X 线片提示两肺弥漫性斑片状浸润影。血气分析提示 pH 7.30，PaO$_2$ 52mmHg，PaCO$_2$ 46mmHg，Lac 4.5mmol/L。

【问题 2】 如何考虑该患者 ARDS 的下一步治疗措施？

患者重度 ARDS 且进行性加重，考虑根据 ARDS 十大治疗原则进行下一步治疗，考虑行俯卧位通气。

思路 1：重度 ARDS 肺内分流率明显升高，可导致危及生命的低氧血症，同时，严重的呼吸系统顺应性下降也会使气道压力进一步升高。此时，既要维持足够的气体交换，又要避免机械通气的损伤非常困难。

知识点

重症 ARDS 的定义

如患者满足下列条件之一，即可定义为重症 ARDS：①肺损伤评分 >3 分；②顽固性低氧（吸氧浓度大于 80% 的情况下，SpO$_2$<90% 大于 1 小时）；③顽固性呼吸性酸中毒（pH≤7.10 大于 1 小时）；④尽管已经应用 4～6ml/kg 理想体重的低潮气量通气，气道压力仍持续 >30cmH$_2$O。

思路 2：重度 ARDS 患者常规治疗效果不佳，考虑除 ARDS 基本治疗策略外的"挽救性"治疗措施。一般根据 ARDS 十大治疗原则进行。但目前不常规推荐应用 NO 吸入，仅在一般治疗无效的严重低氧血症时可应用，可能减少医源性肺损伤，并为治疗赢得宝贵的时间。应用糖皮质激素治疗需权衡利弊，存在肾上腺皮质功能不全且合并感染性休克的患者可能有益。因此在步骤 8 之后，患者病情仍不能改善，根据病情可考虑直接进入步骤 9 继续治疗（图 2-10-1）。

ARDS 治疗的十大基本原则

重症 ARDS 危及生命低氧血症治疗的十大基本原则：

1. 积极原发病治疗。

2. 评估 ARDS 严重程度。

3. 轻度 ARDS 可尝试高流量和无创通气。

4. 小潮气量并限制平台压。

5. 肺可复张性评价。

6. 肺复张。

7. 滴定最佳 PEEP。

8. 重度 ARDS 早期不应保留自主呼吸。

9. 俯卧位通气。

10. 体外膜肺氧合。

俯卧位通气
（视频）

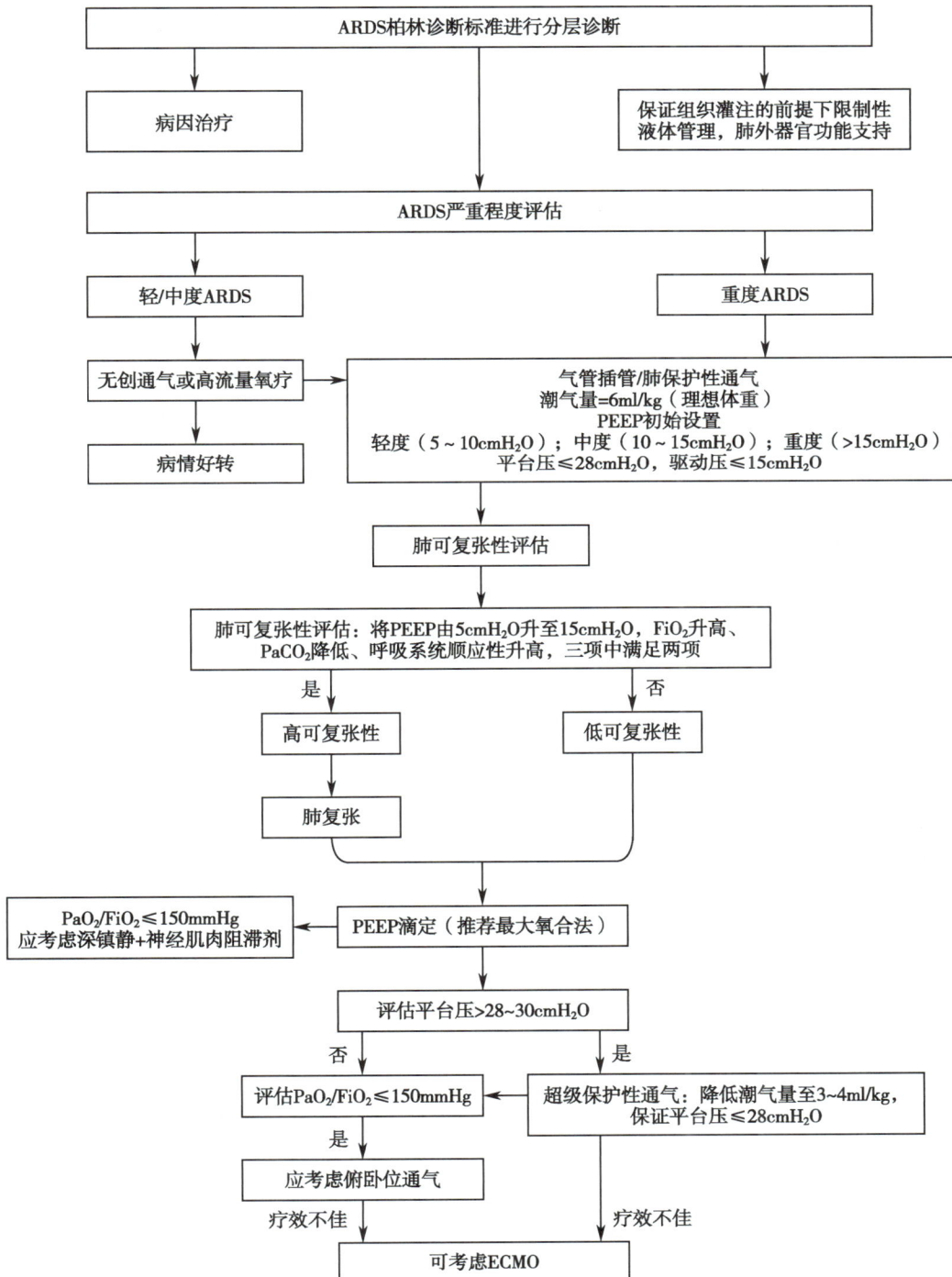

图 2-10-1 ARDS 治疗的十大原则

【问题3】 患者存在 ARDS 合并感染性休克,该如何进行液体管理?

该患者感染性休克加重,为维持组织灌注,需按照感染性休克指南,以早期目标导向性治疗(early goal directed therapy,EGDT)进行液体复苏;在保证灌注的前提下,条件许可进行限制性液体管理,脱水减轻肺水肿,改善氧合。

入 ICU 治疗 24 小时后情况

予患者行俯卧位通气,机械通气参数为 SIMV+PS,VT 350ml,PEEP 14cmH$_2$O,FiO$_2$ 70%,f 20 次/min,监测 SpO$_2$ 在 90%~93% 之间,气道平台压 28cmH$_2$O 左右,气道内仍可引流出大量稀薄淡血性痰液。俯卧位过程中循环较前无明显波动,心率维持在 110~130 次/min,血压在去甲肾上腺素 5μg/min 持续静脉泵入下维持在 130/70mmHg 左右。尿量 50~100ml/h。血气分析提示 pH 7.38,PaO$_2$ 61mmHg,PaCO$_2$ 43mmHg,Lac 2.8mmol/L。

【问题1】 患者俯卧位通气需持续多长时间?是否所有 ARDS 都能从俯卧位通气中获益?

该患者在行俯卧位通气过程中,在未出现明显并发症的情况下,有氧合改善,有利于气道引流,因此考虑俯卧位通气有效,应尽可能延长俯卧位通气时间,俯卧位通气的时间至少大于 12 小时。

【问题2】 该患者是否需行进一步 ARDS 治疗措施?

患者重度 ARDS 经治疗后改善不明显,呼吸机支持条件极高,气道内压力也明显增高,会进一步导致肺损伤,不利于病情恢复,因此需进行进一步治疗。根据肺保护通气策略,ARDS 治疗六步法,该患者选择行 ECMO 支持治疗。

ARDS 的 ECMO 治疗指征包括:

1. 病程在 7 天以内且病情可逆的重症患者。
2. 严重低氧血症,在优化 PEEP 选择基础上,应用神经肌肉阻滞剂和俯卧位后 PaO$_2$/FiO$_2$ <80mmHg,并维持 6 小时。
3. 在优化机械通气的基础上,存在不能纠正的高碳酸血症(pH<7.15)。
4. 在优化机械通气的基础上,存在过高的平台压(平台压大于 35~45cmH$_2$O)。

(杨　毅)

参 考 文 献

[1] RUBENFELD GD,CALDWELL E,PEABODY E,et al. Incidence and outcomes of acute lung injury. N Engl J Med,2005,353(2):1685-1693.

[2] The Acute Respiratory Distress Syndrome Network. Ventilation with lower tidal volumes as compared with traditional tidal volumes for acute lung injury and the acute respiratory distress syndrome. N Engl J Med,2000,342(18):1301-1308.

[3] MALHOTRA A. Low-tidal-volume ventilation in the acute respiratory distress syndrome. N Engl J Med,2007,357(11):1113-1120.

[4] BROWER RG,LANKEN PN,MACINTYRE N,et al. Higher versus lower positive end-expiratory pressures in patients with the acute respiratory distress syndrome. N Engl J Med,2004,351(4):327-336.

第二节　慢性阻塞性肺疾病急性加重期

病例摘要

患者男,70 岁,身高 170cm,体重 55kg。因"咳嗽、咳痰 8 年,活动后气促 5 年,加重 2 天"入院。患者 8 年来反复咳嗽,咳白黏痰为主,5 年前开始出现活动后气促。4 年前于我院行肺功能检查提示"重度阻塞性通气功能障碍（FEV$_1$占预计值百分比为35%），支气管舒张试验阴性"，诊断为"慢性阻塞性肺疾病（COPD）"，平素未规范治疗。近3年每年需因"慢性阻塞性肺疾病急性加重（AECOPD）"住院治疗2～3次，3个月前曾因"2型呼吸衰竭"入ICU行气管插管及有创机械通气，后成功撤离呼吸机拔除气管插管。住院期间查胸部CT，见图2-10-2。出院前复查血气分析提示pH 7.32，PaO$_2$ 75mmHg，PaCO$_2$ 50mmHg，HCO$_3^-$ 26mmol/L，复查胸部X线片（图2-10-3）。出院后一直规范治疗，平路慢行30m觉气促。2天前患者受凉后出现咳嗽增多，咳出中量黄白色黏痰，稍活动即觉气促，并发热、精神萎靡。今入住我院呼吸内科，查血常规示WBC 15×10^9/L，中性粒细胞百分比85%；血气分析示pH 7.28，PaO$_2$ 58mmHg，PaCO$_2$ 65mmHg，本次入院时胸部X线片见图2-10-4。予抗感染、舒张支气管、控制气道炎症、无创通气治疗，4小时后复查血气分析示pH 7.23，PaO$_2$ 70mmHg，PaCO$_2$ 75mmHg，患者病情有加重趋势，即转入ICU。

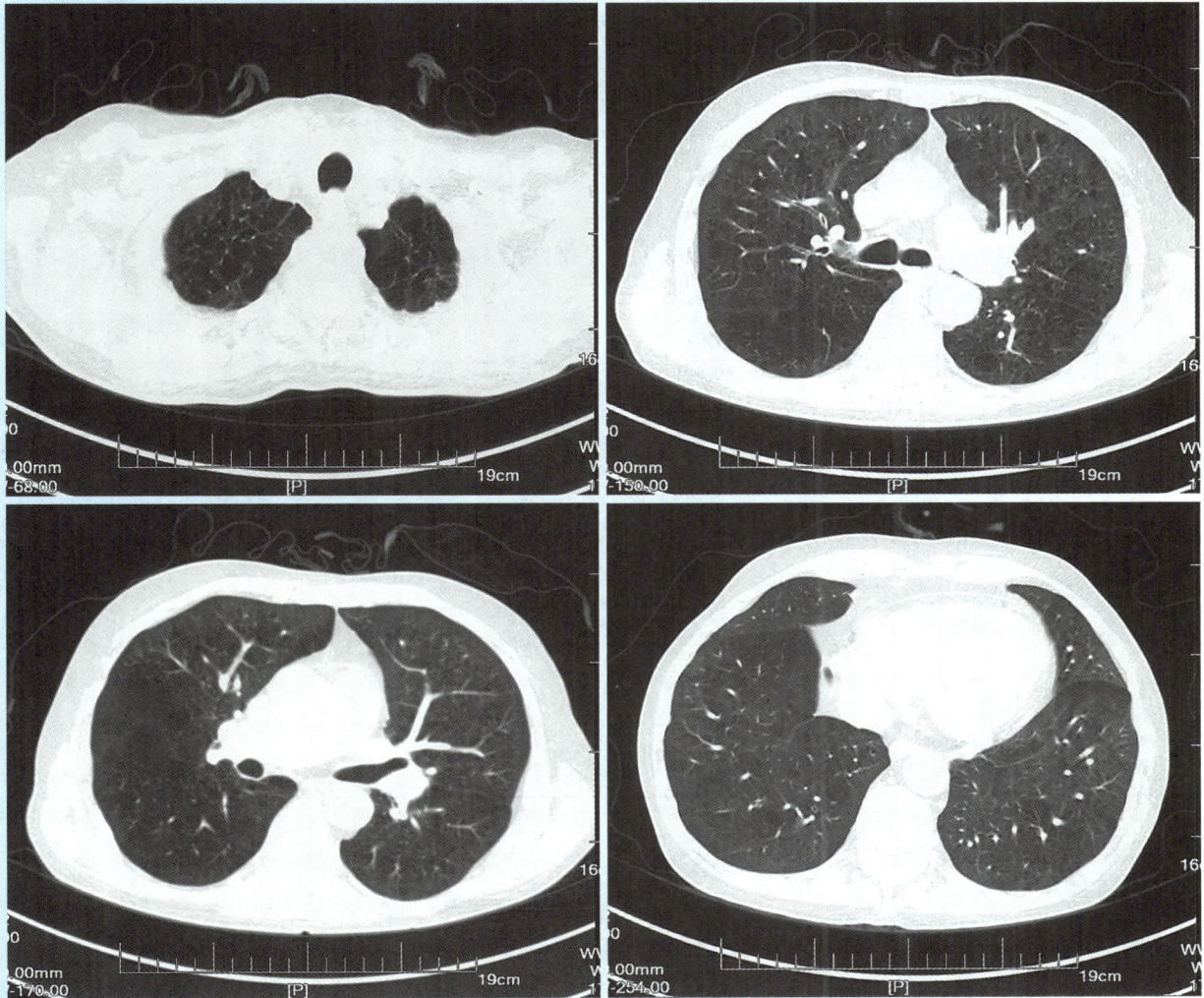

图2-10-2　2个月前住院期间胸部CT

转入查体：体温38.5℃，呼吸24～28次/min，血压120/70mmHg，SpO$_2$ 85%。嗜睡，双侧球结膜水肿，桶状胸，肋间隙增宽，可见三凹征，双肺叩诊过清音，双侧呼吸音对称减弱，双肺呼吸音粗，闻及散在呼气相低调哮鸣音，呼气延长，双侧中下肺闻及中小水泡音。心率110次/min，心律齐，心音低钝，P$_2$>A$_2$，剑突下搏动增强，各瓣膜听诊区未闻及病理性杂音。腹软，肝脾肋下未触及，双侧膝关节以下中度凹陷性水肿。

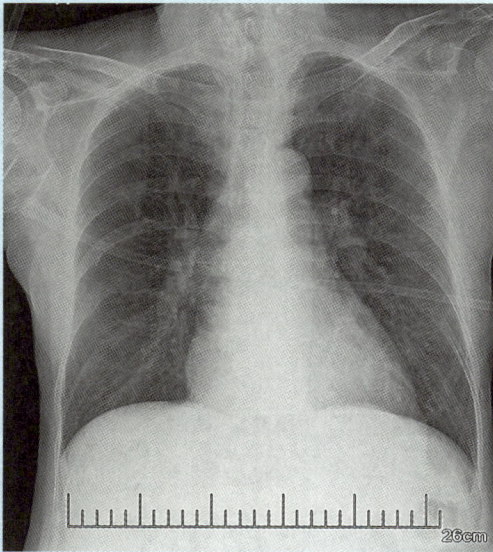

图 2-10-3　2 个月前出院时胸部 X 线片

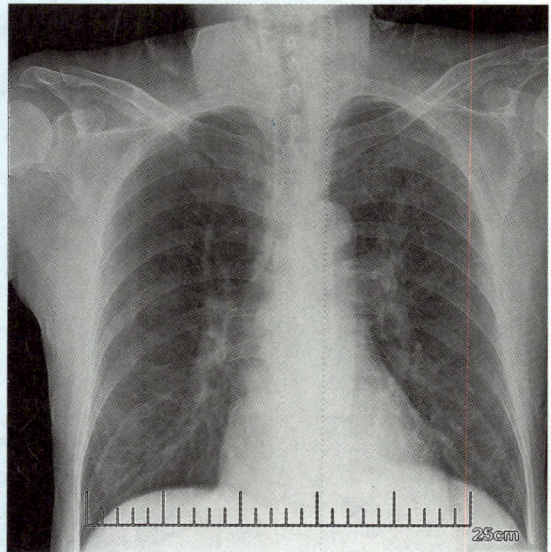

图 2-10-4　本次入院时胸部 X 线片

【问题 1】　患者先入住呼吸内科,通过临床表现及辅助检查,考虑"AECOPD、2 型呼吸衰竭"诊断明确,后转入 ICU,如何把握患者转入 ICU 的标准?

思路 1:该患者 4 年前曾行肺功能检查提示重度气流受限,估计目前肺功能为Ⅲ级或Ⅳ级,近 3 年多次因 AECOPD 住院,近 3 个月内曾行有创机械通气治疗,出院后需长期家庭氧疗及无创辅助通气治疗,本次病情加重后出现意识改变、外周发绀、下肢水肿,血气分析提示 2 型呼吸衰竭,经初始治疗后 $PaCO_2$>70mmHg, pH<7.30。以上病史、体征及血气分析结果,均提示病情严重。入院时即需向家属交代,密切监护,随时均有可能需转入 ICU。

COPD 气流受限严重程度的肺功能分级如表 2-10-3。

表 2-10-3　COPD 气流受限严重程度的肺功能分级

肺功能分级	气流受限程度	FEV_1 占预计值百分比
Ⅰ级	轻度	≥80%
Ⅱ级	中度	50%~79%
Ⅲ级	重度	30%~49%
Ⅳ级	极重度	<30%

知识点

AECOPD 的严重程度评估

AECOPD 的严重程度与预后相关,严重程度的评估基于患者的病史、反映严重程度的体征及实验室检查。

病史:气流受限的严重程度、症状加重或出现新症状的时间、既往急性加重次数(总数/住院次数)、合并症、目前治疗方法和既往机械通气使用情况。

体征:意识变化,出现辅助呼吸肌参与呼吸运动,胸腹矛盾运动,进行性加重或新出现的中心性发绀,外周水肿,右心衰竭及血流动力学不稳定等,均提示病情严重。

动脉血气分析:PaO_2<50mmHg,$PaCO_2$>70mmHg,pH<7.30,提示病情严重,需进行严密监护或入住 ICU 行无创或有创机械通气。

思路 2：该患者经呼吸内科积极治疗（无创辅助通气及药物）后，PCO_2 仍呈升高趋势，呼吸性酸中毒加重，并出现意识障碍，需有创机械通气治疗，应尽快转入 ICU 密切监护治疗。

> **知识点**
>
> ### AECOPD 患者入住 ICU 的指征
>
> - 严重的呼吸困难，经急诊处理或初始治疗效果不佳。
> - 意识状态改变（意识模糊，昏睡，昏迷）。
> - 经氧疗及无创通气，低氧血症（$PaO_2 < 40mmHg$）仍持续或呈进行性恶化，和/或严重的/不断恶化的呼吸性酸中毒（$pH < 7.25$）。
> - 需要有创机械通气。
> - 血流动力学不稳定，需使用血管活性药物。

【问题 2】 对该患者的处理原则包括哪些方面？

对入住 ICU 的 AECOPD 患者，主要处理原则包括：氧疗及机械通气支持；支气管舒张剂；糖皮质激素；抗菌药物；随时注意监测液体平衡及营养支持，预防及处理并存疾病及并发症。

【问题 3】 据患者病史及入院后的检查结果，判断该慢性阻塞性肺疾病患者出现急性加重的主要病因是什么？针对该病因，主要的诊治原则如何？

思路 1：患者本次受凉后出现咳嗽增多、咳黄痰、气促加重，伴发热，血常规提示白细胞计数及中性粒细胞百分比明显升高，考虑为呼吸道感染诱发 AECOPD。

> **知识点**
>
> ### 慢性阻塞性肺疾病急性加重的病因
>
> - AECOPD 最常见的病因是呼吸道感染，80% AECOPD 由感染引起，20% 与非感染因素有关。
> - 在感染性病因中，病原体主要包括细菌、病毒和非典型病原体，其中细菌占 40%～50%，病毒占 30%～40%，非典型病原体占 5%～10%。
> - 其他诱发因素包括吸烟、空气污染、吸入过敏原、外科手术、应用镇静药物、气胸、胸腔积液、充血性心力衰竭、心律失常以及肺栓塞等。

思路 2：该患者本次症状加重表现为气促加重，痰量增加，痰液变脓性，并因呼吸衰竭加重需行机械通气治疗，存在使用抗菌药物的指征，需尽快给予抗菌药物治疗。

> **知识点**
>
> ### AECOPD 患者接受抗菌药物治疗的指征
>
> 1. 以下 3 种症状同时出现：呼吸困难加重、痰量增加和痰液变脓性。
> 2. 仅出现以上 3 种症状中的 2 种，但包括痰液变脓性这一症状。
> 3. 严重的急性加重，需要有创或无创机械通气。
> 4. 3 种临床表现出现 2 种加重，但无痰液变脓或者只有 1 种临床表现加重的 AECOPD，一般不建议应用抗菌药物。

思路 3：抗菌药物的选择方面，因患者近 3 个月内有住院及使用抗菌药物史，肺功能属于 Ⅲ 级或 Ⅳ 级，存在铜绿假单胞菌感染的高危因素，需考虑覆盖铜绿假单胞菌，同时结合我院及我 ICU 的耐药情况，在积极完善病原学检查的基础上，初始经验性选用哌拉西林他唑巴坦。

> **知识点**
>
> ## AECOPD 的抗菌药物选择原则
>
> ● 临床上应用抗菌药物的类型应根据当地细菌耐药情况选择。
> ● 对于反复发生急性加重的患者、严重气流受限和 / 或需要机械通气的患者,应做痰液培养,尤其机械通气患者的气管吸取物培养。
> ● 有以下之一项,应考虑铜绿假单胞菌感染可能:①近期住院史;②经常(>4 次 / 年)或近期(近 3 个月内)抗菌药物应用史;③病情严重(FEV_1 占预计值百分比 <30%);④应用口服类固醇激素(近 2 周服用泼尼松 >10mg/d)。
> ● 推荐疗程为 5～10 天。

> **知识点**
>
> ## AECOPD 初始抗菌治疗的建议
>
> 1. 首先需评估患者是否存在铜绿假单胞菌的危险因素;给药途径(静脉或口服)取决于患者能否口服及药物代谢动力学。
>
> 2. 对无铜绿假单胞菌危险因素者,病情较重可用 β- 内酰胺类 / 酶抑制药、第 2 代头孢菌素类、氟喹诺酮类和第 3 代头孢菌素类;病情较轻者推荐使用青霉素类、大环内酯类、氟喹诺酮类、第 1 代或第 2 代头孢菌素类抗生素等,一般可口服给药。
>
> 3. 有铜绿假单胞菌危险因素者,如能口服,则可选用环丙沙星或左氧氟沙星。需要静脉用药时可选择环丙沙星、抗铜绿假单胞菌的 β- 内酰胺类,不加或加用酶抑制剂,同时可加用氨基糖苷类药物。
>
> 4. 长期应用广谱抗菌药物和糖皮质激素易继发深部真菌感染,应密切观察真菌感染的临床征象,并采用防治真菌感染措施。
>
> 5. 不推荐对于怀疑流感病毒感染的 AECOPD 患者进行经验性抗病毒治疗。

【**问题 4**】 结合病史,该患者存在慢性 2 型呼吸衰竭,长期行家庭氧疗及无创辅助通气,现因 AECOPD 入院,其机械通气策略应如何选择及调整?

思路 1:通气方式的选择。

患者入院后经积极无创通气、加强抗感染、舒张支气管、控制气道炎症等治疗,4 小时后评估病情无改善,呼吸性酸中毒加重,并出现意识障碍,转入 ICU 后应立即予有创机械通气。

> **知识点**
>
> ## AECOPD 患者行有创机械通气的指征
>
> ● 不能耐受无创通气或无创通气治疗失败。
> ● 呼吸或心搏骤停。
> ● 呼吸暂停伴意识丧失或窒息。
> ● 意识障碍,严重的精神障碍需要镇静剂控制。
> ● 严重误吸。
> ● 持续性气道分泌物排出困难。
> ● 心率 <50 次 /min 伴意识丧失。
> ● 严重的血流动力学不稳定经补液及血管活性药物治疗无效。
> ● 严重的室性心律失常。
> ● 危及生命的低氧血症,且患者不能耐受无创通气。

思路 2：人工气道方式的选择及呼吸机的通气模式、参数的设置。

1. 予患者经口气管插管接呼吸机辅助通气。

2. 初始设置呼吸机模式及参数为 IPPV A/C 或 SIMV+PSV 模式，FiO_2 40%，VT 450ml，f 16 次 /min，Ti 0.9 秒，PS 10.0cmH_2O，PEEP 5.0cmH_2O；触发方式：压力 / 流量（−2～−1）cmH_2O/（−3～−2）L/min。

3. 2 小时后复查动脉血气分析，据血气分析结果，必要时调整呼吸机模式及参数。

知识点

AECOPD 患者人工气道途径的选择

- 经鼻气管插管，患者耐受性较好，但鼻窦炎的发生率相对较高。
- 经口气管插管，便于痰液引流，鼻窦炎的发生率相对较低。
- 对于 AECOPD 患者建立人工气道，应首选经口气管插管。
- AECOPD 患者，可能因反复呼吸衰竭加重需多次接受人工通气，应严格掌握气管切开的指征，原则上应尽量避免气管切开。

知识点

AECOPD 的有创机械通气常用模式及参数设置

通气模式：通气早期，控制通气为主，一旦患者的自主呼吸有所恢复，宜尽早采用辅助通气模式，为撤机做好准备。

常用通气模式：A/C，SIMV，PSV。

通气参数：

设置原则：采取限制潮气量和呼吸频率、增加吸气流速等措施，以促进呼气；给予合适水平的外源性呼气末正压（PEEPe），降低吸气触发功耗，改善人机协调性。

参数设置：潮气量（VT）：7～9ml/kg

通气频率（f）：10～15 次 /min

吸呼比（I∶E）：1∶2 或 1∶3

吸气流速（flow）：>40L/min

吸氧浓度（FiO_2）能使 SaO_2>90%

最小的外源性呼气末正压（PEEPe）：4～6cmH_2O

吸气末平台压（P_{plat}）<30cmH_2O

如有必要可采用允许性高碳酸血症的策略。

密切监测：呼吸力学指标，如气道压力（Paw）、内源性呼气末正压（PEEPi）、气道阻力（Raw）。

气体交换功能监测，尤其 pH 和 $PaCO_2$ 水平，避免 $PaCO_2$ 下降过快而导致严重的代谢性碱中毒的发生。

知识点

AECOPD 的内源性呼气末正压（PEEPi）相关问题

1. **PEEPi 的形成原因**　①气道阻力和呼吸系统顺应性增高使患者的呼气流速减慢，导致呼气气流受限；②呼气时间不足；③呼气肌收缩；④呼吸机设置：潮气量及分钟通气量过大，呼吸频率过快或吸呼比过大，吸气末暂停。

2. **PEEPi 的判断及监测**

（1）可根据临床症状、体征及呼吸循环监测情况来判断 PEEPi：①呼吸机监测示呼气末有持续的气流；②患者出现吸气负荷增大的征象（如"三凹征"等），以及由此产生的人机不协调；③难以用循环系统疾病解释的低血压；④容量控制通气时峰压和平台压的升高。

（2）如需准确测量 PEEPi，可采用呼气末气道阻断法和食管气囊测压法。

3. 处理 PEEPi 的措施 ①降低患者的通气需要：减轻患者痛苦和紧张情绪、退热、减少碳水化合物的摄入，以降低 CO_2 的产生及应用镇静药；②降低气道阻力：清除痰液，保持呼吸道通畅，适当增加气管插管和呼吸管道的口径，支气管舒张剂的应用如 β_2 受体激动剂、茶碱等药物；③改变呼吸机设置，如增加吸气流速、减少呼吸频率、降低潮气量及延长呼气时间等；④加用适当水平 PEEPe，降低 AECOPD 患者气道与肺泡之间的压差，从而减少患者的吸气负荷，降低呼吸功耗，改善人机协调性。控制通气时 PEEPe 一般不超过 PEEPi 的 80%。如果无法测定 PEEPi，可设置 PEEPe 为 $4 \sim 6cmH_2O$。

思路 3：有创机械通气 2 小时后复查动脉血气分析：pH 7.50，PaO_2 90mmHg，$PaCO_2$ 45mmHg，HCO_3^- 34mmol/L，该如何调整呼吸机参数？

该患者目前血气分析提示出现失代偿性代谢性碱中毒，主要原因考虑为通气量过大 $PaCO_2$ 下降过快，予下调潮气量为 400ml，继续密切复查血气分析。

【问题 5】 如何使用支气管舒张药？

1. 吸入用复方异丙托溴铵溶液 生理盐水 2.5ml+ 吸入用复方异丙托溴铵溶液 2.5ml/ 雾化（连接于呼吸机管路），每 4 小时一次。

2. 多索茶碱 生理盐水 100ml+ 多索茶碱 0.2g/ 静脉滴注，每 12 小时一次，监测血药浓度。

知识点

支气管舒张药

- 优先选择短效支气管舒张药，首选 β_2 受体激动剂。若效果不显著，建议加用短效抗胆碱能药物。
- 使用吸入用支气管舒张药时，当接受机械通气治疗时，可通过特殊接合器进行吸入治疗。由于药物颗粒可沉淀在呼吸机管道内，因此所需药量为正常的 2～4 倍。
- 静脉使用甲基黄嘌呤类药物（茶碱或氨茶碱）为二线用药，适用于对短效支气管舒张药疗效不佳的患者，以及某些较为严重的 AECOPD。如果 β_2 受体激动剂、抗胆碱能药物治疗 12～24 小时后病情无改善，可加用茶碱。临床上开始应用茶碱 24 小时后就应监测茶碱的血浓度，并根据茶碱血浓度调整剂量，其有效浓度为 5～12μg/ml。目前临床上提倡应用低剂量茶碱治疗（茶碱血浓度≤5μg/ml）。

【问题 6】 如何使用糖皮质激素？

给予甲泼尼龙 40mg 静脉注射，1 次 /d，初定疗程为 3～5 天。

知识点

糖皮质激素的使用

- 糖皮质激素通过抑制炎症细胞的迁移与活化、抑制细胞因子的生成和炎症介质的释放、增强平滑肌细胞 β_2 受体的反应性，从而控制气道炎症。
- 住院的 AECOPD 患者宜在应用支气管舒张药基础上，加用糖皮质激素，可改善肺功能（FEV_1）和低氧血症，减少早期复发，降低治疗失败率，缩短住院时间。
- 2014 年 GOLD（慢性阻塞性肺疾病全球倡议）建议使用泼尼松 40mg/d，连续用 5 天后停药。
- 口服泼尼松为优先的推荐途径，如不能口服或口服效果不佳，可改为静脉使用。

- 临床上也可用雾化吸入布地奈德替代口服激素治疗,雾化吸入布地奈德 8mg 治疗 AECOPD 与全身应用泼尼松龙 40mg 疗效相当,但不宜单独使用,需联合应用短效支气管舒张药吸入。

【问题 7】 其他辅助治疗需注意哪些方面?

1. 在监测出入量和血电解质的情况下适当补充液体和电解质,注意维持液体和电解质平衡。

2. 注意补充营养 对不能进食者需经胃肠补充要素饮食或给予静脉高营养,营养支持方案中适当限制碳水化合物的供给比例。

3. 注意痰液引流 积极排痰治疗(如刺激咳嗽,叩击胸部,体位引流,湿化气道,化痰药物如氨溴索等)。

4. 识别及治疗并存疾病(如冠心病、糖尿病和高血压等)及其并发症(如休克、弥散性血管内凝血和上消化道出血)等。

气管插管 48 小时后情况

经以上处理 48 小时后,患者仍发热,体温高峰仍为 38.5℃,经气管插管可吸出较多黄白色黏痰,听诊双肺仍闻及较多干湿性啰音,气管插管后立即留取气道分泌物培养,结果回报:铜绿假单胞菌(MDR,107CFU/ml)。药敏结果:哌拉西林他唑巴坦(中敏),美洛培南(敏感),亚胺培南西司他丁钠(敏感),阿米卡星(敏感),头孢哌酮舒巴坦(耐药)。复查结果:血常规 WBC $16×10^9$/L,Hb 102g/L,PLT $78×10^9$/L,中性粒细胞百分比 87%;血气分析:pH 7.35,$PaCO_2$ 55~60mmHg,PaO_2 65mmHg(FiO_2 已上调至 60%);凝血功能 PT 16.8 秒,APTT 50.3 秒,纤维蛋白原 3.2g/L,D- 二聚体 5 200pg/ml。气管插管后即查胸部 X 线片(图 2-10-5),与复查胸部 X 线片(图 2-10-6)比较无明显改善。

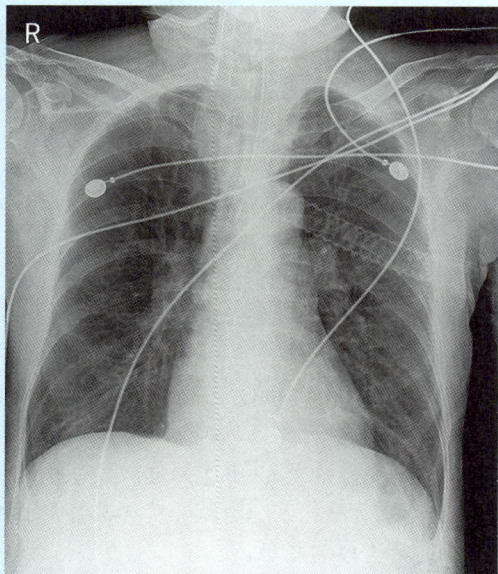

图 2-10-5 气管插管后胸部 X 线片

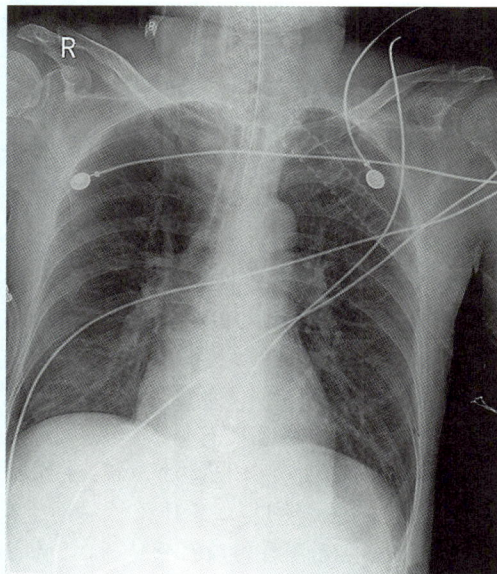

图 2-10-6 48 小时后胸部 X 线片

【问题】 据目前患者的情况,下一步的诊治方案需做如何分析与调整?

思路 1:该患者初始治疗效果不佳的原因主要考虑有两方面。①感染性因素:经验性选用的抗生素对病原菌不敏感,不除外合并其他病原体感染(耐药革兰氏阳性菌、真菌)及发生院内获得性感染;患者近期反复出现急性加重,不除外特殊病原体感染(真菌、结核分枝杆菌等),或存在肺结构性病变并感染(如支气管扩张并感染、肺曲霉球、肺大疱合并感染等);②非感染性因素:目前暂无气胸、心力衰竭、心律失常等依据,低氧血症明显,D- 二聚体明显偏高,需警惕合并肺动脉栓塞可能。

方案调整:①经纤维支气管镜留取气道分泌物标本,查找病原菌(包括细菌、真菌、结核分枝杆菌等);

②因目前所用抗生素（哌拉西林他唑巴坦）对所检出病原体呈中敏，改为敏感药物（美罗培南）抗感染，密切追踪气道分泌物病原学结果；③因患者目前病情暂不允许外出送检行胸部 CT 检查，予完善下肢静脉彩超排查下肢深静脉血栓，行心脏彩超了解右心功能情况。

知识点

- 10%～20% 的 AECOPD 患者可能会对初始经验治疗反应不佳。
- 治疗失败的原因可能与以下因素有关。

1. 感染性因素
(1) 最常见的原因是初始经验治疗未能覆盖引起感染的病原微生物。
(2) 长期使用糖皮质激素的患者可能发生真菌感染。
(3) 引起感染的细菌可能为高度耐药的肺炎链球菌。
(4) 进行有创机械通气治疗的患者并发院内感染。

2. 非感染性因素　不适当的药物治疗及其他非感染因素。

通常应采取的处理措施包括：①寻找治疗无效的非感染因素；②重新评价可能的病原体；③更换抗菌药物，使之能覆盖铜绿假单胞菌、耐药肺炎链球菌和非发酵菌，或根据新的微生物学检测结果对抗菌药物治疗方案进行调整。

思路 2：下肢深静脉彩超提示右侧腓静脉急性血栓形成（不完全性栓塞），心脏彩超提示右心室运动功能正常、肺动脉压力不高，下一步如何处理？

腓静脉血栓形成，提示肺动脉栓塞可能，目前患者血流动力学尚稳定，无大面积肺栓塞的表现及急性右心功能不全表现，无溶栓指征，予患者抗凝治疗（低分子肝素），同时需注意患者血小板偏低，密切观察是否有出血表现。

知识点

COPD 与肺栓塞

- COPD 是肺栓塞的一项重要危险因素，AECOPD 患者并发肺栓塞的发病率高达 24.7%，未经治疗的肺栓塞死亡率高达 30%。
- AECOPD 并发肺栓塞的原因：①低氧血症导致继发性红细胞增多使血液黏稠度增加、血小板功能异常；②AECOPD 患者并发肺心病时常伴有右室壁栓子形成；③AECOPD 患者的心肺储备功能差，体力活动受限，长期卧床，深静脉血栓发病率增加。
- AECOPD 患者并发肺栓塞的诊断困难，低血压和/或高流量吸氧后，PaO_2 不能升至 60mmHg 以上常提示肺栓塞可能。
- AECOPD 并发肺栓塞的诊断：①螺旋 CT 和肺血管造影是目前诊断 COPD 并发肺栓塞的主要手段；②血浆 D- 二聚体阴性有助于排除低危患者的急性肺动脉栓塞；③如果发现深静脉血栓形成，则无须再行肺血管造影，因为深静脉血栓形成是抗凝治疗的指征。
- AECOPD 并发肺栓塞的预防：卧床、红细胞增多症或脱水的 AECOPD 患者，无论是否有血栓栓塞性疾病史，均需考虑使用肝素或低分子肝素抗凝治疗。

入院后第 7 天

经过以上处理，患者神志转清，对治疗配合良好，持续 4 天无发热，目前呼吸机模式及参数：PSV 模式，FiO_2 30%，PS 10.0cmH$_2$O，PEEP 5.0cmH$_2$O，患者呼吸平稳，SpO_2 维持于 97%～99%；经气管插管吸痰时咳嗽反射可，吸出少量白色黏痰；未使用血管活性药物的条件下，血压 120/80mmHg 左右，心率 80～95 次 /min；双肺呼吸音稍减弱，呼吸音粗，未闻及明显干湿性啰音；四肢无水肿。

复查血常规：WBC $7.2×10^9$/L，Hb 105g/L，PLT $158×10^9$/L，中性粒细胞百分比78%。

血气分析：pH 7.33，PO_2 95mmHg，PCO_2 58mmHg，HCO_3^- 30mmol/L。

凝血功能：PT 15.3秒，APTT 42.5秒，纤维蛋白原4.5g/L，D-二聚体950pg/ml。

生化检查：BUN 8.2mmol/L，Scr 90μmol/L；PCT<0.05ng/ml。

气道分泌物病原学结果：铜绿假单胞菌（MDR，104CFU/ml）。

主要药敏结果：哌拉西林他唑巴坦（中敏），美洛培南（敏感）、亚胺培南西司他丁钠（敏感）、阿米卡星（敏感）、头孢哌酮舒巴坦（耐药）；未见真菌；涂片未找到抗酸杆菌（连续3次）。

复查胸部X线片提示感染明显吸收，螺旋CT肺动脉造影提示肺动脉干及其分支通畅，下肢静脉彩超提示右侧腓静脉血流信号大部分恢复。

【问题】 为预防呼吸机相关性肺炎（VAP），拟尽早予患者撤离有创机械通气并拔除气管插管，如何实施撤机？

思路1：目前可否考虑予患者撤离有创机械通气？

目前患者呼吸衰竭的诱因（感染）已得到有效控制，意识清楚，自主呼吸能力可，呼吸机支持力度不高，血气分析提示氧合指数>250且PCO_2达本次急性加重前水平，血流动力学稳定，可考虑准备撤离有创呼吸机。

知识点

AECOPD患者撤离有创机械通气的时机

当患者满足以下条件时，可考虑进行撤机：

1. 引起呼吸衰竭的诱发因素得到有效控制。
2. 意识清楚，可主动配合。
3. 自主呼吸能力有所恢复。
4. 通气及氧合功能良好 PaO_2/FiO_2>200mmHg，PEEP<5cmH_2O，pH>7.35，PCO_2达缓解期水平。
5. 血流动力学稳定 无活动性心肌缺血，未使用升压药物治疗或升压药物剂量较小。

思路2：为预防撤机困难，需做好哪些措施？

逐渐下调通气支持水平，锻炼自主呼吸功能，评估患者的营养状况并加强营养支持，注意心理支持与鼓励，为撤机做好准备。

知识点

AECOPD患者有创机械通气撤机困难的常见原因及预防措施

- 造成撤机困难的主要原因是呼吸泵功能和呼吸负荷之间的不平衡，主要包括：呼吸肌肌力下降，中枢驱动增强，PEEPi和气道阻力（Raw）增加，营养不良，心功能不全和呼吸机依赖等因素。
- 对撤机困难的AECOPD患者，需逐渐降低通气支持水平，逐渐延长自主呼吸的时间，同时为撤机积极创造条件，主要措施：

1. 增强呼吸泵功能 保持适宜的中枢驱动力，加强呼吸肌肌力和耐力的训练，避免电解质紊乱和酸碱失衡等。
2. 减少呼吸肌负荷 降低PEEPi和Raw，减少动态肺过度充气（DPH）形成等。
3. 加强营养支持
4. 心功能不全的患者，在撤机过程中，可适当地使用扩张血管药物及利尿剂等改善心功能。
5. 加强心理支持，增强患者对撤机的信心。

思路 3: 拟予患者采用什么方式撤离有创呼吸机?

采用无创通气辅助撤机方式,即拔管后予无创通气序贯治疗。

> **知识点**
>
> ### AECOPD 患者撤离有创呼吸机方式的选择
>
> - 究竟是压力支持方式撤机还是 T 管方式撤机更好,目前仍无定论,但较多临床研究结果提示,压力支持方式撤机可缩短 AECOPD 患者的机械通气时间,降低再插管率,是目前临床上应用较为广泛的撤机方式。
> - 自主呼吸试验(SBT)只能作为 AECOPD 患者撤机前的参考。
> - 无创通气辅助撤机是指接受有创机械通气的急性呼吸衰竭患者,在未达到脱机后能有效自主呼吸的撤机标准之前即撤离有创机械通气,去除人工气道,继之施行无创辅助通气。
> - 无创通气是 AECOPD 患者早期拔管的有效治疗手段,可缩短留置气管内导管的时间,减少人工气道相关并发症,避免再插管。

思路 4: 如何把握有创机械通气向无创通气的切换点?

患者本次出现 AECOPD 的主要诱因为支气管 - 肺部感染,现经有创机械通气及加强痰液引流、抗感染治疗后,临床评估感染已得到明显控制,考虑进入肺部感染控制窗(pulmonary infection control window,PIC窗),可考虑由有创机械通气切换为无创通气。

> **知识点**
>
> ### PIC 窗作为有创机械通气转为无创通气的切换点
>
> - 由于 AECOPD 主要是由支气管 - 肺部感染引起,AECOPD 患者建立有创人工气道有效引流痰液并合理应用抗生素后,在有创机械通气 5~7 天时支气管 - 肺部感染多可得到控制,临床上表现为痰液量减少、黏度变稀、痰色转白、体温下降、白细胞计数下降、胸部 X 线片显示支气管 - 肺部感染影消退,这一肺部感染得到控制的阶段称为"PIC 窗"。
> - 出现 PIC 窗时,患者的痰液引流问题已不突出,而呼吸肌疲劳仍较明显,需要较高水平的通气支持,此时撤离有创机械通气,继之无创辅助通气,既可进一步缓解呼吸肌疲劳,改善通气功能,又可有效地减少 VAP,改善患者预后。

（黎毅敏）

参 考 文 献

[1] 葛均波,徐永健. 内科学. 8 版. 北京:人民卫生出版社,2014.

[2] 中华医学会呼吸病学分会慢性阻塞性肺疾病学组. 慢性阻塞性肺疾病诊治指南(2013 年修订版). 中华结核和呼吸杂志,2013,36(4):255-264.

[3] 慢性阻塞性肺疾病急性加重(AECOPD)诊治专家组. 慢性阻塞性肺疾病急性加重诊治中国专家共识(草案).中国呼吸与危重监护杂志,2013,12(6):541-551.

[4] 中华医学会重症医学分会. 慢性阻塞性肺疾病急性加重患者的机械通气指南(2007).中国危重病急救医学,2007,19(9):513-518.

第三节　急性重症哮喘

急性重症哮喘(acute severe asthma)通常是指哮喘急性发作并且病情严重,需要在 ICU 接受监护和治疗的患者，是最具挑战性的重症呼吸疾病之一。其呼吸力学特点：由于气道阻力增加和呼气气流严重受限，导致内源性呼气末正压（PEEPi）增高和动态性肺过度充气（dynamic pulmonary hyperinflation，DPH），使呼吸做功增加，进而引发呼吸衰竭，严重者可因 DPH 导致血流动力学异常。入住 ICU 的急性重症哮喘患者中约有 30% 以上（2%～70%）需要接受气管插管机械通气，这部分患者的病死率约为 10%。

病历摘要

患者男，30 岁，体重 65kg。自幼反复咳喘，因"受凉后喘息加重 3 天"入院。患者自幼常因上呼吸道感染或接触刺激性气体反复诱发喘息，吸入沙丁胺醇可缓解，平时不规律口服泼尼松。近 2 年来需要吸入的沙丁胺醇剂量明显增加，并且因喘息发作多次急诊就医。3 天前受凉，发热 38℃，继而咳喘、咳白色泡沫痰，喘息逐渐加重，1 天前入当地医院急诊科治疗，但病情持续加重，遂转入某三甲医院 ICU。

入 ICU 时体格检查：体温 37.7℃，脉搏 126 次/min，呼吸 35 次/min，血压 130/80mmHg，奇脉 30mmHg。半卧位，烦躁，呼气用力，语句断续，无发绀。桶状胸，肋间隙饱满，吸气可见三凹征，听诊两肺呼吸音低，闻及广泛哮鸣音；腹部查体未见异常。

血常规示 WBC $9.3×10^9$/L，Hb 15.2g/L，中性粒细胞百分比 71%。动脉血气分析 pH 7.32，$PaCO_2$ 46mmHg，PaO_2 58mmHg。

【问题】　该患者的主要诊断是什么？

根据病史、临床表现和动脉血气分析，患者的主要诊断是急性重症哮喘。

思路1：正确评估急性哮喘患者的病情严重程度，对于制订合理的治疗方案十分重要。

知识点 1

急性重症哮喘的诊断标准

（1）具备典型哮喘的临床症状和体征：①常在接触变应原、冷空气、上呼吸道感染、理化刺激等情况下反复发作性喘息、胸闷、气短。②急性发作时双肺听诊时呼气相延长并可闻及散在或弥漫性的哮鸣音。③上述症状和体征可经治疗缓解或自行缓解。

（2）呼气气流可逆性受限的客观检查阳性：①支气管舒张试验阳性；②支气管激发试验阳性；③平均每日呼气峰流速（PEF）昼夜变异率>10% 或 PEF 周变异率>20%。

符合上述典型的症状和体征，同时具备呼气气流可逆性受限的任一客观检查阳性，并除外其他疾病所引起的喘息、胸闷、气短，可以诊断为哮喘。

知识点 2

哮喘急性发作期严重程度分级

轻度：行走或上楼时出现气短，呼吸频率轻度增加，听诊闻及散在哮鸣音，肺功能检查和动脉血气分析正常。

中度：稍事活动即出现气短，讲话经常中断，时有焦虑，皮肤出汗，呼吸频率增加，可有三凹征，听诊闻及响亮、弥漫的哮鸣音，心率通常增快，可出现奇脉，使用支气管舒张剂后 PEF 占预计值的 60%～80%，吸入空气条件下动脉血气分析显示 $PaCO_2≤45mmHg$，$PaO_2≥60mmHg$，SaO_2 在 91%～95% 范围内。

重度：休息时即有气短，常端坐呼吸，讲话只能发单字表达，精神状态烦躁或极度焦虑，大汗淋漓，呼吸频率>30 次/min，常有三凹征，闻及响亮、弥漫的哮鸣音，心率>120 次/min，奇脉，使用支气管舒张剂后 PEF 占预计值<60% 或绝对值<100L/min 或作用时间 <2 小时，吸空气条件下动脉血气分析显示 PaO_2 <60mmHg，$PaCO_2$>45mmHg，SpO_2<90%，pH 可降低。

危重：呼吸极度困难，常出现胸腹矛盾运动，不能讲话，意识模糊或嗜睡，听诊闻及呼吸音减弱甚至消失，脉率>120 次/min 或脉率变慢、不规则，吸入空气条件下动脉血气分析显示 PaO_2 严重降低和 $PaCO_2$ 显著升高，pH 明显降低。

思路 2：急性重症哮喘的病因。

如果要快速有效地控制病情，除了要对急性重症哮喘进行及时、规范的诊治外，寻找并去除病因同等重要。

知识点

急性重症哮喘的主要病因

1. 变应原或其他致喘因素持续存在。
2. 糖皮质激素抗炎治疗不充分，而长期单用大量 $β_2$ 激动剂糖皮质激素应用不当。
3. 水、电解质紊乱和酸中毒。
4. 痰液栓堵塞小气道。
5. 过度紧张或焦虑。
6. 出现气胸、纵隔气肿、心力衰竭、肾衰竭、肺栓塞等严重并发症。

入住当地三级甲等教学医院呼吸科后，静脉给予甲泼尼龙（80mg，2 次/d）、氨茶碱（0.5g，2 次/d），氧气驱动雾化吸入布地奈德、异丙托溴铵、沙丁胺醇，并应用无创机械通气，治疗无明显好转，喘息逐渐加重，并出现意识淡漠，不能配合无创通气，转入 ICU 继续救治。

入 ICU 时体格检查：脉搏 135 次/min，血压 155/92mmHg，呼吸 40 次/min，体温 36.8℃，端坐位，周身大汗，呼唤睁眼，问话无法回答，口唇发绀。吸气可见三凹征，桶状胸，听诊双肺呼吸音明显减弱，未闻及哮鸣音，心律规整，未闻及病理性杂音。

辅助检查：动脉血气分析 pH 7.17，$PaCO_2$ 68，PaO_2 46mmHg，Lac 6.2mmol/L。

【问题 1】 急性重症哮喘的治疗应该遵循哪些原则？

（1）氧疗。

（2）评估和判断建立人工气道和机械通气的指征和时机。

（3）解除支气管痉挛。

（4）糖皮质激素。

（5）纠正脱水、电解质紊乱和酸中毒。

（6）判断诱发因素以及是否存在气胸、纵隔气肿等并发症，并进行相应的预防和处理。

思路 1：如何进行氧疗？

由于 V/Q 失调导致不同程度的低氧血症，原则上应给予氧疗，吸氧浓度无特殊要求，维持 $SpO_2≥90\%$ 即可。氧疗后氧合改善不明显时，应考虑机械通气治疗。

思路 2：无创机械通气的指征。

（1）意识清楚，能够配合无创通气，无误吸风险。

（2）尚未达到建立人工气道有创机械通气的标准，尤其是伴有 CO_2 潴留又无应用无创机械通气的禁忌证。

（3）痰量不多，自主排痰能力较好。

（4）$SpO_2≥90\%$，$PaCO_2<45mmHg$。

（5）血流动力学稳定。

本例患者入呼吸科时严重程度分级为中度，意识清楚，能够配合，血流动力学稳定，有呼吸辅助肌群参与呼吸运动,可以考虑无创机械通气。

思路3: 建立人工气道有创机械通气的指征和时机。

因急性重症哮喘进展快、具有可逆性,经口气管插管是首选的方式。

紧急气管插管有创机械通气指征:经药物治疗后呼吸肌疲劳仍进行性加重,出现意识障碍、精神症状、心率、呼吸减慢或心跳骤停、严重低氧血症或高碳酸血症、严重酸中毒等。

一般气管插管有创机械通气指征:经药物治疗后无明显好转或进行性加重,呼吸频率、心率加快,呼吸肌疲劳或呼吸衰竭逐渐加重,一般状态逐渐恶化时。

气管插管可能加重支气管痉挛,甚至会发生窒息,应有经验丰富的临床医师进行操作,并做好困难气道应急预案及抢救准备。气管插管前静脉应用丙泊酚或咪达唑仑时应充分考虑到药物的呼吸抑制作用。

本例患者转入 ICU 时严重程度分级为危重,出现意识障碍、严重低氧血症和酸中毒,符合气管插管有创机械通气指征。

思路4: 支气管舒张剂的应用。

(1)患者无法深吸气或屏气,使用定量雾化吸入装置时可以借助高压氧气为动力,雾化吸入 β_2 受体激动剂、抗胆碱能药物或同时联合吸入糖皮质激素等,短效 β_2 受体激动剂吸入仍是首选。

(2)同时静脉注射茶碱类药物,如氨茶碱等。

> **知识点**
>
> 短效 β_2 受体激动剂常用药物有沙丁胺醇和特布他林;吸入剂包括定量气雾剂(MDI)、干粉剂和雾化溶液;应按需间歇使用,不宜长期、单一使用。主要不良反应有心悸、骨骼肌震颤、低钾血症等。
>
> 1. 沙丁胺醇(雾化给药) 2.5~5.0mg,每次 20 分钟,每日 3 次;然后根据需要 2.5~10mg,每 1~4 小时一次,或 10~15mg/h 持续雾化吸入。
>
> 2. 沙丁胺醇(通过 MDI 给药) 每 20 分钟 4~8 喷,随后每 4 小时按需用药。
>
> 3. 特布他林 使用方法同沙丁胺醇,其剂量应是沙丁胺醇的 2 倍。
>
> 4. 异丙托溴铵(雾化给药) 0.5mg,每 20 分钟一次,连续 2 次,然后按需用药。
>
> 5. 异丙托溴铵(通过 MDI 给药) 根据需要在 3 小时内每 20 分钟 4~8 喷。

思路5: 糖皮质激素的应用。

糖皮质激素是目前控制哮喘最有效的药物,分为吸入、口服和静脉用药。在应用支气管舒张剂的同时,应及时、足量静脉给予糖皮质激素。

> **知识点**
>
> (1)静脉用药可选择琥珀酸氢化可的松,常用量 100~400mg/d,或甲泼尼龙,常用量 80~160mg/d。
>
> (2)口服用药常选择泼尼松和泼尼松龙,用于吸入激素无效或需要短期加强治疗的患者。
>
> (3)布地奈德雾化用混悬液,经以高压氧气或压缩空气为动力的射流装置雾化吸入,起效快,在应用短效 β_2 受体激动剂的基础上联合应用。吸入糖皮质激素不能代替静脉给药,但可以减少静脉给药的剂量。

思路6: 纠正脱水、电解质紊乱和酸中毒。

纠正脱水有助于稀释痰液,防止痰液栓形成。酸中毒的情况下,支气管舒张剂不能充分发挥疗效,应及时纠正,pH<7.20 时可以应用碱性药物,但在立即行机械通气时,应用碱性药物需要谨慎,避免纠正呼吸性酸中毒后造成代谢性碱中毒。

思路7: 判断诱发因素以及是否存在气胸、纵隔气肿等并发症,并进行相应的预防和处理。

及时脱离变应原环境;对于感染所致的急性重症哮喘应合理应用抗菌药物,避免过度应用抗菌药物;对于出现纵隔气肿、气胸等并发症时,应充分镇静,降低跨肺压。

【问题2】　急性重症哮喘的病理生理学改变和呼吸力学特点是什么?

思路1: 急性重症哮喘引起呼吸衰竭的机制。

呼气阻力增加产生PEEPi和动态肺过度充气是急性重症哮喘的主要呼吸力学变化(图2-10-7)。

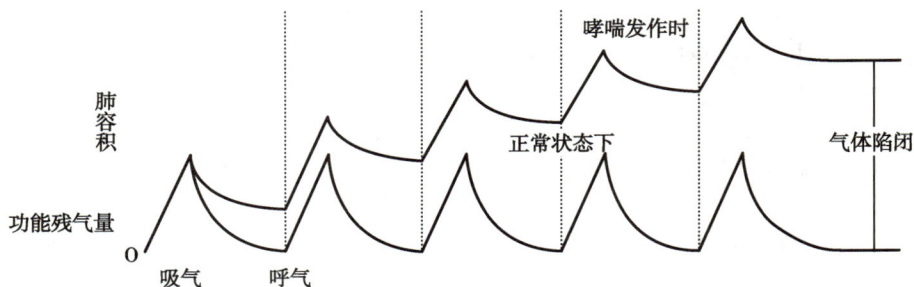

图2-10-7　陷闭的气量(V_{trap})+ 潮气量(V_t)= 高于功能残气量的吸气末肺容量(V_{EI})

(1)支气管平滑肌痉挛、气道黏膜水肿和炎性细胞浸润、气道分泌物增加、痰栓堵塞小气道等引起V/Q失调产生低氧血症,肺泡分钟通气量不足引起高碳酸血症。

(2)呼吸肌疲劳:支气管平滑肌痉挛、产生PEEPi、呼气阻力增加使得呼气做功增加,低氧血症引起呼吸驱动增加,呼吸频率增快;动态肺过度充气使得吸气肌负荷增加,当不能代偿这些病理生理改变时,即出现呼吸衰竭。动态肺过度充气导致胸腔内压力增加,除引起呼吸衰竭外还可能引起血流动力学波动。

思路2: 动态肺过度充气。

由于支气管平滑肌痉挛,呼气末肺容积超过了由肺和胸壁的弹性回缩力所决定的功能残气量,呼气末气体不能充分呼出,肺过度充气就不可避免,气体异常潴留在肺泡内产生气体陷闭、功能残气量增加,呼气末肺泡内压力仍高于大气压,产生PEEPi。动态肺过度充气是指在呼气末仍然存在动态弹性回缩力,呼气末肺容积大于呼吸系统的平衡容积,由气道阻力增加、呼气气流受限、呼气时间缩短等因素导致。

入ICU后给予气管插管有创机械通气治疗,同时继续静脉给予甲泼尼龙(80mg,2次/d)、氨茶碱(0.5g,2次/d),雾化吸入布地奈德、异丙托溴铵、沙丁胺醇以及补液等治疗。

【问题】　有创机械通气时如何设置模式和参数(表2-10-4)?

由于急性重症哮喘气道阻力显著增大,伴有严重的动态肺过度充气和高水平的PEEPi形成,因此强调保护性肺通气策略。降低PEEPi,改善动态肺过度充气是进行有创机械通气的基本原则。

思路1: 呼吸模式的选择。

为了更准确地控制肺泡分钟通气量,宜首选容量控制通气。有自主呼吸时,单纯定压或定容型的辅助/控制(A/C)通气容易导致人机对抗和加重肺过度充气,应尽量避免。但可以在深镇静或联合肌松药物下应用,尤其是气道阻力高、平台压难以控制、PEEPi高时,可以在深镇静或联合肌松剂时选择辅助/控制(A/C)通气,保证潮气量并控制平台压。SIMV+PSV既能保障适当的潮气量,又能在出现自主呼吸时进行适当的辅助通气,避免过度充气,可以优先选择。BIPAP可以减少人机对抗,能够兼顾自主呼吸和辅助通气,在做好呼吸力学监测的前提下也可优先选择。

思路2: 参数的设置。

在保证适当氧合的基础上,应采用低通气量(潮气量:6~10ml/kg,甚至更低)、慢频率(10~14次/min)、增加吸气流速(60~80L/min)、缩短吸气时间、递减流速波形、延长呼气时间(4~5秒,保证吸呼比<1:2)、限制平台压(30<35cmH₂O)、控制PEEP水平(0cmH₂O)、保证SpO₂≥90%的最低吸氧浓度等策略。如果需要过高的平台压和气道峰压才能维持潮气量,可以允许性高碳酸血症策略以减少呼吸机相关性肺损伤,也可以考虑无泵动静脉体外肺循环辅助系统CO_2体外清除。

表 2-10-4　急性重症哮喘的机械通气

通气模式 / 参数	初始设置
通气模式	容量控制
分钟通气量	<10L/min
潮气量	6～10ml/kg
呼吸频率	10～14 次 /min
平台压	<30～35cmH$_2$O
吸气流速	60～80L/min
流速波形	递减波形
呼气时间	4～5s
PEEP	0cmH$_2$O
吸氧浓度	保证 SaO$_2$≥90% 的最低吸氧浓度

患者进行有创机械通气后，方式 SIMV+PSV，初始参数：潮气量 560ml，呼吸频率 12 次 /min，吸气流速 60L/min，PEEP 0cmH$_2$O。频繁气道压力过高报警（图 2-10-8）。机械通气 1 小时后动脉血气分析 pH 7.10，PaCO$_2$ 80mmHg，PaO$_2$ 64mmHg，Lac 4.7mmol/L。

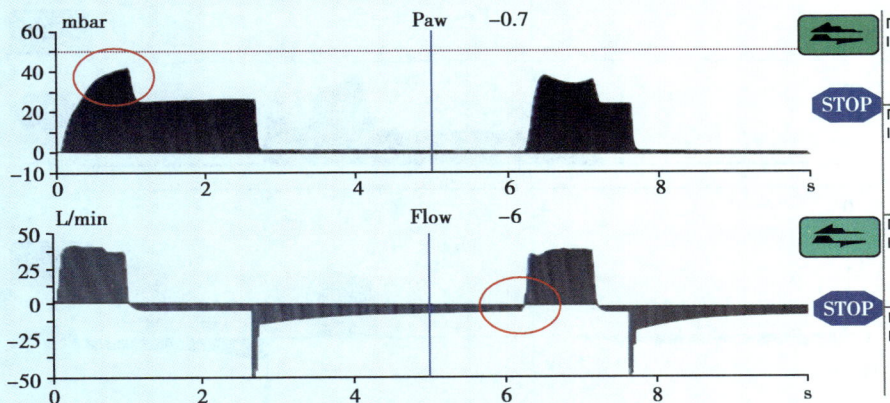

图 2-10-8　气道压力曲线 1

【问题 1】 如何处理？

思路 1：镇静或肌松剂治疗。

对于患者存在人机对抗、呼吸频率较快、分钟通气量较高、呼吸力学监测呼气末流速 >0L/min、存在 PEEPi、存在气体陷闭、存在动态肺过度充气时需要深镇静，保证低通气策略，降低 PEEPi，改善肺过度充气。

思路 2：镇静药物的选择。

（1）丙泊酚起效快，半衰期短，作用时间短，撤药后迅速清醒，镇静深度呈剂量依赖性，容易控制，深镇静、浅镇静皆适宜。大剂量使用时容易引起血流动力学波动。

（2）苯二氮䓬类药物起效略慢，降低呼吸负荷的同时保持稳定的镇静深度，并有明显的抗焦虑作用，适于长期深镇静或联合丙泊酚使用，对血流动力学影响较小，但存在增加谵妄及延长机械通气时间的风险。

（3）α$_2$ 受体激动剂兼具镇静镇痛作用，更适合浅镇静甚至清醒镇静。

思路 3：肌松剂的选择。

对于镇静效果不满意，深镇静后仍然存在人机对抗、呼吸频率较快、存在 PEEPi、存在气体陷闭时，可以考虑应用肌松剂抑制自主呼吸、降低气道高反应性。首选顺阿曲库铵，具有起效快、半衰期短及不增加组胺释放的优点。

【问题 2】 为什么 PaCO$_2$ 仍然进行性升高？

思路 1：肺过度充气的识别。

（1）动态观察胸廓饱满度和听诊呼吸音：识别肺过度充气最简单的方法。如果胸廓越来越饱满，而呼吸音逐渐减弱，潮气量不变的情况下胸廓活动度逐渐缩小，提示肺过度充气。

（2）测定 PEEPi：识别肺过度充气比较可靠的方法。如果应用肌松剂完全抑制自主呼吸，排除呼吸形式对 PEEPi 的影响，可以准确反映肺过度充气的程度。

（3）窒息试验：如果出现食道压或中心静脉压下降，动脉血压上升，提示存在肺过度充气。

思路 2：肺过度充气的控制。

（1）减轻肺过度充气的方法：减慢频率、延长吸呼比、降低潮气量，维持氧合的基础上保证每次呼气时间都非常充分。

（2）保证人机同步，深镇静或应用肌松剂抑制过强的自主呼吸，降低气道高反应性，保证控制性低通气策略的实施。

【问题 3】 如何进行呼吸力学监测？

床旁常规呼吸力学监测（视频）

思路 1：时间 - 流速曲线（图 2-10-9）。

通过时间 - 流速曲线可以判断 PEEPi，评估动态肺过度充气。在深镇静或联合肌松剂完全抑制自主呼吸的条件下，呼气流速曲线显示在下一次吸气开始时，呼气流速仍未回到基线水平，提示呼气不完全，应减慢频率直至呼气流速在下一次吸气前回到基线水平，提示呼气完全；在呼气末阻断气流并维持 5 秒以上，此时测量的气道压即为 PEEPi。

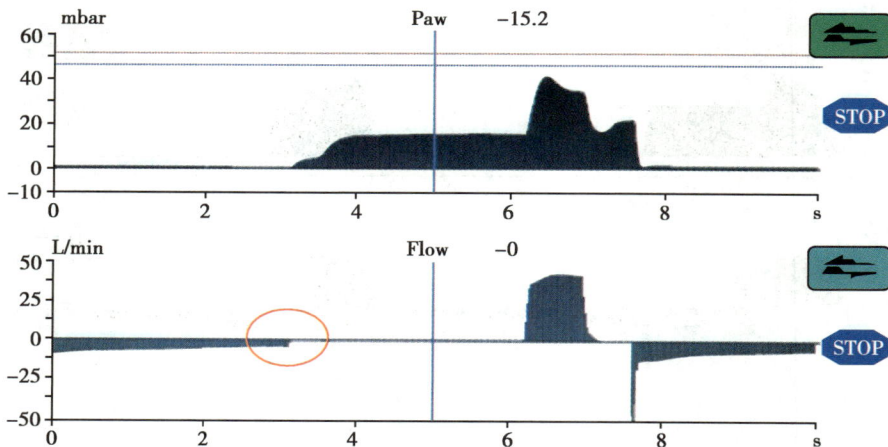

图 2-10-9　气道压力曲线 2

思路 2：压力 - 时间曲线（图 2-10-10）

在深镇静或联合肌松剂完全抑制自主呼吸的条件下，选择容量控制、恒流速，得到压力 - 时间曲线。如果平台压不变，气道峰压升高，提示气道阻力增加，以及有动态肺过度充气加重的可能；如果同时平台压和气道峰压同步升高，提示肺顺应性发生变化，肺过度充气可能是主要原因，应降低潮气量、减慢频率。

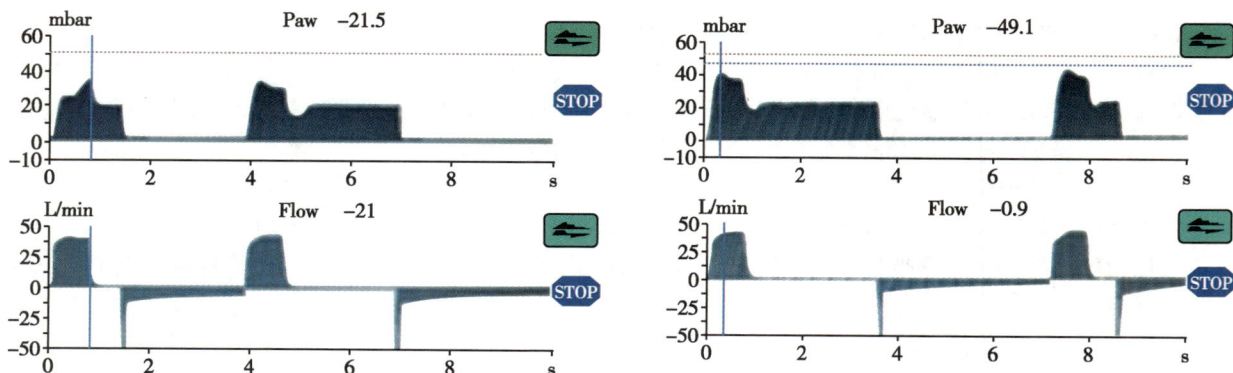

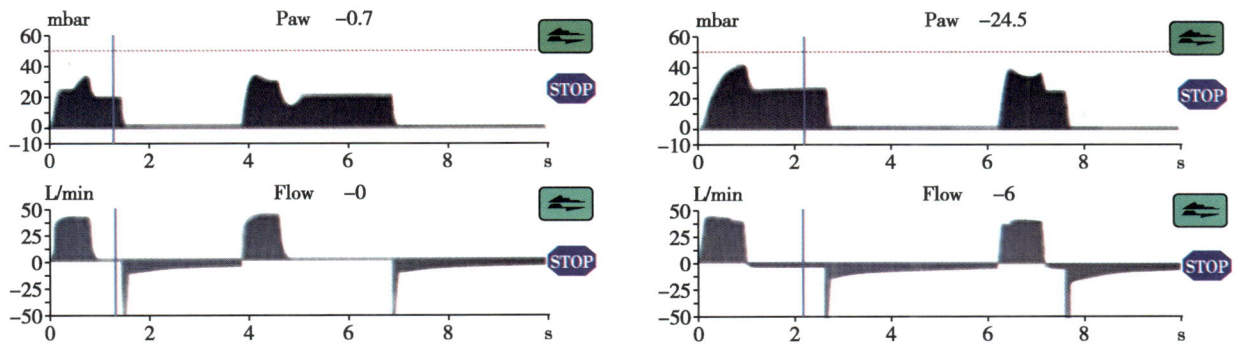

图 2-10-10　压力 - 时间曲线

思路 3：流速 - 容量环（图 2-10-11）

在流速 - 容量环上容量为 0 的坐标点，如果呼气流速不能回到流速为 0 的坐标点，提示存在气体陷闭。

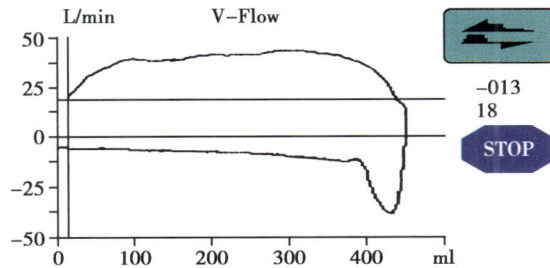

图 2-10-11　流速 - 容量环

进行镇静治疗，镇静目标：RAMSAY 评分 5～6 分，测量 PEEPi 8.2mmHg。调整机械通气参数：潮气量 420ml，呼吸频率 10 次 /min，吸气流速 60L/min，PEEP 0cmH$_2$O。6 小时后测量 PEEPi 4.0mmHg，动脉血气分析 pH 7.35，PaCO$_2$ 45mmHg，PaO$_2$ 66mmHg，Lac 2.2mmol/L。

治疗 3 天后测量 PEEPi 2.2mmHg，双肺听诊呼吸音略弱，未闻及哮鸣音。逐步实施浅镇静，镇静目标 RAMSAY 评分 3～4 分，动脉血气分析 pH 7.38，PaCO$_2$ 42mmHg，PaO$_2$ 78mmHg，Lac 1.0mmol/L。行自主呼吸试验成功后撤离机械通气拔除气管插管。

【问题 1】　有创机械通气的撤离。

思路 1：有创机械通气的撤离的标准如下。

（1）引起重症哮喘的诱发因素已经去除或得到有效控制。

（2）呼吸力学监测显示气道阻力下降、PEEPi 和气体陷闭得以纠正。

（3）动脉血气分析显示 PaCO$_2$ 恢复相对于患者的正常水平。

（4）镇静药物和肌松剂已经撤离，意识清楚，能够配合。

（5）血流动力学稳定。

思路 2：无创机械通气。

有创机械通气撤离后，经过评估严重程度分级为中度或仍有呼吸费力的患者可以考虑无创机械通气继续治疗。

【问题 2】　前述的规范治疗无效，PaCO$_2$ 仍然进行性升高该如何治疗？

思路：对于规范治疗无效或存在气胸等并发症、难以纠正的高碳酸血症也可以考虑无泵动静脉体外肺循环辅助系统 CO$_2$ 体外清除。

（赵鸣雁）

参 考 文 献

[1] 朱蕾. 机械通气. 第 4 版. 上海：上海科学技术出版社，2017.

[2] 葛均波，徐永健，王辰. 内科学. 第 9 版. 北京：人民卫生出版社，2018.

[3] REDDY AP，GUPTA MR. Management of asthma: The current US and European guidelines. Adv Exp Med Biol. 2014；795：81-103.

第十一章 重症消化

消化系统重症疾病较多,本章只讨论 ICU 中最具代表性的三个消化系统重症疾病:重度急性胰腺炎(severe acute pancreatitis,SAP)、急性肝衰竭(acute liver failure,ALF)和上消化道出血(upper gastrointestinal hemorrhage)。SAP 患者均伴有一个或多个器官功能衰竭,病程较长,病死率高达 36%～50%。在本章第一节,重点阐述 SAP 的诊断流程、腹腔高压对全身器官功能的影响以及 SAP 的处理流程。在 SAP 早期阶段,强调病因处理、容量复苏与器官功能支持;晚期阶段着重于营养支持、防控感染与外科干预。肝脏的功能颇为复杂,涉及合成、解毒、排泄和生物转化等,ALF 患者常伴有多器官功能障碍综合征,具有极高的病死率。本章第二节重点阐述了 ALF 的诱发因素、肝功能评价、病因和并发症处理以及体外肝功能支持技术。上消化道出血是临床常见急重症之一,发病率较高,病死率在 3%～14% 之间。多种因素可以导致上消化道出血,部分患者病因不明。本章第三节重点阐述了上消化道出血的病因、出血量估算、危险分层、内镜下的诊断与处理以及循环功能支持。

第一节 重度急性胰腺炎

病例摘要

患者男,43 岁。因"腹痛、腹胀 62 小时"入院。患者 62 小时前饮酒后出现中上腹持续性疼痛,伴有恶心、呕吐,呕吐后腹痛无缓解,就诊于急诊。既往有高三酰甘油血症病史。

查体:体温 38.7℃,呼吸频率 36 次 /min,心率 144 次 /min,血压 149/92mmHg。神志清楚,但间断躁动;皮肤、巩膜无黄染;双肺未发现明显异常;腹膨隆,上腹部压痛、反跳痛和肌紧张,无移动性浊音,肠鸣音弱。

血常规:WBC 14.3×10^9/L,中性粒细胞百分比 86.8%,HCT 47.1%,PLT 100×10^9/L。

生化检查:ALT 82.1U/L,AST 97.5U/L,TB 33.2μmol/L,DB 12.6μmol/L,TP 47.9g/L,ALB 26.6g/L,BUN 10.2mmol/L,Scr 195μmol/L,三酰甘油 28.2mmol/L,血糖 8.8mmol/L,淀粉酶 1 318U/L;血清脂肪酶>2 000U/L;尿淀粉酶 1 716U/L。

血气分析(Venturi 面罩吸氧,FiO$_2$ 40%):pH 7.30,PaO$_2$ 62mmHg,PaCO$_2$ 28mmHg,BE −6.2mmol/L,HCO$_3^-$ 17.6mmol/L,Lac 2.5mmol/L。

凝血功能:PTA 72%,PT 15.3 秒,INR 1.25,APTT 38.6 秒,凝血酶时间(TT)13.5 秒,纤维蛋白原(FIB)6.5g/L。

腹部超声:肝脏与胆囊未见异常,胆总管直径 0.6cm,胰腺显示不清,腹腔少量积液。

腹部增强 CT 见图 2-11-1。

腹水穿刺见红褐色混浊液。

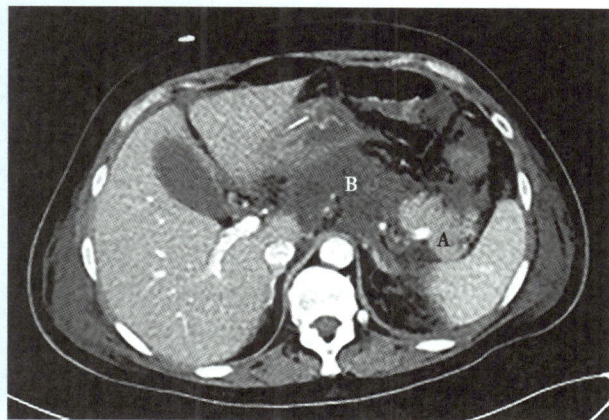

图 2-11-1 腹部增强 CT
A. 急性胰周液体聚积;B. 胰腺实质坏死。

【问题 1】 患者的主要诊断是什么？是否需要处理病因？

根据临床表现、实验室检查以及腹部 CT 和超声检查结果，患者可诊断为急性胰腺炎（acute pancreatitis, AP）。AP 是指多种病因引起的胰酶激活，以胰腺局部炎性反应为主要特征，伴或不伴有其他器官功能障碍或衰竭的疾病。大多数患者的病程呈自限性，20%～30% 的患者临床经过凶险，总体病死率为 5%～10%。

注意：AP 的发病时间以腹痛为起点，而不是以入院时间为起点。

思路 1：中年男性，长期伴有高三酰甘油血症，饮酒后出现急性上腹部持续性疼痛，应高度怀疑 AP。

知识点

AP 的诊断标准

根据 2012 年修订的亚特兰大分类标准，符合以下 3 项特征中的 2 项即可诊断为 AP：①与 AP 符合的腹痛（急性、突发、持续、剧烈的上腹部疼痛，常向背部放射）；②血淀粉酶和 / 或脂肪酶活性至少达到 3 倍正常上限值；③增强 CT/MRI 或腹部超声呈 AP 影像学改变。

思路 2：早期明确并去除 AP 的病因非常重要，以防 AP 进展与复发。

知识点

AP 的常见病因及其处理

常见病因包括胆石症、高三酰甘油血症和饮酒。当血清三酰甘油≥11.3mmol/L 时，临床极易发生 AP。胆源性胰腺炎是我国 AP 的主要病因，对于怀疑或已经证实的胆源性 AP 患者，如果符合重症指标，和 / 或有胆管炎、黄疸、胆总管扩张，或最初判断是轻度 AP 但在治疗中病情恶化者，应行鼻胆管引流或内镜下十二指肠乳头括约肌切开术。在胆源性 AP 恢复后应尽早行胆囊切除术，以防 AP 复发。高三酰甘油血症者应采取降脂治疗。

高三酰甘油血症者应采取降脂治疗。纤维素类仍是治疗严重高脂血症的可选择药物，烟酸、他汀类药物和 N_3- 脂肪酸可作为辅助治疗药物。胰岛素可通过增加脂蛋白脂肪酶活性和加速乳糜微滴的裂解降低血脂水平；肝素可通过促进内皮细胞释放脂蛋白脂肪酶降低血脂水平；对药物治疗反应不佳时，血浆置换可在几小时内显著清除血脂和乳糜微滴。

经临床、生化与影像学等检查不能确定病因者称为特发性 AP。

【问题 2】 患者可以诊断为坏死性胰腺炎吗？

AP 分为两型：间质水肿性胰腺炎和坏死性胰腺炎。大多数 AP 患者由于胰腺炎性水肿引起弥漫性胰腺肿大，偶有局限性肿大，间质水肿性胰腺炎通常在一周内恢复。5%～10% 的 AP 患者发展为胰腺实质坏死，或者同时存在胰周组织的坏死。胰腺从水肿到坏死的演进过程通常需要几天时间，早期增强 CT 有可能低估胰腺及胰周组织的坏死程度，起病 1 周之后的增强 CT 更有诊断价值。根据腹部增强 CT（图 2-11-1），患者可诊断为坏死性胰腺炎。

思路：与间质水肿性胰腺炎比较，AP 患者仅出现胰周坏死就会增加外科干预率。因此，识别患者是否存在胰腺坏死具有较为重要的临床意义。

知识点

胰腺坏死的识别

腹部增强 CT 可识别胰腺坏死区域。间质水肿性胰腺炎表现为胰腺实质均匀强化，但胰周脂肪间隙模糊，可伴有胰周积液；胰腺实质坏死区域表现为无增强区域。

【问题3】 SAP 的诊断标准与诊断流程如何?

根据国际 AP 专题研讨会 2012 年在亚特兰大最新修订的 AP 分级和分类系统,AP 分为轻度、中度和重度急性胰腺炎。轻度急性胰腺炎(mild acute pancreatitis,MAP):具备 AP 的临床表现和生物化学改变,不伴有器官功能衰竭及局部或全身并发症;中度急性胰腺炎(moderately severe acute pancreatitis,MSAP):具备 AP 的临床表现和生物化学改变,伴有一过性的器官功能衰竭(48 小时内可自行恢复),或伴有局部或全身并发症而不存在持续性的器官功能衰竭(48 小时内不能自行恢复);SAP:具备 AP 的临床表现和生物化学改变,须伴有持续的器官功能衰竭(持续 48 小时以上,不能自行恢复的呼吸、循环或肾脏功能衰竭,可累及一个或多个脏器)。

思路 1: 如何识别急性胰腺炎的局部并发症?

判断患者是否存在 AP 的局部并发症是诊断 SAP 的必要程序。

> **知识点**
>
> ### AP 的局部并发症
>
> AP 的常见局部并发症包括急性胰周液体聚积(acute peripancreatic fluid collection,APFC)、急性坏死物聚积(acute necrotic collection,ANC)、胰腺假性囊肿、包裹性坏死(walled-off necrosis,WON)和胰腺脓肿。
>
> 其他局部并发症包括胃流出道梗阻、脾静脉或门静脉血栓形成、坏死性结肠炎、胰管离断综合征。

根据腹部增强 CT 结果(图 2-11-1),患者存在急性胰周液体聚积,至少可以诊断为 MSAP。

思路 2: 如何识别急性胰腺炎的全身并发症?

判断患者是否存在 AP 的全身并发症是诊断 SAP 的必要程序。

> **知识点**
>
> ### 急性胰腺炎的全身性并发症
>
> 在 AP 的作用下,先前存在的合并症(如冠心病、慢性肺部疾病等)急剧恶化或者出现持续性器官功能衰竭。急性肾损伤(acute kidney injury,AKI)、腹腔间隔室综合征(abdominal compartment syndrome,ACS)和急性呼吸窘迫综合征(acute respiratory distress syndrome,ARDS)是需要监测的三个主要并发症。

> **知识点**
>
> ### 急性胰腺炎局部并发症的识别
>
> 1. APFC 发生于病程早期,影像学表现为胰腺内、胰周或胰腺远隔间隙液体聚积,并缺乏完整包膜,可单发或多发。
>
> 2. ANC 发生于病程早期,影像学表现为液体内容物(包含混合的液体和坏死组织),坏死物包括胰腺实质或胰周组织的坏死。
>
> 3. 胰腺假性囊肿多发生于 AP 起病 4 周后,影像学表现为有完整非上皮性包膜包裹的液体聚积,内含胰腺分泌物、肉芽组织、纤维组织等。
>
> 4. WON 多发生于 AP 起病 4 周后,影像学表现为成熟的、包含胰腺和/或胰周坏死组织、具有界限分明炎性包膜的囊实性结构。
>
> 5. 胰腺脓肿的影像学表现为胰腺内或胰周的脓液积聚,外周为纤维囊壁,增强 CT 提示"气泡征"。

思路3：如何评价患者的器官功能衰竭状况。

判断患者是否存在器官功能衰竭是诊断SAP的必要程序。三个器官系统用于评价AP患者的器官功能衰竭状况：呼吸系统、心血管系统和肾脏系统。改良Marshall评分系统（表2-11-1）常用于判断SAP患者的器官功能衰竭状况，单一器官系统的改良Marshall评分≥2分可诊断为器官功能衰竭，患者存在两个或两个以上的器官功能衰竭，可诊断为多器官功能衰竭（multiple organ failure，MOF）。

表2-11-1 判断重度急性胰腺炎伴有器官功能衰竭的改良Marshall评分系统

项目	评分/分				
	0	1	2	3	4
呼吸（PaO_2/FiO_2）	>400	301~400	201~300	101~200	<101
循环（收缩压，mmHg）	>90	<90，补液后可纠正	<90，补液不能纠正	<90，pH<7.3	<90，pH<7.2
肾脏（肌酐，μmol/L）	<134	134~169	170~310	311~439	>439

注：PaO_2为动脉血氧分压；FiO_2为吸氧浓度；按照空气（21%）、纯氧2L/min（25%）、纯氧4L/min（30%）、纯氧6~8L/min（40%）、纯氧9~10L/min（50%）换算。

根据改良Marshall评分系统，患者已存在呼吸与肾脏两个器官系统衰竭，符合MOF的诊断标准。由于器官衰竭的持续时间已超过48小时，患者可诊断为SAP。

思路4：如何规范AP的诊断流程？

完整的AP诊断应包括疾病诊断、病因诊断、分级诊断、并发症诊断。临床上应注意一部分AP患者有从MAP转化为SAP的可能。AP的诊断流程见图2-11-2。

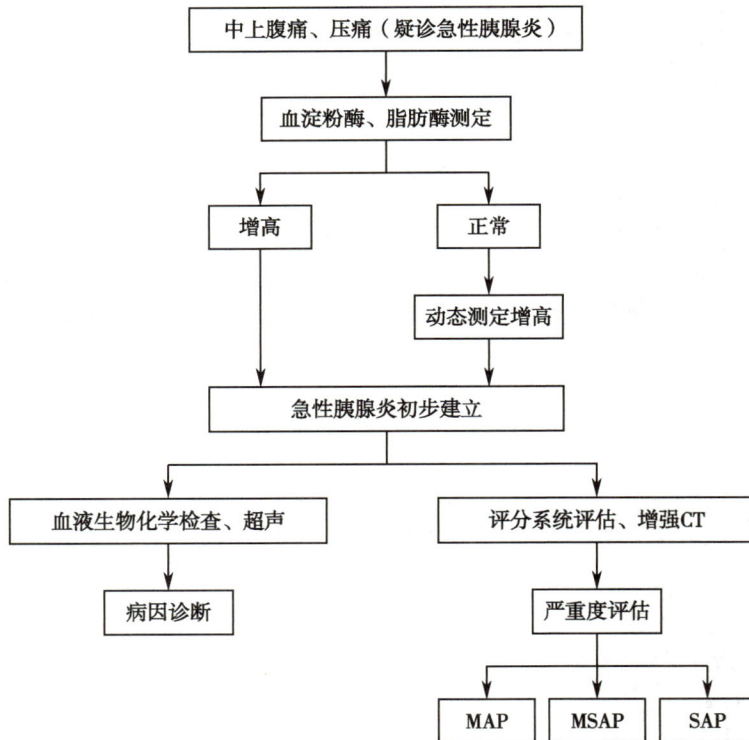

图2-11-2 急性胰腺炎的诊断流程

CT为计算机断层扫描，MAP为轻度急性胰腺炎，MSAP为中度急性胰腺炎，SAP为重度急性胰腺炎。

思路5：患者是否需要入住ICU？

如果AP患者的病情很严重或可能加重，患者应该入住ICU接受治疗。

急性胰腺炎患者入住 ICU 的适应证

根据美国重症医学会指南，符合以下 1 项或 1 项以上标准者需要入住 ICU：①心率>150 次/min 或 <40 次/min；②收缩压<80mmHg，或平均动脉压<60mmHg，或舒张压>120mmHg；③呼吸>35 次/min；④血钠<110mmol/L 或>170mmol/L；⑤血钾<2.0mmol/L 或>7.0mmol/L；⑥PaO_2<50mmHg；⑦pH<7.1 或>7.7；⑧血糖>44mmol/L；⑨血钙>3.75mmol/L；⑩无尿；⑪昏迷。

伴有器官功能衰竭的患者都应入住 ICU。该患者已出现呼吸与肾脏的持续性器官功能衰竭，必须入住 ICU 接受进一步的支持治疗。

患者入住 ICU 1 小时后的情况

患者从急诊转入 ICU。入 ICU 时，患者躁动，体温 38.2℃，心率 142 次/min，呼吸急促。留置尿管并监测膀胱内压（腹内压），腹内压 19~22mmHg，入 ICU 第 1 小时尿量为 20ml。留置右侧颈内静脉导管，CVP 9mmHg，$ScvO_2$ 59%；血压 155/97mmHg，心脏指数 2.5L/（min·m²）。

血气分析（Venturi 面罩吸氧，FiO_2 50%）：pH 7.28，$PaCO_2$ 26mmHg，PaO_2 58mmHg，BE −9.8mmol/L，Lac 4.1mmol/L。

血常规：WBC 15.7×10⁹/L，中性粒细胞百分比 89.4%，HCT 49.5%，PLT 107×10⁹/L。

生化检查：ALT 113.8U/L，AST 186.9U/L，TB 36.7mol/L，DB 22.6mol/L，TP 46.3g/L，ALB 26.4g/L，BUN 15.8mmol/L，Scr 221mol/L。

床旁胸部 X 线片显示双肺磨玻璃样改变。

【问题】 患者入 ICU 后应采取哪些处理措施？

1. 面罩吸氧，充分建立有效的静脉通路。

2. 适度的镇痛镇静，使患者安静舒适，能够配合医务人员接受治疗。

3. 根据氧合情况，判断是否需要建立人工气道，给予呼吸机辅助呼吸，以纠正低氧血症，降低呼吸功耗。

4. 血流动力学监测，观察并判断患者的容量反应性，优化血流动力学参数，纠正组织低灌注，改善细胞代谢，尽快使动脉血乳酸降至正常水平。

5. 控制腹内压。

6. 动态监测血肌酐、尿量以及全身状况的变化，判断患者是否需要肾脏替代治疗。

7. 持续胃肠减压，让胰腺休息，考虑使用抑制胰腺外分泌功能的药物。

8. 营养代谢支持治疗。

9. 防控感染。

思路 1：患者躁动，不配合治疗，适度的镇痛镇静是患者接受治疗的必要条件。由于静脉注射镇痛镇静药物可能会抑制呼吸，导致低血压，因此，在镇痛镇静之前必须建立有效的静脉通路，以便于补液和给予血管活性药物。AP 患者出现定向力障碍、意识模糊、幻觉等异常精神状态应怀疑胰性脑病（pancreatic encephalopathy，PE）。PE 多发生于 AP 早期，是 AP 的严重并发症之一。

胰性脑病的诊断

由于缺乏特异性临床症状、体征、可靠的影像学及实验室诊断标准，PE 是一种排除性诊断：①具有明确的 AP 或慢性复发性胰腺炎病史；②在原发病的基础上，出现不能用其他原因解释（中枢神经系统器质性病变、休克、继发性脑循环障碍、肝肺肾功能障碍、维生素 B_1 缺乏、糖代谢紊乱等）的神经精神症状。满足上述条件应首先考虑 PE。

约 18% 的 SAP 患者可出现 PE,病死率接近 70%。PE 的确切发病机制尚未明确,一般认为,SAP 时大量胰酶,包括胰蛋白酶、胰脂肪酶、弹力纤维酶、磷脂酶 A_2(phospholipase A_2,PLA_2)、血管舒张素以及激肽等被激活并释放入血,其中,PLA_2 可能是引发 PE 的主要介质,具有强烈的细胞毒性和很强的噬神经性,能够破坏血脑屏障,使脑组织发生出血、水肿、局灶性坏死,甚至是中枢神经系统白质的脱髓鞘改变,进而引发形式多样的神经精神症状。

治疗措施主要是处理原发疾病。其他治疗包括:甘露醇脱水控制颅内压;亚低温治疗降低脑氧耗,实施脑保护;使用胞磷胆碱、肌苷、辅酶 A 等中枢神经营养药物以及适度的镇静等。

思路 2:患者呼吸急促,$PaO_2/FiO_2<200$,结合病史与胸部 X 线片表现,可诊断为 ARDS(中度),具有气管插管接受机械通气治疗的指征。机械通气的治疗目标是纠正低氧血症和减少呼吸功耗。动脉血乳酸 $\geq4.0mmol/L$,表明患者存在严重的组织灌注不良,而患者在急诊室接受液体复苏后 CVP 已达到 9mmHg,是否需要继续补液尚不清楚,此时需要对患者进行血流动力学监测,以判断患者的容量反应性,容量复苏的目标是尽快纠正组织低灌注,改善细胞代谢,使血乳酸尽快恢复到正常水平;同时避免容量过负荷。

知识点

SAP 的初始容量管理

1. 立即评价患者的血流动力学状态。在初始的 12~24 小时内对患者实施容量复苏最为获益。

2. 表现为低血压和心动过速的严重容量不足患者需要快速补液。

3. 优先选择乳酸林格液实施容量复苏。

4. 在 SAP 早期,应动态评价患者的液体需要量,尽快达到容量复苏的目标:①心率 <120 次 /min;②平均动脉压维持于 65~85mmHg 之间;③尿量维持于 0.5~1ml/(kg·h);④红细胞压积稳定在 33%~44% 之间;⑤稳定的血清尿素氮和肌酐水平。

思路 3:患者尿少,血肌酐进行性升高,已经出现了急性肾损伤(acute kidney injury,AKI),此时需要鉴别患者是肾前性 AKI 还是肾性 AKI。患者腹内压(intra-abdominal pressure,IAP)达到 19~22mmHg,应该高度关注 IAP 升高对全身重要器官功能的影响。

知识点

腹腔高压与腹腔间隔室综合征的定义

世界腹腔间隔室综合征联合会(World Society of the Abdominal Compartment Syndrome,WSACS)统一定义

定义 1   腹内压是指腹腔内的稳态压力。

定义 2   腹腔灌注压(abdominal perfusion pressure,APP)= 平均动脉压(mean arterial pressure,MAP)−IAP

定义 3   肾小球滤过梯度(filtration gradient,FG)= 肾小球滤过压(glomerular filtration pressure,GFP)− 近端肾小管压力(proximal tubular pressure,PTP)= MAP−2×IAP

定义 4   IAP 应该以 mmHg 表示,在仰卧位、呼气末、确保腹部肌肉无收缩时测量,传感器零点水平位于腋中线处。

定义 5   间歇性 IAP 测量的标准方法是经膀胱注入最多 25ml 无菌生理盐水后测量。

定义 6   成年重症患者的 IAP 正常值为 5~7mmHg。

定义 7   腹腔高压(intra-abdominal hypertension,IAH)定义为持续或反复的 IAP 病理性升高 ≥12mmHg。

定义 8   IAH 分级:Ⅰ级,IAP 12~15mmHg;Ⅱ级,IAP 16~20mmHg;Ⅲ级,IAP 21~25mmHg;Ⅳ级,IAP>25mmHg。

定义9　腹腔间隔室综合征科或放射介入治疗。

定义11　继发性ACS是指原发病变并非起源于腹盆腔。

定义12　复发性ACS是指原发性或继发性ACS经过手术或非手术治疗后再次发生。

思路4：IAH对全身脏器功能的影响。

IAH导致膈肌向头侧移位，胸腔内压增高，肺的功能残气量和心排出量下降，腹腔重要脏器，如肝脏、肾脏和肠道的血流量也会降低；IAH还增加了肾静脉压力，降低肾静脉血流，导致肾动脉血流量和肾皮质灌注减少。当IAH发展为ACS时，全身重要器官系统，包括神经、呼吸、循环、肝脏、肾脏和肠道功能都可能受到严重影响。处理措施是尽早降低IAP，IAH/ACS的非手术处理措施包括排空胃和肠道内容物、引流腹腔积液、改善腹壁顺应性（适当镇痛镇静，床头抬高>20°，必要时使用肌松剂）、优化液体管理以避免液体过负荷。当IAP>25mmHg和/或APP<50mmHg并伴有新发的器官功能障碍或衰竭，且内科保守治疗无效时，应考虑外科开腹减压，缓解腹腔高压对重要器官功能的不利影响。

> **知识点**
>
> ## IAH状态下AKI的处理
>
> SAP患者出现AKI的原因可能与肾脏灌注不足或SAP所致的炎性损伤有关。肾脏是对血流量和灌注压有双重需求的器官，维持恰当的肾脏血流量和肾脏灌注压对维持必要的肾小球滤过率十分重要。
>
> FG（FG＝GFP-PTP）是肾小球的净滤过压和产生原尿的有效压力。IAH状态下GFP近似于APP，PTP近似于IAP，FG=APP-IAP=（MAP-IAP）-IAP=MAP-（2×IAP）。因此，在IAH状态下应将MAP维持在较高的水平，以维持有效的FG和肾小球滤过率。

思路5：临床常使用生长抑素及其类似物治疗SAP患者，即通过抑制胰腺外分泌功能让胰腺休息，但它不是治疗SAP的必要措施。

> **知识点**
>
> ## 生长抑素与蛋白酶抑制剂可用于治疗急性胰腺炎吗？
>
> 生长抑素及其长效类似物（奥曲肽）可能通过直接抑制胰腺外分泌功能而发挥胰腺保护作用，尽管其临床应用广泛，但没有可靠证据显示其可改善患者的生存率或临床表现。
>
> 胰腺分泌活化蛋白酶的自身消化作用是AP的发病机制之一。但蛋白酶抑制剂，包括抑肽酶、甲磺酸加贝酯、乌司他丁等药物并未使SAP患者显著获益。其他的辅助治疗药物，包括抗氧化剂、胸腺肽、非甾体类抗炎药、阿托品、西咪替丁、奥美拉唑、肠道益生菌等，也未能使患者显著获益。

思路6：血液滤过治疗对重度急性胰腺炎患者有益吗？

SAP患者早期普遍表现为广泛的、难以控制的全身炎症反应，大量炎症介质与细胞因子，如磷脂酶、激肽、肿瘤坏死因子、白细胞介素（IL）-1、IL-6等释放可以诱导患者出现MODS。因此，在初始症状出现和器官功能障碍/衰竭之间存在着潜在的炎症反应治疗窗。理论上，连续静脉-静脉血液滤过（continuous veno-venous hemofiltration，CVVH）能够部分清除血浆中的炎症介质与细胞因子，因而有可能使SAP患者获益。

目前仅有几个小规模的临床研究发现CVVH降低了SAP患者血浆细胞因子水平和病死率。这些研究中多数为非对照研究，并且各研究之间存在很大的差异，如CVVH的时机、剂量、滤膜类型、更换滤器间隔、抗凝与CVVH持续时间变异度较大，这些参数对CVVH效能的影响基本没有报道。基于此，临床不应将CVVH作为治疗SAP的常规手段。当SAP患者并发AKI时，应该根据患者病情和AKI的严重程度、血肌酐的动态变化等指标决定患者是否需要 CVVH。CVVH 联合血液灌流或血浆灌流等杂合式血液净化技术治疗 SAP 的临床价值尚待进一步的研究。

思路 7：SAP 患者实施营养支持的路径与方式。

在患者入院后 24～48 小时内完成液体复苏后，建议给 SAP 患者留置胃管或空肠喂养管，实施滋养性肠内营养（enteral nutrition，EN），并逐步达到目标营养量。在 SAP 发生 7 天后，如果 EN 依然难以实施，应该考虑给患者实施肠外营养（parenteral nutrition，PN）支持。

知识点

SAP 患者实施营养支持的路径与方式

肠内营养可显著降低感染、器官衰竭发生率和死亡率，但早期 EN（入院后 <24 小时）并不优于晚期口服喂养（入院 >72 小时）。鼻饲仅限于入院 3～5 天后口服能量摄入不足的 SAP 患者。经鼻胃管喂养和经鼻空肠喂养疗效无显著差异，当 SAP 患者存在胃排空障碍时，临床常选择经鼻空肠管喂养。当入院 7 天后口服或鼻饲不耐受或不能满足营养需求时，可以通过 PN 补充营养。对于高脂血症患者，应减少脂肪类物质的补充。

患者入住 ICU 治疗 12 天后的情况

入住 ICU 当天，经过积极的液体复苏、优化血流动力学参数、呼吸支持等治疗后，患者全身状况趋于稳定，体温波动在 36～38.5℃，心率 100 次 /min 左右，血压平稳，呼吸机辅助呼吸（PSV 模式），FiO_2 40%，PEEP 8cmH$_2$O，PS 15cmH$_2$O，SpO_2 波动在 96%～99%；动脉血乳酸 <2mmol/L；尿量增加，血肌酐逐渐下降至正常水平。入 ICU 第 5 天，在胃镜引导下，经鼻留置空肠喂养管，实施肠内营养。

入 ICU 第 12 天（AP 发病第 15 天），患者自感腹部胀痛加重，体温升至 39.2℃，心率与呼吸频率较前明显加快，CVP 9～11mmHg，尿少，膀胱内压 16～20mmHg。查体：上腹部略膨隆，剑突下可触及直径 6～8cm 的包块，边界不清，质硬，有压痛，无反跳痛和肌紧张，肠鸣音弱。

血常规：WBC $17.1×10^9$/L，中性粒细胞百分比 92.3%，Hb 80g/L，HCT 23.7%，PLT $230×10^9$/L。

生化检查：ALT 164U/L，AST 71U/L，TB 11.4mol/L，DB 5.8mol/L，TP 40.5g/L，ALB 23.7g/L，Scr 152mol/L，BUN 8.4mmol/L，AMY 68U/L。

血气分析（PSV 模式，FiO_2 40%，PEEP 8cmH$_2$O，PS 15cmH$_2$O）：pH 7.32，PaO_2 65mmHg，$PaCO_2$ 30mmHg，BE −6.4mmol/L，HCO_3^- 21.7mmol/L，Lac 2.6mmol/L。

腹部增强 CT 见图 2-11-3。

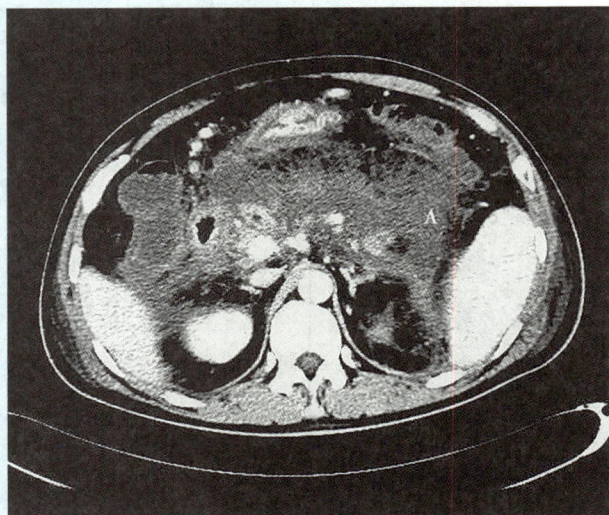

图 2-11-3　急性胰腺炎发病第 15 天腹部增强 CT
A 指胰尾部坏死区域组织细针吸引，涂片发现大量革兰氏阴性杆菌。

【问题 1】 如何判断和处理胰腺坏死继发感染？感染的来源是什么？

胰腺坏死继发感染（infected pancreatic necrosis，IPN）通常发生于 AP 发病后 2～4 周。死亡率为 25%～40%；如果同时存在器官功能衰竭，即可诊断为"极重型急性胰腺炎（critical acute pancreatitis）"，死亡率将增加 1 倍。以下三种情况考虑 IPN：①在影像上胰腺坏死区呈"气泡征"，这是胰腺坏死继发感染的特异性征象；②在 CT 引导下通过细针吸引（fine-needle aspiration，FNA）获取胰腺坏死组织进行革兰氏染色和 / 或培养，结果呈阳性；③临床高度怀疑 IPN。由于假阳性率较高，不推荐常规行 FNA。导管相关性血流感染和肠源性感染是 ICU 中胰腺 / 胰周坏死组织继发感染的重要路径,阻断感染的细菌或真菌来源非常重要。因此,临床要密切注意防控导管相关性血流感染,尽早开始肠内营养,防止肠道细菌移位。

> **知识点**
>
> ### 胰腺 / 胰周组织坏死继发感染的途径
>
> 1. 通过全身循环血行播散。
> 2. 定植于十二指肠的病原体逆流至胰腺管。
> 3. 行十二指肠乳头切开时导致胆管污染。
> 4. 结肠的细菌移位。肠道通透性增加、宿主免疫力下降、肠道菌群改变是导致细菌移位的重要原因。

【问题2】 SAP 患者使用抗生素的适应证是什么?

不是所有的 SAP 患者都应接受抗生素治疗。胰腺坏死面积超过 30% 的患者中,40%～70% 的患者出现了 IPN,IPN 显著增加了 SAP 的病死率。IPN 患者中,革兰氏阴性杆菌的分离率最高,其次为革兰氏阳性球菌,厌氧菌和念珠菌的分离率分别为 8%～15% 和 20%～25%,经验性使用抗生素应该覆盖革兰氏阴性杆菌、革兰氏阳性球菌和厌氧菌。具有多个侵袭性念珠菌感染危险因素(抗生素暴露、血管内导管留置、胃肠外营养、长期住院等)的患者,对经验性抗生素治疗无临床反应时,应怀疑患者可能存在真菌感染。可以考虑在 CT 引导下通过 FNA(CT-FNA)获取胰腺坏死组织进行涂片或培养,以寻找真菌病原学依据。真菌感染中白色念珠菌的分离率最高,近年来非白色念珠菌感染呈现增加趋势,对于血流动力学不稳定或先前使用过唑类抗真菌药物的患者,应优先使用棘白菌素类药物。获得 IPN 的确切病原学依据后,将经验性使用抗生素转化为靶向抗感染治疗。

> **知识点**
>
> ### SAP 患者使用抗生素的适应证
>
> 1. 胰腺外感染,如胆管炎、导管相关性感染、菌血症、泌尿系感染、肺炎等应该给予抗生素治疗。
> 2. 不推荐在 SAP 患者中常规预防性使用抗生素。
> 3. 不推荐在无菌坏死性胰腺炎患者中使用抗生素以预防 IPN。
> 4. 在住院后的 7～10 天内,胰腺或胰腺外组织坏死的患者病情恶化或不能改善,应怀疑 IPN,考虑通过 CT-FNA 获取胰腺坏死组织进行革兰氏染色或培养,以指导抗生素的应用;没有进行 CT-FNA 的患者,应经验性给予抗生素治疗。
> 5. IPN 患者应选择具有较好胰血屏障穿透性的抗生素,如碳青霉烯、喹诺酮、甲硝唑等,以延迟或避免外科干预。
> 6. 不推荐常规预防性或治疗性应用抗真菌药物。

【问题3】 如何处理胰腺坏死继发感染?

IPN 不是外科处理的绝对适应证,如果抗感染治疗无效,则需要外科干预。在疾病进展过程中,外科干预越早,死亡率越高。事实上,外科治疗不能充分控制早期 SAP 患者的全身炎症反应。如果在 SAP 晚期(AP 发病 4 周后包裹性坏死已形成)进行外科处理,再手术率降低,死亡率显著改善。"微创外科(minimally invasive surgery,MIS)"已成为大多数 IPN 患者实施开放性坏死组织清除术的可替代方案。与开放性坏死组织清除术比较,微创进阶方法(minimally invasive step-up approach)降低了术后并发症的发生率。第一步为经皮或内镜下经胃引流,优先选择左侧腹膜后路径。如果 72 小时后临床状况未见改善,并且存在引流管位置不当或者需要引流其他积液区域时,实施第二次引流。如果第二次引流无法实施,或者再过 72 小时后临床状况未见改善,实施第二步,即视频辅助腹膜后坏死组织清除术(video-assisted retroperitoneal necrosectomy,VARD),术后留置灌洗管。微创进阶处理的目的不是为了清除坏死组织,而是控制感染灶和全身炎症反应。应该注意，在 SAP 发病早期（<2 周），如果患者出现胰腺或胰周感染性积液，可以考虑实施经皮穿刺引流术。胰瘘是外科术后常见的并发症之一。

知识点

胰腺坏死继发感染的微创外科处理方法

1. 经皮穿刺引流（percutaneous drainage，PD）　在 CT 或超声引导下，合理选择穿刺点，经皮穿刺置管（≥8F）引流，可放置多根引流管，适宜于处理胰周积液继发感染。

2. 经腹膜腹腔镜处理（transperitoneal laparoscopic approach，TPLA）　采用传统腹腔镜技术经胃大弯到达胰囊，清除胰腺 / 胰周坏死继发感染的组织后，留置大孔引流管。

3. VARD　在视频辅助下，清除腹膜后坏死组织后留置大孔引流管。

4. 腹腔镜经胃引流术（laparoscopic transgastric drainage，TGLD）　采用传统腹腔镜技术切开胃前壁，经腹腔镜超声技术定位胃后胰腺坏死组织，然后切开胃后壁，将感染性坏死组织排至胃腔，然后缝合胃前壁。

5. 内镜下经胃引流术（transgastric endoscopy drainage，TGED）　在超声内镜引导下，经胃将 2 根或多根引流管插入至胰腺坏死继发感染区域。

【问题4】　如何划分 AP 的病程阶段？管理流程如何？

AP 的病程分为早期与晚期两个阶段。早期阶段表现为宿主对局部胰腺损伤反应所致的全身性紊乱，通常持续一周左右；晚期阶段表现为持续性全身炎症反应或出现胰腺局部并发症，通常持续数周或数月，晚期阶段仅出现于 MSAP 和 SAP 患者。在 SAP 早期阶段，强调病因处理、容量复苏与器官功能支持，胆源性 SAP 发病的 48～72 小时内为行内镜逆行胰胆管造影（endoscopic retrograde cholangiopancreatography，ERCP）的最佳时机。而胆源性 MAP 于住院期间均可行 ERCP 治疗，除因严重的 ACS 外，均不建议外科手术治疗。晚期阶段着重于营养支持和防控感染，当患者出现 IPN 时，遵循"3D"原则：延迟（delay）、引流（drain）和清除（debride）病灶。在病情稳定的情况下，尽量在 AP 发病 4 周后、内容物液化形成包裹性坏死并与周围组织形成清晰边界时实施外科干预，并且优先选择 MIS，以降低外科并发症。AP 的临床表现与管理流程见图 2-11-4。

【问题5】　SAP 的预后如何？

约 80% 的 AP 患者发展为 MAP 或 MSAP，MAP 通常在 1～2 周内恢复，病死率极低；对于有重症倾向的 AP 患者（MSAP），需要定期监测各项生命体征并持续评估；约 20% 的 AP 患者将发展为 SAP，SAP 病程较长，死亡率约为 20%。

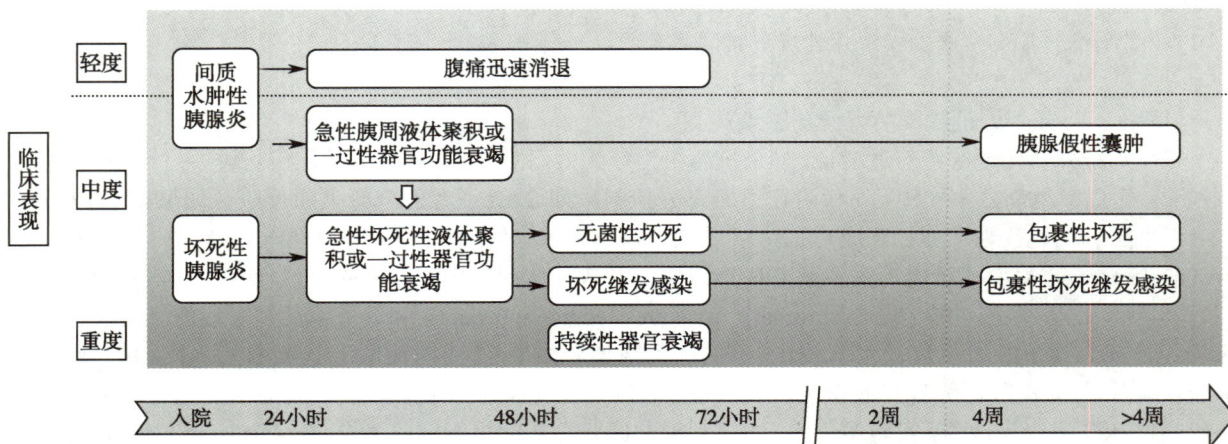

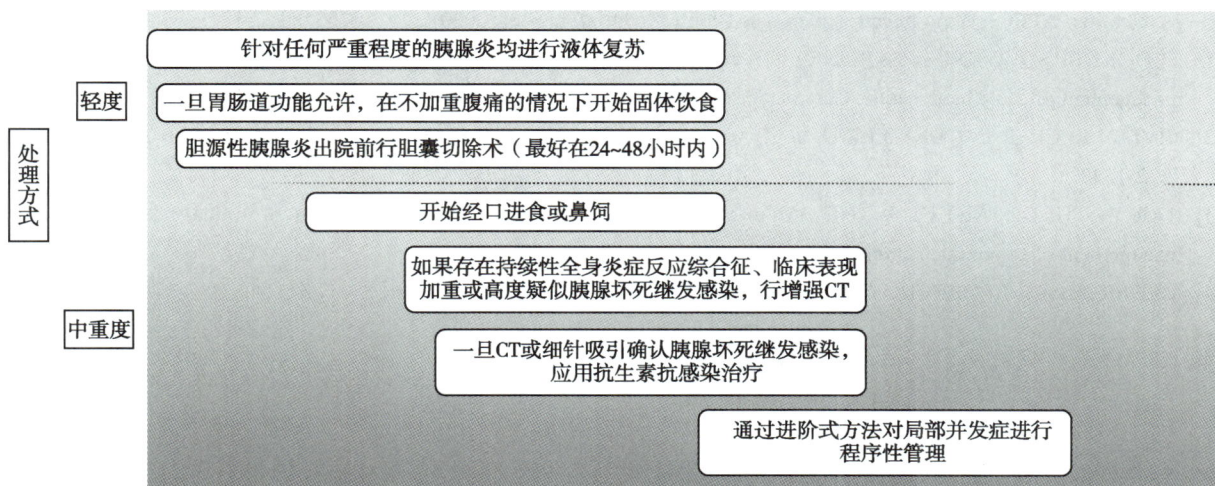

图 2-11-4 急性胰腺炎的临床表现与管理流程
SIRS 为全身炎症反应综合征，FNA 为细针吸引。

患者入 ICU 第 13 天，在 CT 引导下行胰周积液穿刺引流术，并根据引流液的细菌学培养结果调整抗生素使用，术后患者一般状况与器官功能呈一过性好转，但患者仍间断发热，始终不能撤离呼吸机，考虑胰腺坏死继发感染处理不彻底。入 ICU 第 21 天，胰腺坏死组织与正常胰腺组织已明显分层，在全麻下行开腹探查、胰腺/胰周坏死组织清除术、空肠造瘘术。开腹探查术后 1 周内，患者体温、血象恢复正常，呼吸与肾脏功能显著好转。入 ICU 第 30 天，患者成功撤离呼吸机转入普外科。

（李文雄）

参 考 文 献

[1] BANKS PA，BOLLENTL，DERVENIS C，et al. Classification of acute pancreatitis—2012：revision of Atlanta classification and definitions by international consensus.Gut，2013，62（1）：102-111.

[2] 中华医学会消化病学分会胰腺疾病学组. 中国急性胰腺炎诊治指南. 中华消化杂志，2013，33（4）：217-222.

[3] TENNER S，BAILLIE J，DEWITT J，et al. American college of gastroenterology guidelines：Management of acute pancreatitis. Am J Gastroenterol，2013，108（9）：1400-1415.

[4] Working Group IAP/APA Acute Pancreatitis Guidelines. IAP/APA evidence-based guidelines for the management of acute pancreatitis. Pancreatology，2013，13（4）（suppl 2）：e1-e15.

[5] ZHANG XP，TIAN H. Pathogenesis of pancreatic encephalopathy in severe acute pancreatitis. Hepatobiliary Pancreat Dis Int，2007，6（2）：134-140.

[6] WANG SQ，XU L，FENG XY，et al. Is continuous veno-venous hemofiltration effective against severe acute pancreatitis？ Artificial Organs，2013，37（7）：615-622.

[7] REUKEN PA，ALBIG H，RODEL J，et al. Fungal infections in patients with infected pancreatic necrosis and pseudocysts：risk factors and outcome. Pancreas，2018，47（1）：92-98.

[8] VAN SANTVOORT HC，BESSELINK MG，BAKKER OJ，et al. A step-up approach or open necrosectomy for necrotizing pancreatitis. Engl J Med，2010，362（16）：1491-1502.

[9] VANDIJK SM，HALLENSLEBEN NDL，VANSANTVOORT HC，et al. Acute pancreatitis：recent advances through randomised trials. Gut，2017，66（11）：2024-2032.

[10] SCHEPERS NJ，HALLENSLEBEN NDL，BESSELINK MG，et al. Urgent endoscopic retrograde cholangiopancreatography with sphincterotomy versus conservative treatment in predicted severe acute gallstone

pancreatitis（APEC）：a multicentre randomised controlled trial. Lancet，2020，396（10245）：167-176.

[11] CROCKETT SD，WANI S，GARDNER TB，et al. American Gastroenterological Association Institute guideline on initial management of acute pancreatitis. Gastroenterology，2018，154（4）：1096-1101.

[12] VIVIAN E，CLER L，CONWELL D，et al. Acute pancreatitis task force on quality. Am J Gastroenterol，2019，114（8）：1322-1342.

[13] BARON TH，DIMAIO CJ，WANG AY，et al. American Gastroenterological Association clinical practice update：management of pancreatic necrosis. Gastroenterol，2020，158（1）：67-75.

[14] MEDEROS MA，REBER HA，GIRGIS MD. Acute pancreatitis：A review. JAMA，2021，325（4）：382-390.

第二节　急性肝衰竭

病例摘要

患者女，46岁，体重55kg。以"呕吐、皮肤黄染4天余，意识障碍1天余"为主诉来我院就诊。患者于4天前食用野生蘑菇后出现恶心、呕吐胃内容物，伴乏力，至当地医院就诊，给予洗胃和对症治疗，患者出现进行性黄疸，口鼻腔黏膜出血，皮肤大片瘀斑，1天前逐渐出现意识障碍等，为求进一步治疗转入本院ICU。

患者发病以来进食少，小便减少，大便未解。既往体健，无特殊。

查体：体温37.5℃，脉搏90次/min，血压116/70mmHg，呼吸18次/min，$SpO_2$97%，意识模糊，不能配合体检，皮肤与巩膜重度黄染，双上肢及下肢皮肤静脉输液穿刺处可见大片瘀斑，颈静脉无怒张，双肺未闻及湿性啰音及哮鸣音，心率90次/min，律齐，心音有力，未闻及奔马律及病理性杂音，腹平软，右上腹压痛，肝下界未及，双下肢不肿。

外院化验示肝炎全套阴性。

急诊生化检查：WBC $11.3×10^9$/L，Hb 11.3g/L，HCT 38%，PLT $163×10^9$/L。尿常规正常；Scr 55μmol/L；ALT 860U/L；TB 220.4μmol/L，结合胆红素（DB）112.3μmol/L，非结合胆红素（IB）108.1μmol/L；ALB 35g/L，PAB 143mg/L。

凝血功能：PT 37秒，INR 2.6，PTA 30%，FIB 1.5g/L，APTT 86秒。

【问题1】　根据患者情况，目前的可疑诊断是什么？

根据患者病史、临床表现、体征和化验检查结果，高度怀疑误食蘑菇致毒蕈中毒，引起ALF。

ALF不是一个独立的疾病，而是由多种原因引起的一个临床综合征，因此，详细询问病史，包括服用药物史、接触毒物和食物、创伤和女性妊娠情况等非常重要。

思路1：尽快明确病因对ALF治疗有帮助。

ALF常见病因包括缺血缺氧、脓毒症、急性妊娠脂肪肝、药物与毒物中毒、肝移植及部分肝叶切除、创伤与手术打击、病毒性肝炎、自身免疫性肝炎、高热、肝脏重度幼稚细胞浸润等，在我国ALF的主要病因是乙型肝炎病毒感染。

思路2：临床上如何定义肝衰竭？

知识点

肝衰竭的定义

肝衰竭是多种因素引起的严重肝脏损害，导致其解毒、合成、生物转化和排泄等功能发生严重障碍或失代偿，出现以黄疸、凝血功能障碍、肝肾综合征、肝性脑病、腹水等为主要表现的一组临床症候群。

【问题2】　ALF临床表现有哪些？

肝脏涉及合成、解毒、排泄和生物转化等功能，因此患者一旦发生ALF，可出现多个器官功能受损的临床表现。

知识点

ALF 的临床表现特点

ALF 不仅仅累及肝,还会引起多器官功能损害,其临床表现也复杂多样,除了原发疾病的相关症状、体征外,尚可出现几乎累及全身各个系统的并发症。

思路 1: ALF 常累及多个系统,临床表现多样。本例患者出现了昏迷和凝血功能障碍等。ALF 常见临床表现和并发症可归纳为以下几个方面。

1. 全身症状 全身情况极差、体质极度虚弱、发热和高度乏力等。

2. 凝血机制异常 几乎发生于所有的病例,出血可发生在鼻、口腔、消化道和颅内,可发展至弥散性血管内凝血(disseminated intravascular coagulation,DIC)。

3. 消化道症状 顽固性呃逆、腹胀、肠麻痹、恶心、呕吐、黄疸进行性加重。

4. 肝性脑病(hepatic encephalopathy,HE) HE 是由于肝功能严重减退导致毒性代谢产物在血循环内堆积引起意识障碍、智能改变和神经肌肉功能损害的一组临床综合征。

5. 急性呼吸功能障碍 30% 以上的 ALF 患者会发生 ARDS。

6. AKI。

7. 循环功能障碍 ALF 患者存在高动力状态,表现为心排出量增高和外周血管阻力降低。

8. 感染 由于肝脏的肝巨噬细胞系统清除肠源性内毒素的功能障碍,很多 ALF 患者可发生内毒素血症,继而加重肝损害。

9. 急性胰腺炎 尸体解剖证明大约 30% 的 ALF 患者发生胰腺水肿、出血和脂肪坏死,临床有 10%~15% 的 ALF 患者并发 SAP。

思路 2: ALF 目前在国际上没有统一的诊断标准,中华医学会感染病学分会肝衰竭人工肝学组、中华医学会肝病学分会重型肝病与人工肝学组制定了《肝衰竭诊治指南》(2018 年版),本文中同时列举了我国的《肝衰竭诊治指南》(2018 年版)的诊断标准和 2011 年美国肝病学会(AASLD)诊断标准。作者的观点认为国内的诊断标准更合理。

知识点

ALF 的诊断标准(AASLD 2011 版)

既往无肝硬化病史的患者出现:①凝血功能异常,INR≥1.5;②发病 26 周内出现任何程度的意识状态改变(HE);③Wilson 病(肝豆状核变性)、垂直获得性乙型病毒肝炎和自身免疫性肝炎患者尽管存在肝硬化,如此次发病少于 26 周,仍可诊断为 ALF。

知识点

ALF 的诊断标准(国内 2018 版)

急性起病,2 周内出现Ⅱ度及以上 HE(按Ⅳ度分类法划分)并有以下表现者:①极度乏力,并有明显厌食、腹胀、恶心、呕吐等严重消化道症状;②短期内黄疸进行性加深,血清总胆红素≥10× 正常值上限(ULN)或每日上升≥17.1μmol/L;③出血倾向明显,血浆凝血酶原活动度(PTA)≤40%(或 INR≥1.5),且排除其他原因;④肝脏进行性缩小。

【问题 3】 入住 ICU 后,如何评估肝功能?

思路:肝脏涉及合成、解毒、排泄和生物转化等功能,单一指标只能反映某一个方面的肝脏功能。因此,要全面评估肝脏功能需同时监测多个方面的指标。

患者应立即完善相关辅助检查，包括肝炎各项，如甲肝、乙肝、丙肝及戊肝等，肝功能监测、肝脏的形态学检查，神经系统相关检查，颅脑 CT 等。

知识点

常规肝脏功能的监测指标

1. 肝细胞损伤监测　血清转氨酶、乳酸脱氢酶和其同工酶。
2. 合成功能监测　血清蛋白质、凝血因子、血清胆碱酯酶、血氨。
3. 排泄功能监测　血清胆红素、血清胆汁酸、吲哚氰绿。
4. 胆汁代谢监测　血清碱性磷酸酶、γ-谷氨酰转肽酶。
5. 肝免疫防御功能监测　血清 γ 球蛋白、免疫球蛋白。

肝功能监测有狭义与广义之分。狭义的肝功能监测是反映肝细胞代谢、转运、合成和排泄等基本功能及肝细胞损伤的检查，又称之为常规肝功能监测。广义的肝功能监测除此之外，尚包括病史与体检，以及反映炎症、病因和形态学改变方面的检查。

1. 肝细胞损伤监测

（1）血清转氨酶及其同工酶：临床用于监测肝细胞损伤的主要是 ALT 和 AST，许多器官均含有这两种转氨酶，肝细胞内 AST 的绝对值超过 ALT。血清 AST/ALT 比值可提示肝细胞损伤的严重程度，正常血清中该比值平均为 1.15，肝细胞损伤越重，该比值越大。

（2）乳酸脱氢酶及其同工酶。

2. 肝合成功能监测

（1）血清蛋白质测定：肝脏是合成白蛋白的唯一场所，如能除外其他因素，血清白蛋白下降通常反映肝细胞对其合成减少。需要注意的是，白蛋白体内半衰期长达 21 天，即使白蛋白合成完全停止，8 天后也仅减少 25%，所以肝损害后白蛋白的降低常在病后 1 周才能显示出来。还有很多其他因素亦能影响血清白蛋白水平。

（2）凝血因子测定和凝血试验：凝血酶原时间（PT）试验可以反映凝血因子 Ⅰ、Ⅱ、Ⅴ、Ⅶ、Ⅹ 的活性。PT 有三种表达方法：①PT 延长的秒数，与对照比较延长或缩短 3 秒以上为异常；②国际标准化比值（international normalized ratio，INR），通过一定的校正系数计算患者 PT 与正常对照 PT 的比值，INR>1.2 为异常，ALF 者 INR>1.5；③凝血酶原活动度（prothrombin activity，PTA）按下式计算，PTA=（正常对照 PT 秒数 −8.7）/（患者实测 PT 秒数 −8.7）×100%，正常情况下 PTA 值为 80%～100%，ALF 者 PTA≤40%。

凝血功能监测还包括监测 APTT（为内源性凝血系统的过筛实验）和 TT（测定凝血因子 Ⅰ 转化成纤维蛋白的速率）。

（3）脂质和脂蛋白代谢监测；血清胆碱酯酶监测。

3. 肝排泄功能监测

（1）血清胆红素测定：胆红素每日生成量约为 50mg，而正常肝脏处理胆红素的能力为 1 500mg，因此，血清胆红素并非肝功能的敏感试验；同时众多因素可影响血清胆红素的水平。

（2）血清胆汁酸测定和引哚氰绿（靛青绿）排泄测定也是监测肝脏排泄功能的指标。

4. 肝免疫防御功能监测　血清 γ 球蛋白、免疫球蛋白、补体和鲎试验可以反映肝免疫防御功能变化。

【问题 4】患者一旦诊断 ALF 需转入 ICU 治疗，应进行哪些紧急处置？

1. 患者进入 ICU，进行生命体征监测。
2. 积极查找病因，去除可逆因素。
3. 尽可能停止使用所有肝毒性药物。
4. 紧急建立静脉通道。
5. 患者病情危重，需与家属进行充分沟通。

思路：向家属交代病情时，应重点需要说明的情况。

1. ALF 病情进展快，很容易导致 MODS，死亡率高。

2. 需要采取相应的治疗手段和有创操作。如患者需要进行中心静脉置管,若并发 AKI,有进行肾脏替代治疗的可能。

3. 患者凝血功能障碍有出血倾向,有创操作风险较大。

入 ICU 治疗 6 小时后的情况

6 小时后,患者仍嗜睡,GCS 10 分,呼之不能应答,体温 37.9℃,血压 100/60mmHg,心率 115 次 /min,SpO_2 98%;四肢末梢凉,尿量为 400ml;CVP 7mmHg。

转入 ICU 6 小时后的化验检查回报结果如下。

血常规:WBC $15×10^9/L$,Hb 98g/L,PLT $130×10^9/L$,中性粒细胞百分比 71%。

肝功能:AST 46U/L,ALT 115U/L,TB 260.4μmol/L,DB 142.3μmol/L,IB 118.1μmol/L,ALB 21g/L。

肾功能:BUN 10.2mmol/L,Scr 120.6μmol/L。

凝血功能:PT 43 秒,INR 2.6,PTA 30%,FIB 1.2g/L,APTT 96 秒。

血气分析:pH 7.33,$PaCO_2$ 32mmHg,PaO_2 76mmHg,BE −4.7mmol/L,Lac 4.4mmol/L。

PCT 0.06ng/ml。

血氨 20μmol/L。

超声检查:心脏无明显异常,肝胆胰脾未见明显异常,胆总管通畅。

头颅 CT 提示脑水肿。

【问题 1】 患者确诊为 ALF,如何进行治疗?

思路 1:目前除肝移植外无特异性方法治疗 ALF,因此,全身支持治疗非常重要。

1. 一般支持 卧床休息,减少体力消耗,减轻肝脏负担。

2. 加强病情监测,完善各项检查 包括血气、电解质、血常规、凝血功能、血氨、肝功能各项指标、血乳酸、内毒素、HIV、肝炎病毒系列、嗜肝病毒标志物、自身免疫性肝病相关的抗体、血清毒物筛选、淀粉酶、妊娠试验、腹部 B 超、胸部影像学和心电图等相关检查。

3. 积极纠正低蛋白血症,补充白蛋白或新鲜血浆,并酌情补充凝血因子。

4. 营养支持 ALF 患者优先使用肠内营养,包括高碳水化合物、低脂、适量蛋白质饮食,肝性脑病患者需要限制经肠道摄入蛋白。进食不足者联合应用肠外营养补充足够的热量、液体和维生素。

5. 纠正水、电解质和酸碱平衡紊乱。

6. 肝衰竭患者存在肠道菌群紊乱,肠道微生态调节剂可补充肠道益生菌,维持肠道微生态环境平衡,降低肠道细菌和内毒素移位的风险。

7. 加强口腔护理及肠道管理,预防院内感染。

思路 2:去除可逆性病因能改善患者预后,避免 ALF 的恶化,降低病死率及 ICU 住院时间。该患者疑为毒蕈中毒,根据欧美的临床经验可应用水飞蓟素或青霉素 G。

如 ALF 为其他病因所致者,则分述如下。

1. 纠正急性应激因素导致的 ALF,如控制应激反应、严重全身性感染,早期积极容量复苏纠正休克,及时处理低氧血症等。

2. 对于药物性肝衰竭,应首先停用可疑肝损药物;对乙酰氨基酚中毒所致者,给予 N- 乙酰半胱氨酸治疗。

3. 对乙型肝炎病毒 DNA 阳性的肝衰竭患者,在知情同意的基础上可尽早酌情使用核苷类似物,如阿德福韦酯、拉米夫定、恩替卡韦等,以降低乙型肝炎病毒 DNA 水平。

4. 妊娠急性脂肪肝 /HELLP 综合征所致的急性肝衰竭,建议立即终止妊娠。

5. 其他治疗

(1)肾上腺皮质激素:免疫调节治疗在肝衰竭中的应用尚存争议。但通常认为自身免疫性肝病及急性乙醇中毒(严重酒精性肝炎)等,可考虑使用甲泼尼龙 40～60mg/d。其他原因所致的肝衰竭早期,若病情发展迅速且无严重感染、出血等并发症者,可酌情使用。

(2)促肝细胞生长治疗：可酌情应用促肝细胞生长素和前列腺素 E_1 脂质体等治疗,疗效尚需进一步确定。

思路3：患者发生 ALF,可进行肝脏替代(人工肝支持系统)治疗。

人工肝支持系统可清除各种有害物质,改善内环境,暂时替代衰竭肝脏的功能,为肝细胞再生及肝功能恢复创造条件,或等待机会进行肝移植。但目前没有循证医学依据证明人工肝支持系统可改善 ALF 患者存活率。因此,AASLD 没有推荐人工肝支持系统用于 ALF 治疗。但国内指南给予推荐,其治疗的适应证、相对禁忌证及并发症如下。

知识点

人工肝支持系统

人工肝支持系统分为非生物型、生物型和混合型三种。非生物型人工肝已在临床广泛应用并被证明有一定疗效。根据病情不同进行不同组合治疗的李氏非生物型人工肝系统地应用和发展了血浆置换(plasma exchange,PE)/选择性血浆置换(fractional PE,FPE)、血浆(血液)灌流(plasma-or-hemopeffusion,PP/HP)/特异性胆红素吸附、血液滤过(hemofiltration,HF)、血液透析(hemodialysis,HD)等经典方法。组合式人工肝常用模式包括血浆透析滤过(plasmadiafiltration,PDF)、血浆置换联合血液滤过(plasma exchange with hemofiltration,PERT)、配对血浆置换吸附滤过(coupled plasma exchange filtration adsorption,CPEFA)、双重血浆分子吸附系统(double plasma molecules adsorption system,DPMAS),其他还有分子吸附再循环系统(molecular absorbent recycling system,MARS)、连续白蛋白净化治疗(continuous albumin purification system,CAPS)、成分血浆分离吸附(fractional plasma separation and absorption,FPSA)等。推荐人工肝治疗肝衰竭方案采用联合治疗方法为宜,选择个体化治疗,注意操作的规范化。

1.适应证 ①各种原因引起的肝衰竭早、中期,PTA 介于 20%~40% 的患者为宜;晚期肝衰竭患者也可进行治疗,但并发症多见,治疗风险大,临床医生应权衡利弊,慎重进行治疗,同时积极寻求肝移植机会。②终末期肝病肝移植术前等待肝源、肝移植术后排异反应、移植肝无功能期的患者。③严重胆汁淤积性肝病,经内科治疗效果欠佳者;各种原因引起的严重高胆红素血症者。

知识点

人工肝支持系统的选择

1.药物和毒物相关性肝衰竭 血浆置换、血浆置换联合持续血液滤过、血浆滤过透析、血浆置换联合体外血浆吸附和血液滤过。

2.严重感染所致肝衰竭 血浆置换联合连续血液滤过。

3.病毒性肝炎肝衰竭早期 血浆置换。

4.伴有显著淤胆时,可选用血浆胆红素吸附。

2.相对禁忌证 ①严重活动性出血或 DIC 者;②循环衰竭者;③对治疗过程中所用血制品或药品如血浆、肝素和鱼精蛋白等高度过敏者;④妊娠晚期;⑤心脑梗死非稳定期者。

3.并发症 人工肝治疗的并发症有过敏反应、低血压、继发感染、出血、失衡综合征、溶血、空气栓塞、水电解质及酸碱平衡紊乱等。随着人工肝技术的发展,并发症发生率逐渐下降,一旦出现,可根据具体情况给予相应处理。

根据患者的临床情况,有肝脏替代治疗的适应证,没有禁忌证,决定给予血浆置换治疗。

思路4：肝移植是治疗 ALF 最有效的手段,由于肝源紧缺,大部分 ALF 患者不易获得供体。

肝移植适应证及禁忌证

适应证：各种原因所致的中晚期肝衰竭，经积极内科和人工肝系统支持治疗疗效欠佳；各种类型的终末期肝硬化。MELD 评分是评估肝移植的主要参考指标，MELD 评分在 15～40 分是肝移植的最佳适应证。

禁忌证：难以控制的全身性感染；合并严重的心、脑、肺等重要器官的器质性病变；肝外有难以根治的恶性肿瘤；难以控制的精神疾病；难以戒除的酗酒或吸毒；获得性人类免疫缺陷综合征病毒感染。

【问题2】 如何防治 ALF 并发症？

思路 1：患者有低热，血常规示 WBC 升高，但没有发现明确感染灶，PCT 亦没有升高，所以没有细菌感染依据。但患者由于肝功能衰竭，容易继发细菌或真菌感染。

1．进行血液和其他体液标本的病原学监测，定期进行胸部影像学检查。

2．一般不推荐常规预防性使用抗菌药物。

3．一旦出现感染性并发症，应首先根据感染部位进行经验性抗感染治疗，并积极送检感染性标本，依据培养及药敏试验结果及时调整抗菌药物。

4．进行抗感染治疗时，应防治真菌等二重感染。

思路 2：患者有意识障碍，根据 AASLD 2011 版指南分级标准考虑为肝性脑病Ⅲ度，治疗方案如下。

1．去除诱因，如严重感染、出血及电解质紊乱等。

2．限制肠内蛋白质摄入。

3．早期肝性脑病应用乳果糖或拉克替醇，口服或高位灌肠，可酸化肠道，促进氨的排出，调节肠道微生态，减少肠源性毒素吸收；患者出现较重腹泻时应慎用；肝移植前有明显腹胀者慎用，以免影响手术。

4．使用支链氨基酸以纠正氨基酸失衡，视患者的电解质和酸碱平衡情况酌情选择精氨酸、鸟氨酸-门冬氨酸等降氨药物。

5．肝性脑病晚期并发脑水肿、有颅内压增高者，有条件单位可行颅内压监测，没有颅内压监测的情况下应定时评估神经系统功能，尽早识别颅内压升高，并给予高渗性脱水剂 20% 甘露醇（0.5～1g/kg）作为一线治疗，肝肾综合征患者慎用。

6．肝性脑病Ⅲ度以上，或血氨 >150μmol/L、急性肾衰竭、需要血管活性药物维持血压者，推荐应用亚低温治疗（中心体温 34～35℃），并给予高渗生理盐水将血钠提高至 145～155mmol/L。

7．对Ⅲ度以上的肝性脑病患者建议建立人工气道，合并呼吸衰竭时进行机械通气。

8．抽搐患者可酌情使用半衰期短的苯妥英钠或苯二氮䓬类镇静药物，但不推荐预防用药。

9．肝脏替代治疗。

肝性脑病分级

Ⅰ度：行为改变伴轻度意识障碍。
Ⅱ度：行为异常为主，定向力障碍，嗜睡，可能有扑翼样震颤。
Ⅲ度：明显精神错乱，言语不连贯，大部分时间处于昏睡状态，但能唤醒。
Ⅳ度：昏迷，对疼痛刺激无反应，去皮层或去大脑状态。

思路 3：患者凝血功能异常，与肝脏合成凝血因子不足有关，治疗措施如下。

1．患者凝血功能明显异常，血小板亦进行性下降，有明显出血倾向，同时要进行有创操作，可给予新鲜血浆、凝血酶原复合物和纤维蛋白原等，补充凝血因子，纠正凝血功能紊乱。有研究显示新鲜血浆联合重组活化Ⅶ因子对 ALF 患者凝血功能紊乱有较好的疗效。如果 ALF 患者要进行有创操作，PLT（50～70）×10⁹/L

被认为是安全的；如有明显出血，PLT<50×10⁹/L 为血小板输注指针。对于 DIC 患者，可酌情给予小剂量低分子肝素或普通肝素，对有纤溶亢进证据者可应用氨甲环酸或氨甲苯酸等抗纤溶药物。肝衰竭患者常合并维生素 K 缺乏，故常规补充维生素 K_1 5～10mg/d。

2. 应用质子泵抑制剂预防应激性溃疡。

入 ICU 治疗 12 小时后的情况

12 小时后，患者仍嗜睡，GCS 10 分，呼之不能应答，体温 38.0℃，血压 98/60mmHg，心率 116 次/min，SpO_2 98%；四肢末梢凉，6 小时尿量为 100ml；CVP 10mmHg。

转入 ICU 12 小时后的化验检查回报结果如下：

血常规：WBC 13×10⁹/L，Hb 108g/L，PLT 101×10⁹/L。

肝功能：AST 30U/L，ALT 101U/L，TB 220.4μmol/L，DB 98.3μmol/L，IB 122.1μmol/L，ALB 23g/L。

肾功能：BUN 14.2mmol/L，Scr 149.6μmol/L。

凝血功能：PT 38 秒，INR 2.6，PTA 30%，FIB 1.3g/L，APTT 76 秒。

血气分析：pH 7.13，$PaCO_2$ 29mmHg，PaO_2 76mmHg，BE −10.7mmol/L，Lac 4.5mmol/L。

【问题 1】 患者出现尿量减少、血肌酐和尿素氮进行性上升的原因是什么？

随着病情的发展，患者出现了 AKI，根据 KDIGO《急性肾损伤诊疗指南》（2012 版）分级标准达到 AKI 3 期。后者是 ALF 患者常见并发症，主要原因可能与 ALF 患者血流动力学紊乱有关，与肝腹水和脓毒症相似，ALF 患者体循环血管阻力和动脉血压低下。因此，其发病机制与慢性肝衰竭晚期肝肾综合征相似，是一种功能性 AKI；也存在另一种情况，即急性肾小管坏死。虽然很少有患者死于 AKI，但它对死亡率和预后有重要影响。

治疗措施包括：

1. 保持有效的循环血容量，低血压初期治疗建议静脉输注晶体液。

2. 顽固性非容量依赖性低血压患者可使用血管活性药物，去甲基肾上腺素常用于维持 ALF 患者平均动脉压（mean arterial pressure，MAP），以维持足够的脑和肾等重要脏器的灌注压。如去甲基肾上腺素效果欠佳，可联合血管升压素或特利加压素，颅内压增高者应谨慎使用，以免因脑血流量增加而提高颅内压。

3. 保持 ALF 患者 MAP≥75mmHg。

4. 如患者低容量状态已被纠正，患者存在 AKI，少尿，应限制液体摄入量，24 小时总入量不超过尿量加 500～700ml。

5. AKI 2 期以上考虑进行肾脏替代治疗，建议应用持续性肾替代治疗。

【问题 2】 患者转氨酶较入院时有所下降，提示病情有所好转吗？

患者转氨酶虽有所下降，但胆红素进行性上升，出现"酶胆分离"，提示病情加重。

> ### 知识点
>
> #### 酶胆分离
>
> 酶胆分离通常是指在肝损伤发展过程中，由于肝细胞的大量坏死，无能力产生转氨酶，血清中 ALT 可轻度升高，而对胆红素的处理能力进行性下降，因此出现胆红素上升，表现出酶胆分离现象，多提示病情加重。需与急性胆道梗阻鉴别。

入 ICU 治疗 7 天后的情况

患者经过容量复苏，应用去甲肾上腺素后 MAP 维持在 80mmHg，尿量增加至 600～800ml/d。根据患者病情，考虑应用 CRRT 和血浆置换治疗。7 天后，患者神志转清，GCS 15 分，体温 37.2℃，血压 116/72mmHg，心率 98 次/min，SpO_2 98%；尿量为 1 800ml/d；CVP 8mmHg。

血常规：WBC $10.1×10^9/L$，Hb 108g/L，PLT $133×10^9/L$。

肝功能：AST 76U/L，ALT 98U/L，TB 97.4μmol/L，DB 58.3μmol/L，IB 39.1μmol/L，ALB 32g/L。

肾功能：BUN 13.2mmol/L，Scr 101.6μmmol/L。

凝血功能：PT 15秒，INR 1.3，PTA 70%，FIB 2.5g/L，APTT 45秒。

血气分析：pH 7.35，$PaCO_2$ 35mmHg，PaO_2 89mmHg，BE-3.5mmol/L，Lac 2.0mmol/L（脱机吸氧状态，3L/min）。

头颅CT未见明显异常。

【问题1】　患者各脏器功能逐渐恢复，何时可以考虑停止血浆置换和连续肾脏替代治疗？

患者各脏器功能逐渐恢复，各项凝血指标基本恢复正常，可以考虑停止血浆置换和连续肾脏替代治疗。

【问题2】　ALF患者的预后如何？

虽然ALF的临床治疗有着显著的进步，包括肝移植等，但死亡率仍高达30%～40%。即使成功地进行了肝移植，患者仍然要面对长期服用免疫抑制剂及并发症等问题。影响ALF预后的因素如下。

1. 病因　原发病能基本决定预后，如乙酰氨基酚、甲肝病毒、妊娠脂肪肝以及休克引起者预后较好，存活比例占50%以上，而其他病因引起者存活率<25%；肝炎病毒协同感染引起的ALF的预后比单纯感染者差。

2. 中毒症状　极度乏力，频繁恶心、呕吐或伴有肝臭，或兼有中毒性肠麻痹者，或收缩压<85mmHg者，预后极差。

3. 年龄　40岁以下者的预后比40岁以上者的预后好。

4. 肝脏大小　肝进行性缩小，肝浊音界明显缩小至2～3指距者，预后凶险。

5. 并发症　严重感染伴有感染性休克，DIC或消化道大出血以及AKI，是促进AHF死亡的常见并发症。一旦出现AKI，提示病情已属终末期。

6. HE程度　Ⅰ～Ⅱ期预后相对好，Ⅲ～Ⅳ期预后差。

7. 生化及血液学检查

（1）凝血因子：PT超过50秒者预后不良；PTA<20%者绝大多数病例死亡；Ⅴ因子明显下降时预后极差。

（2）血清胆红素：迅速上升至340μmol/L（20mg/dl）者，预后不良。

（3）AFP：AFP是肝细胞再生的标志物。研究发现，如果ALF患者在病程第1～3天内AFP呈明显增高时，提示肝细胞再生活跃，预后相对较佳。低水平AFP预后不良。

（4）Gc蛋白：Gc蛋白是对坏死细胞释放毒素的清理剂，与MODS的部分修复有关。正常水平是80mg/L，预后佳者一般不低于正常值的85%。

（5）铁蛋白：铁蛋白是细胞坏死的标记物。如果高水平的铁蛋白水平能在前3天内下降就会有好的预后，无论是哪种病因引起的肝衰竭都如此。

【问题3】　该例ALF患者的治疗结果如何？

患者经过综合性支持治疗，包括4次血浆置换和7天的CRRT，肝肾功能明显改善，患者于3周后痊愈出院。

（陈德昌）

参 考 文 献

[1] 中华医学会感染病学分会肝衰竭与人工肝学组，中华医学会肝病学分会重型肝病与人工肝学组. 肝衰竭诊治指南（2018年版）. 中华肝脏病杂志，2019，27（1）：18-26.

[2] KJAERGARD LL，LIU J，ALS-NIELSEN B. Artificial and bioartificial support systems for acute and acute-on-chronic liver failure：A systematic review. JAMA，2003，289（2）：217-222.

[3] LEE WM，STRAVITZ RT，LARSON AM.Introduction to the revised American Association for the study of liver diseases position paper on acute liver failure，2011. Hepatology，2012，55（3）：965-967.

[4] SHAMI VM, CALDWELL SH, HESPENHEIDE EE, et al. Recombinant activated factor Ⅶ for coagulopathy in fulminant hepatic failure compared with conventional therapy. Liver Transpl, 2003, 9(2): 138-143.

[5] STRAVITZ RT, KRAMER DJ. Management of acute liver failure. Nat Rev Gastroenterol Hepatol, 2009, 6(5): 542-553.

[6] SMILKSTEIN MJ, KNAPP GL, KULIG KW. Efficacy of oral N-acetylcysteine in the treatment of acetaminophen overdose. N Engl J Med, 1988, 319(24): 1557-1562.

[7] MURPHY N, AUZINGER G, BERNAL W. The effect of hypertonic sodium chloride on intracranial pressure in patients with acute liver failure. Hepatology, 2002, 39(1): 464-470.

[8] 中华医学会感染病学分会肝衰竭与人工肝学组. 非生物型人工肝治疗肝衰竭指南(2016 年版). 中华临床感染病杂志, 2016, 9(2): 97-103.

第三节　上消化道出血

病例摘要

患者男, 58 岁。以"头部外伤伴头晕、恶心 2 小时"为主诉入院。头部 CT 示: 双侧额叶脑挫裂伤、外伤性蛛网膜下腔出血。转入 ICU 加强治疗。患者既往高血压病史 12 年、冠心病病史 8 年(长期口服卡托普利, 一次 12.5mg, 3 次/d, 血压控制在 130/85mmHg 左右; 拜阿司匹林, 一次 100mg, 1 次/d)。否认糖尿病、肝炎病史, 否认消化道溃疡病史。

入院治疗第 3 天, 患者昏迷程度突然加深, 复查头颅 CT 提示: 双侧大脑半球脑内多发血肿、破入脑室。急诊行脑室穿刺置管引流术, 术后生命体征平稳, 意识始终处于浅昏迷状态, 给予气管切开, 鼻饲营养支持并顺利停用呼吸机。术后第 10 天, 患者出现高热、寒战, 脑脊液化验提示颅内感染, 次日出现呕吐, 呕吐物为咖啡色胃内容物, 量约 100ml, 解黑便一次, 量约 400ml, 给予禁食水、胃肠减压、抑酸、止血对症处理。患者病情继续恶化, 经胃管吸引出暗红色血性液。

查体: 心率 126 次/min, 血压 85/45mmHg, 呼吸 32 次/min, SpO_2 97%, CVP $4cmH_2O$, 神志浅昏迷, 机械通气, 皮肤、黏膜苍白, 四肢湿冷。

血常规: WBC $13.9×10^9/L$, Hb 68g/L, HCT 23%, PLT $100×10^9/L$。

肝功能: AST 22U/L, ALT 11.1U/L, TB 6.3μmol/L, ALB 38.2g/L。

肾功能: BUN 13.6mmol/L, Scr 89μmol/L; 凝血功能: PT 10.8 秒, APTT 25.7 秒, INR 0.94。

血气分析: pH 7.25, $PaCO_2$ 32mmHg, PaO_2 78mmHg, BE −12mmol/L, Lac 4.2mmol/L。

给予抗休克及止血治疗, 同时积极治疗原发病控制感染。

【问题 1】　根据患者病史, 消化系统相关诊断是什么?

根据患者病史、体征, 初步诊断为上消化道出血、失血性休克。

思路 1: 上消化道出血是临床常见病, 典型的临床表现为呕血、黑便, 常伴失血性休克。

知识点

上消化道出血的流行病学

上消化道出血是临床常见的急重症之一, 发病率每年为 37~172 人/万, 男性多于女性, 病死率在 3%~14% 之间。

思路 2: 发生上消化道出血的危险因素有肝脏疾病、酗酒、消化性溃疡、服用多种药物包括非甾体抗炎药(NSAIDs)、抗血小板药、抗凝药及各类应激因素等。

思路 3: 根据病史及临床表现, 对出血部位作出初步判断。

1. 根据出血部位分为上消化道出血和下消化道出血。上消化道出血系指屈氏韧带(Treitz 韧带)以上的消化道,包括食管、胃、十二指肠、胆道和胰管等病变引起的出血。

2．出血部位与可能的临床表现(表 2-11-2)

表 2-11-2　出血部位与可能的临床表现

出血部位	临床表现				
	呕血	黑便	便血	大便带血	大便隐血
上消化道出血	很常见	常见	可见	少见	可见
下消化道出血	少见	少见	常见	很常见	可见

3．鼻胃管引流液或灌洗液的性状有助于出血部位的定位。经鼻胃管灌洗液清亮且有胆汁颜色,则出血来源不可能是胃、十二指肠以及胆道、胰腺。

4．要注意排除鼻腔、口腔、咽喉或呼吸道的出血。

【问题 2】 上消化道出血的病因有哪些?

1．80% 的上消化道出血病例可以找到明确病因,排在前三位的是十二指肠溃疡、胃溃疡和食管静脉曲张。

2．根据出血的病因可将上消化道出血分为非静脉曲张性出血和静脉曲张性出血。

3．常见的非静脉曲张性出血包括消化性溃疡,应激性溃疡,胃癌,胆道、胰腺出血等。常见的静脉曲张性出血大多数为肝硬化门静脉高压所致的食管胃静脉出血(EGVB)。

4．在排除常见原因后可考虑一些少见疾病,如贲门黏膜撕裂综合征(Mallory-Weiss syndrome)、上消化道血管畸形、壶腹区肿瘤、胆管肿瘤等。

【问题 3】 如何快速评估患者病情严重程度?

思路 1:病情严重程度与失血量呈正相关。呕血量、黑便量及鼻胃管引流量虽对失血量有一定提示作用,但均不能精确估计失血量。上消化道大出血,常常直接危及患者生命,需要积极地诊断与复苏,必要时需要多学科会诊。

知识点

上消化道大出血定义

失血量大于血容量的 30% 或 24 小时内需要输注 ≥6U 的悬浮红细胞,一般定义为上消化道大出血。

思路 2:患者若存在活动性出血,通常病情会迅速加重,临床上如何判断?

1．呕血或黑便次数增多,呕吐物呈鲜红色或排出暗红色血便,或伴有肠鸣音活跃;胃管抽出物有较多新鲜血。

2．经快速输液、输血,周围循环衰竭的表现未见明显改善,或虽暂时好转而又恶化,中心静脉压仍有波动。

3．红细胞计数、血红蛋白测定、红细胞比容持续下降,网织红细胞计数持续增高。

4．补液与尿量足够的情况下,血尿素氮持续或再次升高。

思路 3:在内镜检查前,常使用 Blatchford 评分表对上消化出血患者病情程度进行分层。

1．Blatchford 评分表(表 2-11-3)

表 2-11-3　Blatchford 评分表

评分	临床表现								
	收缩压/ mmHg	血尿素氮/ (mmol·L^{-1})	血红蛋白/(g·L^{-1})		脉搏/ (次·min^{-1})	黑便	晕厥	肝脏疾病	心功能衰竭
			男性	女性					
1分	100～109	—	120～129	100～119	>100	是	—	—	—
2分	90～99	6.5～7.9	—	—	—	—	是	是	是

续表

评分	临床表现								
	收缩压/mmHg	血尿素氮/(mmol·L⁻¹)	血红蛋白/(g·L⁻¹) 男性	女性	脉搏/(次·min⁻¹)	黑便	晕厥	肝脏疾病	心功能衰竭
3分	<90	8.0～9.9	100～119	—	—	—	—	—	—
4分	—	10.0～24.9	—	—	—	—	—	—	—
6分	—	≥25	<100	<100	—	—	—	—	—

2. Blatchford 评分根据临床和实验室指标评分,最高 23 分。0～3 分为低危组,一般不需要特殊干预;>6 分为高危组,通常需要积极治疗干预,高危组患者通常需要转入 ICU 积极治疗。4～6 分组需根据临床实际情况判断是否需要干预。

3. 建议对所有未行内镜检查的上消化道出血患者行 Blatchford 评分。

【问题4】 患者目前需要做哪些紧急处理?

思路1:严密监测出血征象、血流动力学及全身氧代谢指标。

思路2:建立有效静脉通道,快速补液、输血纠正休克。

1. 建立中心静脉通道,一般选用锁骨下静脉或颈内静脉,便于快速补液输血。对于血流动力学不稳定患者,液体复苏要优先于内镜止血治疗。

2. 存在以下情况可输血,紧急时输液、输血同时进行:收缩压 <90mmHg,或较基础收缩压降低幅度 >30mmHg;Hb≤70g/L,HCT<25%;心率增快(>120 次/min)。

3. 下述征象对血容量补充有较好的指导作用　意识恢复、四肢末梢由湿冷转为温暖、肛温与皮温差减小(<1℃)、脉搏由快弱转为正常有力、收缩压接近正常、脉压差大于 30mmHg、尿量多于 0.5ml/(kg·h)。

思路3:血管活性药有进一步加重器官灌注不足和缺氧的风险,因此仅用于容量复苏开始前就存在致命性低血压或经充分液体复苏仍存在低血压的失血性休克患者,以改善重要脏器的血液灌注。

思路4:在明确病因诊断前推荐经验性使用质子泵抑制剂(PPI)+ 生长抑素联合用药,以迅速控制不同病因引起的上消化道出血,尽可能降低严重并发症发生率及病死率。

留置三腔双囊管(视频)

> ### 知识点
>
> #### 药物治疗的方法
>
> 1. 抑酸药物　能提高胃内 pH,既可促进血小板聚集和纤维蛋白凝块的形成,避免血凝块过早溶解,有利于止血和预防再出血,又可治疗消化性溃疡。明确病因前,推荐静脉使用 PPI 行经验性治疗。使用方法:奥美拉唑 80mg 静脉推注后,以 8mg/h 输注持续 72 小时。
>
> 2. 生长抑素　临床常用于急性静脉曲张出血和急性非静脉曲张出血的治疗,可显著降低消化性溃疡出血患者的手术率,预防早期再出血的发生率。用法:首剂量 250μg 快速静滴后,持续 250μg/h 泵入,疗程 5 天。有文献报道,对于高危患者高剂量输注 500μg/h 生长抑素,在改善患者内脏血流动力学、出血控制率和存活率方面均优于常规剂量。可根据患者病情多次重复 250μg 冲击剂量快速静脉滴注,最多可达 3 次。
>
> 3. 抗菌药物　当患者高度怀疑静脉曲张破裂出血,则需预防性使用抗菌药物,减少早期再出血及感染率。

出血治疗 6 小时后情况

患者神志浅昏迷,机械通气。

心电监测:心率 112 次/min,血压 98/65mmHg,呼吸 28 次/min,SpO₂ 98%。面色苍白,四肢温暖,肠鸣音 6～8 次/min,胃肠减压引流量较前减少,尿量>50ml/h,CVP10cmH₂O。

血常规：WBC 16.45×10⁹/L，Hb 78g/L，HCT 35%，PLT 85×10⁹/L。

肾功能检查：BUN 10.8mmol/L，Scr 78μmol/L。

血气分析：pH 7.31，$PaCO_2$ 32mmHg，PaO_2 83mmHg，BE −7mmol/L，Lac 3.2mmol/L。

【问题 1】 目前患者生命体征相对平稳，下一步该如何治疗？

若急性出血得到控制，患者血流动力学稳定，需尽快行急诊内镜检查以明确病因，并进行相应的内镜下治疗。无法行内镜检查的患者，可根据情况进行经验性诊断、评估和治疗。

思路 1：尽管现代化诊断技术有了很大的进步，消化道出血的部位和病因诊断是一个难题。而内镜检查是病因诊断中的关键。内镜检查诊断准确率可达 90%。可进行定位、定性诊断，直观病变形态与范围，检查同时可进行止血治疗。

知识点

病因诊断

重视病史及体征；内镜检查应尽早在出血后 24 小时内进行；内镜检查阴性者，可行小肠镜检查、血管造影、胃肠钡剂造影或放射性核素扫描、选择性腹腔动脉或肠系膜上动脉造影。

思路 2：非静脉曲张性出血的常见病因仍为消化性溃疡，Forrest 分级是目前最权威的内镜下消化性溃疡评估分级，对于治疗选择和判断预后有重要价值。

1. Forrest 分级 Forrest Ⅰa（喷射样出血）、Forrest Ⅰb（活动性渗血）、Forrest Ⅱa（血管裸露）、Forrest Ⅱb（血凝块附着）、Forrest Ⅱc（黑色基底）、Forrest Ⅲ（基底洁净）。

2. Forrest 分级 Ⅰa～Ⅱb 的再出血风险大，需要积极内镜下治疗（图 2-11-5）。

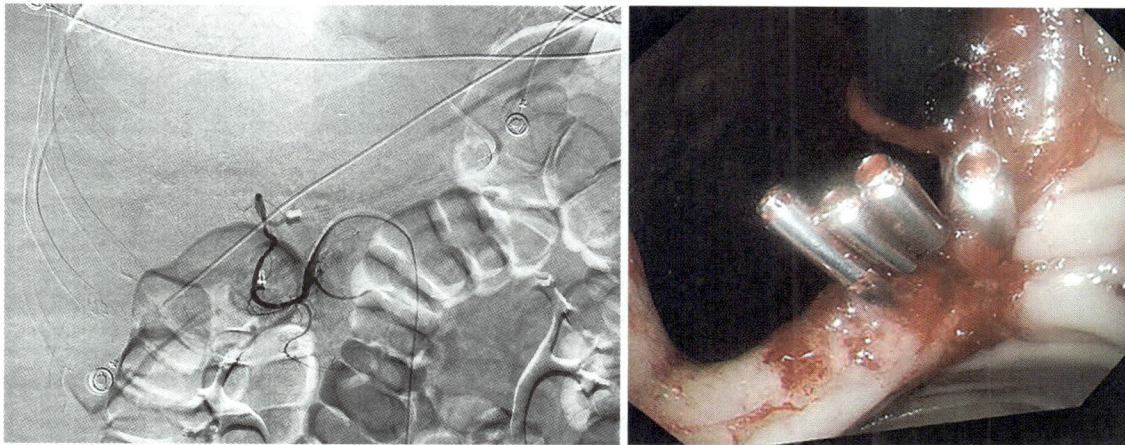

图 2-11-5 内镜下止血夹（钛夹）

【问题 2】 病因诊断明确后如何治疗（表 2-11-4）？

思路 1：非静脉曲张出血。

药物和内镜联合治疗是非静脉曲张出血的首选方式，药物治疗推荐一线使用 PPI。

思路 2：静脉曲张出血。

安全的血管活性药物联合内镜治疗是静脉曲张性出血治疗的金标准。药物治疗是静脉曲张出血的首选治疗手段，推荐使用血管升压素与生长抑素治疗。在静脉曲张出血中预防性抗生素治疗通常是必要的。内镜治疗的目的是控制急性食管静脉曲张出血，并尽可能使静脉曲张消失或防止其再出血。气囊压迫止血仅作为过渡性疗法，给内镜或介入手术提供止血的时机。内镜下止血失败或再出血时可行介入治疗（图 2-11-6，图 2-11-7）。

表 2-11-4　上消化道出血的治疗方案

治疗方案	非静脉曲张出血	静脉曲张出血
药物治疗	抑酸药物（PPI） 生长抑素其类似物	生长抑素及其类似物 抗菌药物 血管加压素及其类似物
内镜治疗	药物局部注射（不单独使用） 热凝止血（高频电凝、氩离子凝固术等） 机械止血（局部压迫、止血夹）（图 2-11-5）	内镜硬化术（EIS） 内镜套扎（EVL）
介入治疗	选择性血管造影及栓塞（图 2-11-6）	颈静脉肝内门 - 体静脉支架分流术（TIPS）
手术治疗	药物和介入治疗无效者，可结合术中内镜止血治疗	分流手术或断流手术 肝移植

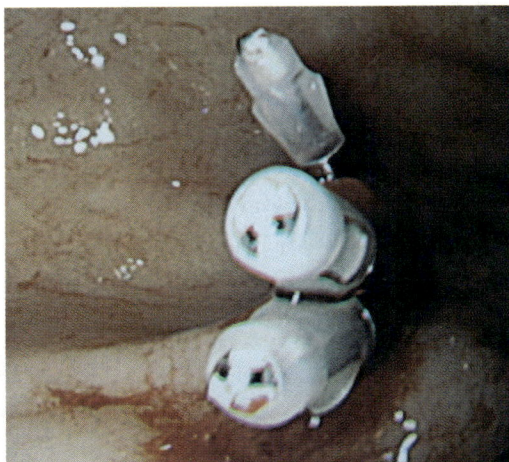

图 2-11-6　血管造影及栓塞

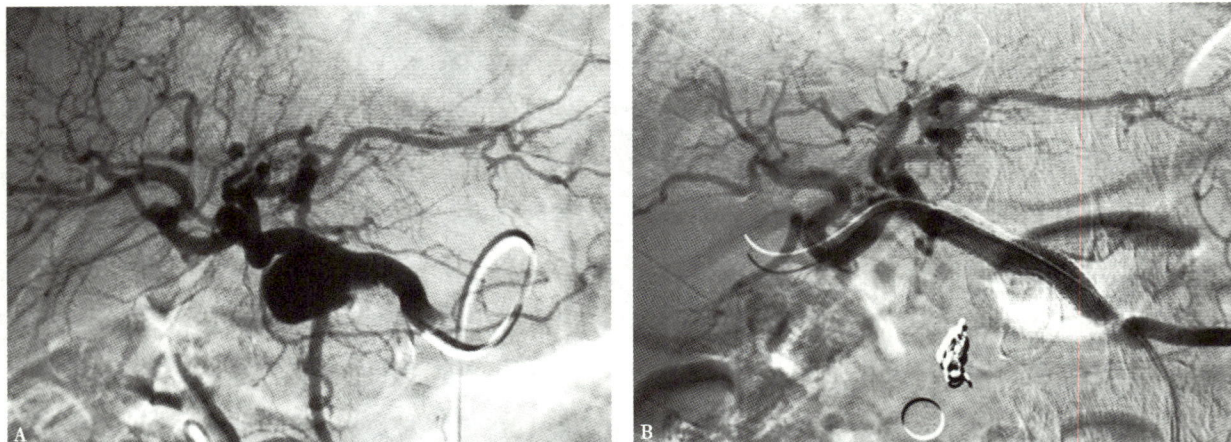

图 2-11-7　患者女，63 岁，胆管癌，胰十二指肠切除术后 3 天出血

A、B 血管造影可见肝固有动脉假性动脉瘤形成，以弹簧圈栓塞胃十二指肠动脉主干，防止内漏，并于肝动脉主干置入7～50mm 肝素涂层覆膜支架，行支架隔绝术；术后造影复查，支架位置、形态良好，肝动脉主干通畅、分支血管显影良好（B）。（新医大一附院介入中心供图）

思路3：再出血及死亡风险评估。

内镜检查治疗后，临床上多采用 Rockall 评分系统行再出血及死亡危险性评估。

1. Rockall 再出血和死亡危险性评分系统表（表2-11-5）。

表 2-11-5　Rockall 再出血和死亡危险性评分系统

变量	评分			
	0	1	2	3
年龄/岁	<60	60～79	≥80	—
休克情况	无休克[a]	心动过速[b]	低血压[c]	—
伴发病	无	—	心力衰竭、缺血性心脏病和其他重要伴发病	肝衰竭、肾衰竭和癌肿播散
内镜诊断	无病变，Mallory-Weiss 综合征	溃疡等其他病变	上消化道恶性疾病	—
内镜下出血征象	无或有黑便	—	上消化道血液潴留，黏附血凝块，血管显露或喷血	—

注：a 收缩压 >100mmHg，心率 <100 次/min；b 收缩压 >100mmHg，心率 >100 次/min；c 收缩压 <100mmHg，心率 >100 次/min。

2. 该评分系统将患者分为高危、中危或低危人群，积分≥5 分为高危，3～4 分为中危，0～2 分为低危。

3. Rockall 评分与再出血和死亡危险性相关性（表2-11-6）。

表 2-11-6　Rockall 评分与再出血和死亡危险性相关性

Rockall 评分	0	1	2	3	4	5	6	7	≥8
再出血风险/%	4.9	3.4	5.3	11.2	14.1	24.1	32.9	43.8	41.8
病死率/%	0	0	0.2	2.9	5.3	10.8	17.3	27.0	41.1

出血治疗 3 天后的情况

患者神志浅昏迷，于气管切开处吸氧，体温 37.8℃，心率 65 次/min，血压 126/65mmHg，呼吸 28 次/min，SpO_2 98%，四肢温暖，腹软，无压痛、反跳痛，肠鸣音 2～3 次/min，胃肠减压引出黄绿色胃液。

血常规：WBC 8.62×10^9/L，Hb 84g/L，HCT 42%，PLT 150×10^9/L。

肝功能：AST 36U/L，ALT 12.0U/L，TB 5.8μmol/L，ALB 27g/L。

肾功能：BUN 9.6mmol/L，Scr 62μmol/L。

血气分析：pH 7.45，$PaCO_2$ 31mmHg，PaO_2 78mmHg，BE 2mmol/L，Lac 0.1mmol/L。

【问题1】　根据患者目前情况，下一步治疗计划是什么？

患者目前病情稳定，转入普通病房继续专科处理。

思路1：患者病情稳定、出血控制后，可根据原发病转入专科病房继续治疗。

思路2：消化性溃疡出血患者如幽门螺杆菌阳性，应给予抗幽门螺杆菌治疗及抗溃疡治疗；肝硬化曲张出血的患者应针对其病因，如病毒性肝炎、酒精性肝炎、胆汁淤积性肝炎等进行相应治疗。

【问题2】　如何总结急性上消化道出血患者的急诊诊治过程？

初期治疗目标是控制急性出血、维持患者生命体征平稳，并针对患者病情做出初步诊断及评估，治疗手段以药物治疗为主。

在患者急性出血得到控制、血流动力学稳定的情况下，需早期行内镜检查以明确病因，并进行相应的内镜下治疗。无法行内镜检查的患者，可根据情况进行经验性诊断、评估和治疗。

病因明确后，可根据不同病因采取不同的治疗手段。内镜下止血失败或再出血时可行介入治疗或手术治疗。患者无再出血风险时可转入专科继续治疗。

【问题3】 急性上消化道出血患者的预后如何？

非静脉曲张性上消化道出血预后较静脉曲张性上消化道出血预后好。由于门脉高压食管胃静脉曲张破裂出血者，在首次出血后易发生再出血，首次出血后的最初5日内再出血的风险最高，发生率达到40%，尤其在最初的48~72小时内再出血风险最高。

（于湘友）

参 考 文 献

[1] MARCIE F，ELLIOTT RH. Upper gastrointestinal bleeding. Acute Care Surgery，2014，94（1）：53.

[2] 中国医师协会急诊医师分会. 急性上消化道出血急诊诊治专家共识. 中国急救医学，2010，30（4）：289-293.

[3] 《中华内科杂志》编委会，《中华消化杂志》编委会，《中华消化内镜杂志》编委会. 急性非静脉曲张性上消化道出血诊治指南. 中华消化内镜杂志，2009，26（9）：499-452.

[4] Wilkins T，Knan N，Nabh A，et al. Diagnosis and management of upper gastrointestinal bleeding.American Family Physician，2012，85（5）：469-471.

[5] FEINMAN M，HAUT ER.Upper gastrointestinal bleeding.Surg Clin N Am，2014，94（1）：43-53.

[6] HEGADE SV，SOOD R，MOHAMMED N，et al. Modern management of acute non-variceal upper gastrointestinal bleeding.Postgrad Med J，2013，89（1056）：591-598.

[7] KIM DH，PARK JY. Prevention and management of variceal hemorrhage. International Journal of Hepatology，2013，3：1-6.

[8] LU Y，LOFFROY R，LAU HYW，et al. Multidisciplinary management strategies for acute non-variceal upper gastrointestinal bleeding.BJS，2013，101（1）：e34-e50.

[9] National Institute for Health and Clinical Excellence. Gastrointestinal bleeding：the management of acute upper gastrointestinal bleeding. Clinical Guideline CG141.London：NICE，2012.

[10] 中华消化外科杂志编辑委员会. 急性非静脉曲张性上消化道出血多学科防治专家共识（2019）. 中华消化外科杂志，2019，12：1094-1100.

[11] 中华医学会外科学分会脾及门静脉高压外科学组. 肝硬化门静脉高压症食管、胃底静脉曲张破裂出血诊治专家共识（2019版）. 中华外科杂志，2019，12：885-892.

[12] GRALNEK LM，STANLEY A，MORRIS AJ，et al. Endoscopic diagnosis and management of nonvariceal upper gastrointestinal hemorrhage（NVUGIH）：European Society of Gastrointestinal Endoscopy（ESGE）Guideline-Update 2021. Endoscopy，2021，53（3）：300-332.

[13] BARKUN AN，ALMADI M，KUIPERS EJ，et al. Management of nonvariceal upper gastrointestinal bleeding：guideline recommendations from the international consensus group. Ann Intern Med，2019，171（11）：805-822.

第十二章 重症肾脏

急性肾损伤（acute kidney injury，AKI）是住院患者和 ICU 患者的常见并发症。据报道，发达国家 AKI 占住院患者 3.2%～9.6%，死亡率达 20%，ICU 中 AKI 患者死亡率高达 50%，其中接受肾脏替代治疗患者的死亡率更是高达 60%。因此，AKI 被认为是预测患者死亡的独立危险因素。有新近报道显示，非典型性病毒感染患者的 AKI 发生率约为 25%。

有关 AKI 的研究得到了临床的高度重视，近年研究进展较快。2012 年 3 月，改善全球肾脏病预后组织（Kidney Disease Improving Global Outcomes，KDIGO）对 AKI 的定义、分期制定了新的诊断标准。KDIGO 的 AKI 临床实践指南将 AKI 定义为：血肌酐（SCr）在 48 小时内增加≥26.5μmol/L（≥0.3mg/dl）；或者在已知疾病发生 7 日内，SCr 较基线值增加≥1.5 倍；或者持续 6 小时尿量 <0.5ml/（kg·h）。

AKI 不仅影响患者生存率、远期预后以及生活质量，而且还给患者及其家庭和社会带来巨大的经济负担。AKI 的高病死率与其常常合并多器官功能衰竭有关。重症 AKI 通过器官间交互作用导致远隔脏器（肺、肝、心、脑、消化道、骨髓系统等）损伤和功能障碍，如病情不能得到有效控制，将进一步发展为多器官功能衰竭。

面对挑战，我们要从加强预防、早发现和早治疗的综合防治措施入手，降低其病死率，减少 AKI 进展为 CKD 的长期影响。在 AKI 领域仍有很多未知的问题，有待于大家进一步的研究和探讨。

病例摘要

患者女，65 岁，体重 60kg。以"右上腹痛间断发作 2 年，绞痛伴发热、寒战、皮肤黄染 2 天"为主诉来我院就诊。患者 2 年来右上腹部反复疼痛，多在进食油腻食物后出现。曾于外院行超声检查，诊断为"胆囊炎，胆囊结石"，未进行系统治疗。患者于 2 天前突然出现持续性右上腹绞痛，伴恶心及呕吐，并出现寒战、发热以及皮肤黄染。患者发病以来进食少，无大便，小便减少。既往糖尿病史 10 年，胆囊炎病史 2 年，无高血压、冠心病史。患者收入普通外科。

查体：体温 39.0℃，血压 85/40mmHg，呼吸 26 次 /min，心率 125 次 /min。神志模糊，皮肤黄染，右上腹压痛及反跳痛，腹肌紧张，Murphy 征阳性，四肢末梢凉。紧急行实验室及超声、CT 检查。

根据病史、症状和体征及血常规、腹部 CT 等化验检查，患者确诊为胆囊结石，急性梗阻性化脓性胆管炎，感染性休克，糖尿病。紧急行全麻下胆囊切除，胆总管切开取石，T 管引流术。患者手术过程顺利，手术时间约 2 小时。术中液体入量约 1 200ml，手术液体丢失量约 100ml，尿量 60ml。术后转入 ICU。患者全麻未醒，气管插管，给予机械通气。监测体温 38.5℃，血压 95/45mmHg，心率 125 次 /min，SpO$_2$ 100%。

【问题 1】 根据患者情况，除确诊为胆囊结石、急性梗阻性化脓性胆管炎、感染性休克、糖尿病外，目前还有其他可疑诊断吗？

根据患者现病史、既往史和尿量情况，高度怀疑 AKI。

思路 1：老年女性，慢性基础疾病，急性发病后进行手术治疗，术后入 ICU。患者为 AKI 好发人群，应引起重视。

知识点

AKI 是严重威胁重症患者生命的常见疾病。流行病学调查显示，ICU 中 AKI 的患病率可高达 31%。研究显示在疾病严重程度类似的情况下，伴有 AKI 患者的死亡风险较非 AKI 患者高 4 倍，AKI 成为影响和决定重症患者预后的关键性因素。

思路2：早期识别AKI的高危因素，对于早期诊断和防治具有十分重要的临床意义。早期诊断和防治与预后密切相关，是提高治愈率的关键。应引起ICU医护人员的高度重视。

根据患者的易感性和暴露情况判定AKI发生的风险（表2-12-1）。

表2-12-1　AKI的危险因素

暴露因素	易感因素	暴露因素	易感因素
脓毒症	脱水或容量不足	心脏手术（特别是体外循环）	慢性心、肺、肝疾病
重症疾病	高龄	非心脏大手术	糖尿病
循环衰竭	女性	肾毒性药物	癌症
烧伤	贫血	放射造影剂	其他
创伤	慢性肾疾病	有毒植物和动物	

思路3：ICU医生对于少尿应予以重视，因为少尿是诊断AKI最重要的临床预警指标，也是AKI最常见、最重要的临床表现。

【问题2】　入ICU后，如何尽快明确AKI的诊断？

监测血肌酐和每小时尿量。

知识点

目前AKI的诊断一般以血肌酐值和尿量作为判定指标。

【问题3】　入ICU后应进行哪些紧急处置？为什么？

1. 首先考虑液体治疗，保证肾脏灌注。
2. 补液前应该对患者的容量状态进行评估。
（1）快速补液试验、被动抬腿试验等。
（2）根据病情积极进行适合的血流动力学监测。
3. 避免应用肾毒性药物。

思路1：充足的有效循环血量是保证脏器组织灌注的前提。容量管理在AKI的防治中具有非常重要的地位。

知识点

AKI患者的容量管理

1. 在没有失血性休克的情况下，建议使用晶体液而非胶体液（白蛋白或人工胶体）作为AKI高危患者或AKI患者扩容治疗的初始选择。
2. 不推荐羟乙基淀粉用于AKI高危患者的扩容治疗。
3. 对于感染性休克的AKI高危患者或AKI患者，推荐联合使用液体治疗和升压药物，以保证肾脏灌注。

思路2：ICU重症患者容量管理常常需要在血流动力学监测的指导下进行。血流动力学监测对于指导AKI患者的液体治疗及循环管理同样重要。

知识点

对于围手术期高危患者或感染性休克患者，建议应用基于血流动力学和氧合指标的管理策略，以防止AKI的发生或恶化。

思路3：具有AKI高危因素的患者，应积极避免加重肾损伤的相关因素，以预防AKI的发生和加重。

> **知识点**
>
> **避免 AKI 的危险因素**
>
> 1. 应迅速对可疑 AKI 患者进行评估,确定危险因素,尤其是可逆性因素。
> 2. 根据患者的易感性和暴露情况进行干预可以降低 AKI 发生的风险。

思路 4:ICU 患者病情危重,往往存在潜在发生 AKI 的风险。对于此类高危人群,患者入 ICU 后向家属交代病情时,应重点说明的情况有哪些?

1. 基础疾病病情严重程度及可能存在的潜在风险。特别是患者出现 AKI 的可能性很大,导致机械通气时间及 ICU 治疗时间延长,增加死亡风险。

2. 需要采取相应的治疗手段和有创操作,如患者需要进行有创动脉置管、中心静脉置管及必要的血流动力学监测技术。若出现 AKI,存在进行肾脏替代治疗的可能性。

3. ICU 医护人员会通过严密的监测,及时治疗,尽可能避免患者发生 AKI。如果病情无法避免,也会在最早的时间发现,并给予相应的治疗。

> **入 ICU 治疗 6 小时后的情况**
>
> 患者入 ICU 进行补液、抗感染等治疗。6 小时后,患者处于镇静状态,机械通气,体温 37.8℃,血压 104/55mmHg,心率 113 次 /min,SpO_2 100%。四肢末梢温,6 小时液体入量为 1 800ml,尿量为 150ml。CVP 由 7mmHg 升高至 14mmHg。
>
> 转入 ICU 后的化验检查回报结果如下:
>
> 血常规:WBC $23×10^9$/L,Hb 98g/L,PLT $32×10^9$/L。
>
> 肝功能:AST 87U/L,ALT 92U/L,TB 153.6μmol/L,ALB 23g/L。
>
> 肾功能:BUN 12.4mmol/L,Scr 122.6μmmol/L。
>
> 凝血象:PT 18 秒,APTT 52 秒,INR 1.6。
>
> 血气分析:入 ICU 时,pH 7.28,$PaCO_2$ 41mmHg,PaO_2 128mmHg,BE −9.6mmol/L,Lac 8.4mmol/L;入 ICU 6 小时后,pH 7.36,$PaCO_2$ 38mmHg,PaO_2 116mmHg,BE −4.3mmol/L,Lac 3.6mmol/L。
>
> 血清学:PCT 5.4ng/ml。
>
> 超声检查:心脏无明显异常,肾脏超声提示双侧肾脏体积均有轻度增大,舒张末期流速及平均流速降低明显。
>
> 外周动脉置管术
> (视频)

【问题 1】　患者是否可以诊断 AKI? 严重程度如何分级?

通过患者血肌酐以及尿量情况,可确诊 AKI。按照 KDIGO AKI 分级标准目前为 1 级。AKI 患者的分级对于评估患者病情的严重程度、指导治疗和判断预后具有非常重要的意义。

> **知识点**
>
> **AKI 诊断的分期标准**(表 2-12-2)
>
> AKI 的定义为满足以下任一项:
>
> (1)48 小时内 Scr 增加≥0.3mg/dl(≥26.5μmol/L)。
>
> (2)已知或推测在过去 7 天内 Scr 增加高于基础值的 1.5 倍。
>
> (3)尿量 <0.5ml/(kg•h)持续 6 小时。

表 2-12-2　AKI 的分期

分期	血肌酐	尿量
1	基础值的 1.5～1.9 倍或增加≥0.3mg/dl(≥26.5μmol/L)	<0.5ml/(kg•h)×(6～12)h
2	基础值的 2.0～2.9 倍	<0.5ml/(kg•h)×(≥12)h
3	基础值的 3.0 倍或肌酐升高≥4.0mg/dl(≥353.6μmol/L)或开始进行肾脏替代治疗或年龄 <18 岁,eGFR 下降至 <35ml/(min•1.73m²)	<0.3ml/(kg•h)×(≥24h 或无尿≥12h)

【问题2】 确诊为AKI后,首先急需考虑什么?

尽快明确AKI的病因,对指导治疗和预后判断尤其重要。尤其是可逆性病因,对其进行早期干预,可以避免AKI的恶化和慢性肾病的转归,降低依赖肾脏替代治疗的比率,降低病死率及缩短ICU的住院时间。问诊时应注意收集患者现病史、既往史、药物治疗史,特别需要注意询问患者有无肾脏基础疾病。

知识点

AKI的诊疗思路

1. 迅速对AKI患者进行评估,以确定病因,尤其是可逆性病因。
2. 详细的病史采集和体格检查有助于AKI病因的判断。
3. 按照病因的不同将AKI分为肾前性、肾性和肾后性。
4. 24小时内进行基本检查,包括相应的实验室检查和泌尿系超声(怀疑有尿路梗阻者)。
5. 应根据病因和分级选择相应的治疗策略。

【问题3】 是否可以应用利尿药维持尿量?

患者在容量超负荷的情况下可以考虑应用利尿药,但利尿药本身对于AKI并没有防治作用。

知识点

AKI利尿药的应用指征

不建议使用利尿药预防和治疗AKI,除非在容量负荷过多时。

【问题4】 对于AKI的药物治疗,可以考虑的治疗药物有哪些?

知识点

不建议应用非诺多巴、心房利钠肽及小剂量多巴胺等预防或治疗AKI。

【问题5】 应用抗生素需要注意什么问题?

1. 首选非肾脏代谢的药物。
2. 次选肝肾双通道代谢的药物。
3. 避免使用肾毒性大的药物。
4. 根据肾肌酐清除率进行抗生素剂量调整。
5. 有条件者可监测血药浓度。

入ICU治疗12小时后的情况

经充分液体治疗后,循环及内环境情况明显好转。患者处于镇静状态,予机械通气,体温37.3℃,血压120/60mmHg,心率96次/min,SpO₂ 100%。四肢末梢温暖,12小时液体入量为3 600ml,尿量为320ml。CVP 18mmHg。

血常规:WBC $21×10^9$/L, Hb 95g/L, PLT $28×10^9$/L。

肝功能:AST 97U/L, ALT 113U/L, TB 67.8μmol/L, ALB 21g/L。

肾功能:BUN 16.5mmol/L, Scr 228.9μmol/L。

凝血象:PT 19.6秒, APTT 62秒, INR 1.7。

血气分析:入ICU 12小时后, pH 7.38, PaCO₂ 37mmHg, PaO₂ 136mmHg, BE −2.6mmol/L, Lac 1.7mmol/L。

【问题 1】 此时治疗 AKI 应考虑的进一步措施是什么？

按照 KDIGO 分级标准目前为 2 级，应该考虑应用肾脏替代治疗。

AKI 的分级管理策略如表 2-12-3。

表 2-12-3　急性肾损伤的分级管理

高风险	1 级	2 级	3 级
尽可能停用所有肾毒性药物			
保证血容量和肾灌注			
考虑功能性血流动力学检测			
观察血清肌酐和尿量变化			
避免高血糖			
其他方法代替放射造影剂检查			
	无创性诊断方法		
	考虑有创性检查		
		调整药物剂量	
		考虑肾脏替代治疗	
		考虑转入 ICU	
			尽量避免锁骨下静脉置管

【问题 2】 如何把握 AKI 患者肾脏替代治疗的时机？

肾脏替代治疗的时机能够影响 AKI 的预后。该患者经补液扩容后尿量仍少，肌酐进一步增加，AKI 进一步严重，同时患者出现容量负荷加重的情况。因此，应积极考虑肾脏替代治疗。目前对于重症患者过早开始或无预后优势，但"早期启动"的定义各研究间仍不统一。肾脏替代治疗的启动之旨在于防止或快速处理危及生命的液体、电解质和 / 或酸碱失衡，及满足残余肾功能代谢和液体管理的需要。

知识点

AKI 时肾脏替代治疗的时机

1. 出现危及生命的容量、电解质和酸碱平衡改变时，应紧急开始肾脏替代治疗（RRT）。

2. 作出开始 RRT 的决策时，应当全面考虑临床情况，是否存在能够被 RRT 纠正的情况，以及实验室检查结果的变化趋势，而不应仅根据 BUN 和 Scr 的水平做出判断。

【问题 3】 如何选择 RRT 的模式？

目前 RRT 的模式主要是 CRRT 和 IHD。对于血流动力学不稳定的患者应该进行 CRRT。在 CVVH（连续性静脉 - 静脉血液滤过）、CVVHD（连续性静脉 - 静脉血液透析）和 CVVHDF（连续性静脉 - 静脉血液透析滤过）三种 CRRT 模式中，CVVHDF 较为常用且有助于滤器寿命。

知识点

AKI 肾脏替代治疗的模式

1. AKI 患者应使用持续和间断 RRT 作为相互补充。

2. 对于血流动力学不稳定的患者，建议使用 CRRT 而非标准的间断 RRT。

3. 对于急性脑损伤或罹患导致颅内高压或弥漫性脑水肿的其他疾病的 AKI 患者，建议使用 CRRT 而非间断 RRT。

【问题4】　血管通路如何选择?

股静脉、颈内静脉、锁骨下静脉均可作为 CRRT 的血管通路。通路的选择应考虑流量、感染可能性及治疗持续时间等。

> **知识点**
>
> ### RRT 时血管通路的选择
>
> 1. AKI 患者选择静脉置入血管通路时,可选择股静脉、颈内静脉或锁骨下静脉;但考虑各血管通路的优缺点后,推荐首选股静脉。
> 2. 推荐在超声引导下置入血管通路。
> 3. 置入颈内静脉或锁骨下静脉后,在首次使用前应拍摄胸部 X 线片。

【问题5】　护士在安装及预冲 CRRT 管路时,询问医生是否可以使用肝素,你怎么认为?

目前该患者存在血小板下降以及凝血功能异常,同时考虑患者为外科术后,因此,CRRT 的抗凝治疗应该慎重。可以选择枸橼酸盐抗凝或无肝素 CRRT。

> **知识点**
>
> ### CRRT 的抗凝
>
> 1. 如果患者没有明显的出血风险或凝血功能障碍,且未接受全身抗凝治疗,推荐在 RRT 期间使用抗凝。建议如下:①对于间断 RRT 的抗凝,推荐使用普通肝素或低分子量肝素;②对于 CRRT 的抗凝,如果患者没有枸橼酸抗凝禁忌证,建议使用局部枸橼酸抗凝而非肝素;③对于具有枸橼酸抗凝禁忌证的患者 CRRT 期间的抗凝,建议使用普通肝素或低分子量肝素。
> 2. 对于高危出血风险患者,如果未使用抗凝治疗,推荐 CRRT 期间采取以下抗凝措施:①对于没有枸橼酸禁忌证的患者,建议 CRRT 期间使用局部枸橼酸抗凝,而不应使用其他抗凝措施;②对于高危出血风险患者,建议 CRRT 期间避免使用局部肝素抗凝。
> 3. 对于罹患肝素诱导血小板缺乏(HIT)患者,应停用所有肝素,推荐 RRT 期间使用凝血酶直接抑制药(如阿加曲班)或 Xa 因子抑制药(如达那肝素或达肝癸钠),而不应使用其他抗凝措施。

【问题6】　AKI 患者 CRRT 的治疗剂量如何选择?

CRRT 剂量对于 AKI 患者预后存在一定影响。该患者为感染性休克患者,治疗剂量应保证至少 35ml/(kg·h)。

> **知识点**
>
> ### CRRT 的治疗剂量
>
> 1. AKI 患者进行 CRRT 时,推荐置换液剂量 20~25ml/(kg·h)。
> 2. 脓毒症相关 AKI 患者进行 CRRT 时,推荐置换液剂量为 35~40ml/(kg·h)。
> 3. 应当在开始每次 CRRT 前确定治疗剂量,并经常评估实际治疗剂量以便进行调整。
> 4. CRRT 时电解质、酸碱、溶质和液体平衡目标应当满足患者需求。
> 5. AKI 患者采用间断或延长 RRT 时,推荐 Kt/V 应达到 3.9/周。
>
> 注:K 为有效尿素清除率,t 为有效透析时间,V 为尿素分布容积。Kt/V 指一定透析时间内透析器对尿素的清除量和体积的比值。

【问题7】　应用 CRRT 后治疗药物需要调整吗?

因为 CRRT 对溶质具有清除作用,所以进行 CRRT 时,需要调整药物的使用。

CRRT 时药物的调整

1. CRRT 完成其有效治疗的同时，对药物也起到清除作用。因此，在 CRRT 治疗的同时也要保证药物治疗的有效性与安全性。

2. CRRT 时影响患者药物代谢及药效的因素有药物因素、患者因素、滤器及血液净化的方式和相关参数。

入 ICU 治疗 5 天后的情况

患者于术后当天开始 CRRT 治疗。目前神志清楚，面罩吸氧，呼吸 22 次 /min，SpO_2 100%，心率 85 次 /min 左右，血压 124/65mmHg，四肢末梢温暖，尿量大于 2ml/（kg·h）。

【问题1】 患者尿量增多时需要注意哪些问题?

知识点

多尿期早期仍可发生高钾血症，多尿期后期易发生低钾血症。另外，此期仍易发生感染、心血管意外和上消化道出血等并发症。

【问题2】 何时可以考虑停止 CRRT 治疗?

何时停止 CRRT，目前还没有共识。应依据患者的原发病恢复情况、一般状态、肌酐及尿量、内环境等情况综合进行判断。

知识点

CRRT 停止的时机

1. 终止 CRRT 的指标目前尚未达成共识。

2. CRRT 治疗终止时所考虑的指标除肾脏恢复清除溶质外，还应考虑血流动力学状态、全身炎症反应、后续营养支持及是否需持续清除体内液体与溶质。

3. 目前一般认为只要重症 AKI 患者的传统透析指征未被纠正，就应继续 CRRT。

4. CRRT 治疗终止根据具体临床情况而定，一般自发尿量大于 500ml/d 和内生肌酐清除率>15ml/min 可作为重要参考。

【问题3】 AKI 患者的预后如何?

AKI 患者常常合并 MODS，导致临床死亡。脓毒症所致 AKI 患者的病死率要高于非脓毒症引起的 AKI。大部分 AKI 患者肾功能经积极干预均可恢复，严重者可迁延为慢性肾功能不全。早期诊断、早期预防和治疗是改善 AKI 患者预后的关键。

总之，AKI 是 ICU 内常见的脏器功能损伤，发病率及病死率均较高。传统药物是不能预防 AKI 的，集束化治疗（包括容量管理、维持肾灌注及血糖管理）是改善 AKI 患者护理质量和预后的工具。基于生物标记物指导的干预策略及参照 AKI 严重程度的分层风险预测模型是近些年业界研究热点。如何有效预防、早期发现及有效治疗仍然是重症医学科医生所要面临的难题。

（于凯江）

参 考 文 献

[1] Khwaja A. KDIGO clinical Practice Guideline for Acute Kidney Injury. Kidney International Supplements，2012，2（1）：8-12.

[2] PISONI R，WILLE KM，TOLWANI AJ. The epidemiology of severe acute kidney injury：from BEST to PICARD，in acute kidney injury：New concepts. Nephron Clin Pract，2008，109（4）：c188-c191.

[3] DAHER EF，MARQUES CN，LIMA RS，et al. Acute kidney injury in an infectious disease intensive care unit- an assessment of prognostic factors. Swiss Med Wkly，2008，138（9-10）：128-133.

[4] CHERTOW GM，BURDICK E，HONOUR M，et al. Acute kidney injury，mortality，length of stay，and costs in hospitalized patients. J Am Soc Nephrol，2005，16（11）：3365-3370.

[5] FANELLI V，FIORENTINO M，CANTALUPPI V，et al. Acute kidney injury in SARS-CoV-2 infected patients. Crit Care，2020，24（1）：155.

[6] SEE EJ，BELLOMO R. How I prescribe continuous renal replacement therapy. Crit Care，2021；25（1）：1.

第十三章 重症神经

重症神经在重症医学领域中占有很重要的地位，其中颅内压增高是神经内、外科疾病常见的临床表现之一，是颅脑损伤、脑肿瘤、脑出血、脑积水和颅内炎症等所共有的表现。其最严重的后果之一是脑疝，可直接危及生命。早期发现和诊断颅内压增高，并采取针对性治疗，可降低脑疝发生率及其病死率。

病例摘要

患者男，43岁，体重65kg。以"车祸致神志障碍6小时"为主诉来院急诊，既往体健，无高血压、冠心病史。

急诊室查体：体温37.3℃，血压178/105mmHg（MAP 129mmHg），呼吸26次/min，心率112次/min，SpO_2 99%（鼻导管给氧）。神志昏迷，GCS 6分。自主呼吸，呼吸浅快，双瞳孔等大等圆，直径2mm，对光反射迟钝，双肺呼吸音粗，未闻及干湿啰音，左侧肢体肌力3级，右侧肢体肌力4级，颈稍抵抗，双克氏征阴性，左侧病理征阳性，紧急行CT检查（图2-13-1）。

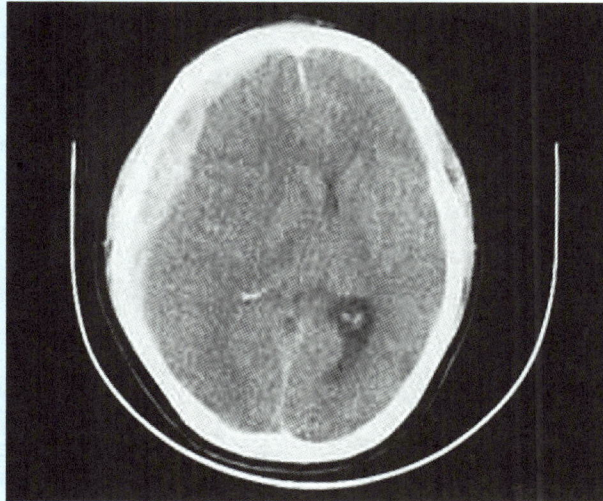

图2-13-1 头部CT

根据病史、症状和辅助检查，诊断为重型颅脑外伤，急性硬膜下血肿（右额叶、右颞叶），蛛网膜下腔出血，头皮血肿（左额、顶部）。由于昏迷程度加深，舌根后坠、呼吸不规则，SpO_2 89%，紧急经口气管插管行呼吸机辅助通气，并由神经外科医师行颅内压监测手术（侧脑室）。术后送入ICU。

入ICU查体：神志昏迷，双瞳孔等大等圆，直径1.5mm，对光反射迟钝，GCS 3分，气管插管机械通气（SIMV，PEEP 5mmHg，PSV 10mmHg，FiO_2 40%）。血压165/100mmHg（MAP 122mmHg），呼吸23次/min，心率103次/min，SpO_2 100%。置患者头正位并抬高床头30°，连续监测颅内压（ICP）21mmHg。同时应用亚低温、护脑、防止癫痫等处理。2小时后，病情无改善，患者出现瞳孔改变，右侧瞳孔4mm大小，对光反射消失，左侧瞳孔2mm大小，对光反射消失，神志昏迷，GCS 3分，血压213/128mmHg（MAP 156mmHg），机械辅助通气自主呼吸6次/min，心率78次/min，SpO_2 100%，CVP 12mmHg。血气分析：pH 7.38，$PaCO_2$ 35mmHg，PaO_2 105mmHg，Na^+ 140mmol/L，ICP持续性上升至35mmHg，考虑患者发生"脑疝"。

【问题1】 该患者重型颅脑外伤诊断明确,目前是否可诊断颅内压增高?

患者急性颅脑外伤,有引起颅内压增高的病因,根据患者 ICP 监测持续在 20mmHg 以上,可以诊断颅内压增高。

思路1:临床对有引起颅内压增高病因的患者需重视有无颅高压的临床表现,并监测颅内压。

知识点

颅内压增高

颅内压是指颅内容物(脑组织、脑血容量、脑脊液等)对颅腔内壁的压力,正常成人为 5～15mmHg。颅内压增高是指颅内压超过 20mmHg,并持续超过 5 分钟。

思路2:颅内压增高是一种继发的临床综合征,其原因和发生机制各不相同,原发病变和颅内高压本身所引起的病理生理改变也很复杂和严重。

知识点

颅内压增高病因

①颅腔内容物增多:脑体积增大(脑水肿),脑脊液增多(脑积水),脑血流量增加(脑血管扩张);②颅内占位病变:血肿、肿瘤、脓肿等;③颅腔容积减小:狭颅症、颅底凹陷症。

为维持正常的生理功能,通过颅腔的容积代偿(减少脑脊液及脑血容量)缓冲颅内压的增高,同时通过脑及全身血流量的调节以确保脑供血。当颅内压持续性增高,脑血管自动调节的功能基本丧失,为确保脑血流量,机体通过自主神经系统的反射作用,血压升高,心率减慢和呼吸节律减慢、加深,以维持脑血流量的三联反应,称 Cushing 三联征。

颅内压增高通常表现为两种类型:①弥漫性颅内压增高,见于弥漫性脑膜脑炎、弥漫性脑水肿、蛛网膜下腔出血等;②局限性颅内压增高,颅内占位病变、脑出血等。

思路3:颅内压监测对颅高压患者来说有重要意义,尤其是急性颅脑损伤导致的颅高压。颅内压增高常先于临床表现,通过早期监测 ICP,早期识别和防治颅内压增高与预后有密切相关。

腰椎穿刺术
(视频)

知识点

ICP 监测

ICP 监测方法可分为有创监测和无创监测。有创监测包括侧脑室内置管测压、硬脑膜下测压、硬脑膜外测压、脑实质置管测压、腰穿脑脊液测压。

其中侧脑室内置管测压是最标准的方法,尤其是连续动态地监测 ICP 对判断病情、评价治疗效果很有帮助。临床对已明确或高度怀疑颅内压增高的患者行腰椎穿刺应当谨慎,以免诱发脑疝形成。

无创 ICP 监测包括颅脑超声或 CT/MRI 测量视神经鞘直径评估颅内压;经颅多普勒频谱形态改变和搏动指数定量及定性评估颅内压;视觉诱发电位评估颅内压。这些监测都能无创床旁连续动态评估颅内压,指导临床治疗决策。

思路4:颅内压增高时,通过相应的临床症状和体征有助于诊断和判断颅内压增高的严重程度。

知识点

颅内压增高的诊断

1. 确定引起颅内压增高的病因。

2．出现颅内压增高临床表现。

3．ICP 的具体数值和有无意识、瞳孔、呼吸等生命体征变化，推断颅内压增高的严重程度。

颅内压增高的临床表现：

1．颅内压增高三主征 头痛、呕吐、视盘水肿。

2．单／双侧展神经麻痹。

3．意识障碍。

4．Cushing 三联征 血压升高、心率减慢和呼吸节律改变。

【问题2】 患者病情恶化，ICP 进行性升高，瞳孔改变，是否诊断脑疝？如何分型？

通过观察患者意识昏迷程度加深，出现右侧瞳孔扩大 4mm，对光反射消失，左侧瞳孔 2mm，对光反射消失；血压 213/128mmHg（MAP 156mmHg），呼吸减慢，ICP 持续性上升至 35mmHg。可确诊脑疝，并考虑为小脑幕切迹疝。

知识点

脑疝

当颅内压增高超过一定的代偿能力或继续增高时，脑组织受挤压并向邻近阻力最小的方向移动，若被挤入硬膜或颅腔内生理裂隙，即为脑疝。

疝出的脑组织可压迫周围重要的其他脑组织结构，当阻塞脑脊液循环时颅内压进一步升高，危及生命。

引起脑疝的最常见原因是颅内占位性病变（颅内肿瘤和血肿），可以引起脑水肿的各种疾病（颅脑外伤、颅内感染等）。

根据脑疝发生部位和疝出组织的不同，分为小脑幕切迹疝（颞叶钩回疝）、枕骨大孔疝（小脑扁桃体疝）、蝶骨嵴疝、大脑镰下疝（扣带回疝）和小脑幕切迹上疝（小脑蚓疝）。临床上最常见的是小脑幕切迹疝和枕骨大孔疝，预后差。各类脑疝可单一发生，也可合并发生而形成复合性脑疝。

【问题3】 诊断为颅内压增高的患者，应对其进行哪些处置？

1．避免加重颅内压升高的因素。

2．降低颅内压治疗。

3．动态或连续进行各种监测，包括血气分析、水、电解质、血糖、颅内压监测等，必要时包括头部影像学检查、脑血流监测、脑代谢监测、脑电生理监测等来评价和指导治疗。

思路1：临床上许多因素可影响颅内压，避免加重颅内压增高的因素是治疗中应注意的重要环节，不容忽视。

知识点

影响颅内压的因素

1．体位 颈静脉回流障碍会增加颅内压。

2．循环血容量过多，严重贫血，低蛋白血症会加重颅内压增高。

3．避免因 CO_2 潴留，增加脑血流量，导致颅内压增高。

4．机械通气影响 当呼气末正压（PEEP）>15cmH_2O，可导致 ICP 明显升高。

5．水、电解质、酸碱失衡，尤其是低钠会导致脑水肿，加重颅内压增高。

6．高热、躁动、抽搐等易导致脑代谢增高，加重颅内压增高。

7．俯卧位通气时，可能影响颈静脉回流，增加颅内压。

在该脑外伤患者诊断颅高压时，即将头正位并抬高床头30°，因昏迷易导致CO_2潴留，增加颅内压，所以应尽快经口插管开放气道；侧脑室置管连续监测颅内压，并在发生脑疝等紧急情况下通过引流脑脊液减压；同时使用亚低温及防止癫痫等降低氧耗处理。

思路2： 降低颅内压治疗除消除引起颅内压增高的可控因素，还包括脱水治疗及有创干预治疗等综合措施。

正常颅内压为5～15mmHg，病理情况下认为5～20mmHg是颅内压的合适范围，患者个体颅内压的最佳水平则因人而异，合理控制颅内压对减少高颅压和低颅压导致的继发性脑损伤十分关键。

知识点

颅内压增高治疗阈值

目前颅内压增高治疗的阈值建议为ICP>20mmHg。对于颅脑创伤患者目前最新指南推荐颅内压增高的阈值ICP≥22mmHg。

降低颅内压治疗：

1. 头正位，床头抬高30°，避免颈静脉回流障碍。

2. 保证有效通气量，减少缺氧所致脑细胞水肿，避免ICP升高。

（1）保证有效通气量的前提是呼吸道通畅，防止呼吸道梗阻。建立有效的人工气道，根据患者病情选择气管插管或气管切开。

纤维支气管镜检查（视频）

（2）人工气道建立后必须重视气道湿化，有利于患者痰液清除。对痰液廓清能力差或有痰栓干痂所致肺不张者，可考虑使用纤维支气管镜清除。

（3）避免低氧血症，维持$PaCO_2$在30～35mmHg为佳，防止因过度通气导致脑血管痉挛以及CO_2潴留、脑血管扩张、脑血流过度灌注所致颅内压增高。

3. 镇痛、镇静，必要时应用神经肌肉阻断剂以防治躁动，控制惊厥，降低脑代谢。

4. 维持胃肠动力及大便通畅，及早肠内营养。

5. 控制体温于正常水平或轻度低温（35～36℃），必要时进行亚低温治疗。

6. 根据病情选择渗透性脱水降颅压药物，使用时应注意循环功能、肾功能及对内环境的影响。渗透性治疗药可选用甘露醇、高渗性盐水、甘油果糖、白蛋白、人工胶体，必要时辅助利尿药。

7. 行脑室型探头监测ICP者，可根据颅内压水平适当引流脑脊液；引流少量脑脊液（3～5ml）能有效降低颅内压。一般建议每8小时引流75ml，属安全范围。

8. 手术治疗　急性颅脑外伤患者，手术清除血肿和开颅减压治疗对难以控制的脑水肿有重要意义。

思路3： 颅内压增高时应保证患者脑灌注压及脑氧供需平衡。

脑血流具有自动调节机制，脑灌注压＝平均动脉压－颅内压。当颅内压升高时，机体为保持脑灌注，平均动脉压会代偿性升高。因此，血压升高常常是颅内压升高的临床表现。在治疗颅内压增高过程中，既要避免低血压和低血容量引起的脑低灌注所致脑缺血及后续的颅内压增高，又要控制高血压。尤其对于原发性高血压患者，在保证脑灌注压的情况下合理控制血压，避免过度脑血流灌注增加颅内压，增加再出血和血肿扩大的风险。

知识点

脑灌注压

重型颅脑外伤患者保持脑灌注压力在60～70mmHg。

入 ICU 治疗情况

当患者临床确诊脑疝后,完全开放侧脑室引流管引流脑脊液,再次告知家属病情危重;同时立即通知专科会诊,完善术前准备,由专科医师紧急行急性硬膜下血肿清除及去骨瓣减压手术。历时 4 小时,手术顺利,返回 ICU。复查头部 CT(图 2-13-2)。

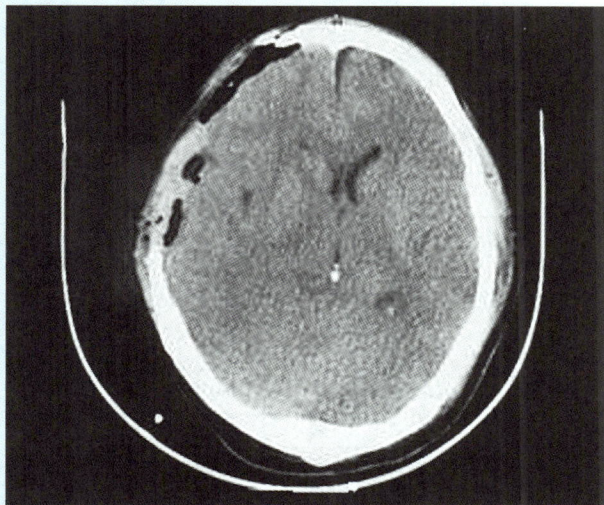

图 2-13-2　复查头部 CT

头部 CT 示重型颅脑外伤术后右额颞叶硬膜下血肿明显减少,中线居中,去骨瓣术后改变,蛛网膜下腔出血。

入 ICU 治疗 48 小时后情况

患者术后入 ICU,神志昏迷,气管插管,自主呼吸,右侧瞳孔 2.5mm,对光反射迟钝,左侧瞳孔 2.5mm,对光反射迟钝,血压 148/83mmHg(MAP 105mmHg),呼吸 16 次 /min,心率 102 次 /min,$SpO_2$100%,GCS 7分,ICP 波动 7~15mmHg;加强气道管理,防止吸入性肺炎,预防感染,脑保护,维持水、电解质、酸碱平衡,建立肠内营养等对症支持治疗。

入 ICU 治疗 96 小时后情况

患者神志昏迷,气管插管,自主呼吸,双侧瞳孔 2.5mm,对光反射灵敏,GCS 8 分。血压 124/68mmHg(MAP 87mmHg),呼吸 14 次 /min,心率 86 次 /min,血氧饱和度 100%,ICP 波动于 7~12mmHg。

入 ICU 治疗 10 天后情况

患者自主呼吸,双侧瞳孔 3mm,对光反射灵敏,GCS 9 分。血压 125/74mmHg(MAP 91mmHg),呼吸 13次 /min,心率 78 次 /min,SpO_2 100%,ICP 波动于 5~13mmHg。患者生命体征平稳,拔除侧脑室引流管,转出 ICU 回普通病房进一步康复治疗。

【问题 1】　脑疝形成,应进行哪些处置?

当患者发生脑疝时,应尽快保持正确体位,快速推注高渗降颅压药物,保持气道通畅,改善氧合,维持循环等颅外脏器稳态,通报专科大夫,告知家属病危;尽快做好术前准备。如患者条件允许,头部 CT 扫描有助于病变定位和定性。诊断明确后立即行开颅手术,去除病因,尽快解除脑疝压迫。有脑积水脑室扩大者可紧急行脑室穿刺,缓慢放出脑脊液,为术前准备及检查赢得时间。

去骨瓣减压术是挽救重型颅脑创伤所致难治性颅高压患者生命的最后手段,其疗效存在争议。国内外神经外科专家提出颅脑外伤去骨瓣减压术手术适应证:

1．严重的广泛脑挫裂伤或脑内血肿,占位效应明显。

2．急性硬膜下血肿出现脑疝瞳孔改变者。

3．弥漫性脑水肿/脑肿胀,脑室或基底池明显缩小或消失。

4．外伤性颅内占位病变所致双瞳散大者。

5．有 ICP 监护者,ICP>25mmHg(持续 1～12 小时)。

重症医学科医师对于去骨瓣减压术后常见的并发症和后遗症也要加强认识,包括硬脑膜下积液、脑积水、颅内出血、感染、切口嵌顿、癫痫和颅骨缺损等,及时与专科医师沟通并进行相应处理。

颅内压增高的诊治流程见图 2-13-3。

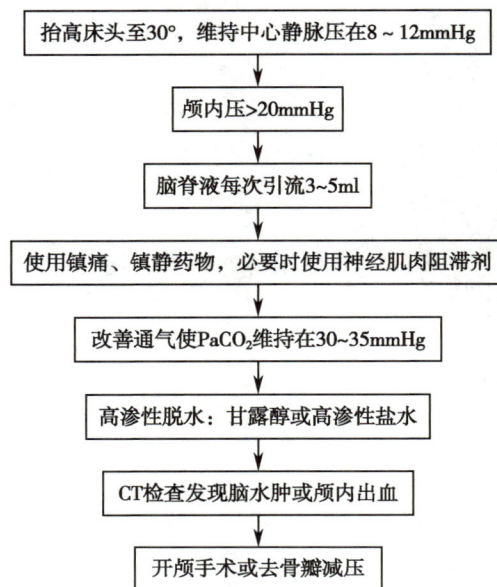

图 2-13-3　颅内压增高诊治流程图

【问题2】 颅内压增高患者预后如何?

颅内压增高患者预后与引起颅高压的病因、起病缓急、病情严重程度、是否早期发现、是否及时处理密切相关,一旦发生脑疝往往死亡率很高。因此,对颅内压增高的患者,不仅要防止导致颅内压增高,更要积极进行病因诊断,并及时进行病因治疗,防止脑疝的发生。

（艾宇航）

参 考 文 献

[1] 吴江,贾建平,崔丽英,等. 神经病学. 北京:人民卫生出版社,2006:390-391.

[2] Brain trauma foundation. Guidelines for the management of severe tramatic brain injury(3rd Edition). J Neurotrauma, 2007,24(1):S1-106.

[3] CHESNUT RM. Care of central nervous system injuries. Surg Clin north Am, 2007,87(1):119-156.

[4] 江基尧,朱诚,罗其中. 颅脑创伤临床救治指南(修订版).2 版. 上海:第二军医大学出版社,2003.

[5] LIAO KH,CHANG CK,CHANG HC,et al. Clinical practice guidelines in severe traumatic brain injury in Taiwan. Surgical Neurology,2009,72(2):S66-S573.

[6] PARIKH S,KOCH M,NARAYAN RK. Traumatic brain injury. Anesthesiol Clin,2007,45(3):119-135.

[7] 李洪波. 颅内压监护. 当代医学,2011,17(6):7-8.

[8] 王忠诚. 王忠诚神经外科学. 武汉:湖北科学技术出版社,2005.

[9] CHEN SY，ZHU XL，WANG Q，et al. The early effect of Voluven，a novel hydroxyethyl starch（130/0.4），on cerebral oxygen supply and consumption in resuscitation of rabbit with acute hemorrhagic shock. J Trauma，2009，66（3）：676-682.

[10] 中华医学会神经外科学分会. 中国神经外科重症管理专家共识（2020版）. 中华医学杂志，2020，100（19）：1443-1458.

[11] 中华医学会神经外科分会颅脑创伤学组. 中国成人重型颅脑损伤大骨瓣开颅手术标准技术专家共识. 中华神经外科杂志，2020，6（2）：68-75.

[12] RANDALL C，SERGIO A，ANDRAS B，et al.A management algorithm for patients with intracranial pressure monitoring：the Seattle International Severe Traumatic Brain Injury Consensus Conference（SIBICC）. Intensive Care Med，2020，46（5）：919-929.

[13] CARNEY N，TOTTEN AM，O'REILLY C，et al. Guidelines for the management of severe traumatic brain injury，fourth edition.Neurosurgery，2017，80（1）：6-15.

[14] HUTCHINSON PJ，KOLIAS AG，TIMOFEEV IS，et al. Trial of decompressive craniectomy for traumatic intracranial hypertension. N Engl J Med，2016，375（12）：1119-1130.

[15] CHIARA R，DANIELE P，MOLLY MN，et al. Mechanical ventilation in patients with acute brain injury：recommendations of the European Society of Intensive Care Medicine consensus. Intensive Care Med，2020，46（12）：2397-2410.

第十四章　重症产科

重症产科是指危及孕产妇及胎儿生命的严重病理产科，此时孕产妇常需进入 ICU 进行加强监护及生命支持等救治措施。重症产科的发生机制可能与孕产妇妊娠前及妊娠期健康状况、妊娠期内分泌代谢变化、妊娠期感染、宫内胎儿及胎盘状况、手术及分娩创伤等因素有关。常见的病理产科包括：妊娠高血压疾病，子痫，产后出血，妊娠合并先天性心脏病，妊娠合并心力衰竭，HELLP 综合征，妊娠急性脂肪肝等。重症医学科医师应该熟悉重症产科常见的危重症，尤其应掌握危及孕产妇生命的急性重症——子痫和产后出血。本章将对其进行阐述。

第一节　子　痫

病例摘要

患者女，27 岁，体重 68kg。以"宫内孕 37^{+5} 周，发现血压高 9 天，抽搐 1 小时"为主诉收住我院 ICU。定期围产期保健，既往无高血压。9 天前，自测血压 170/110mmHg，遂入当地医院。尿常规：蛋白质（+++），隐血（+）；胎儿彩超：宫内孕，单活胎，羊水几乎未见，脐动脉血流异常，胎儿较孕周小。6 小时前诉头痛，测血压 180/116mmHg，给予降压药，效果不理想。1 小时前，出现牙关紧闭，四肢抽搐，持续约 30 秒缓解，共抽搐 3 次。给予地西泮针、冬眠合剂等止抽，硫酸镁解痉，并应用甘露醇。为进一步诊治转至我院，急诊以"①子痫；②宫内孕 37^{+5} 周"收住 ICU。

查体：体温 36.4℃，脉搏 120 次/min，呼吸 23 次/min，血压 174/127mmHg。镇静状态，双侧瞳孔直径 3mm，对光反射灵敏。颈软，无抵抗。胸廓对称，双肺呼吸音清晰，心率 120 次/min，律齐，各瓣膜听诊区未闻及杂音。下腹部膨隆。双下肢重度凹陷性水肿。既往体健，无高血压、心脏病史，无癫痫病史，无糖尿病史，无药物过敏史。

入科后检查：

血常规：WBC $12.6×10^9$/L，RBC $3.61×10^{12}$/L，Hb 121g/L，PLT $42×10^9$/L，中性粒细胞百分比 81.8%。

尿常规：尿比重 1.010，尿胆原正常，尿胆红素（+），尿酮体（+），尿蛋白（+++），隐血（+++）。

肝功能：AST 886U/L，ALT 1 434U/L，TP 56.3g/L，ALB 30.1g/L，球蛋白（GLO）26.2g/L，TB 87.5μmol/L，DB 33.5μmol/L，IB 54μmol/L，LDH 2 549U/L。

肾功能：BUN 8.55mmol/L，Scr 97μmmol/L。

心肌酶学：CK-MB 2.12ng/ml，肌红蛋白 30μg/L，PRO 739.2pg/ml。

凝血功能：PT 15.2 秒，APTT 39.7 秒，INR 1.30，PT% 58.70%，TT 23.70 秒，FIB 1.37g/L，D- 二聚体 35.04mg/L，纤维蛋白原降解产物（FDP）83.90μg/ml。

CRP 26.81mg/L，PCT 8.190ng/L。

传染病：乙肝抗体、丙肝抗体、梅毒、HIV 均阴性。

血气分析：pH 7.42，PCO_2 25mmHg，PO_2 173mmHg，HCO_3^- 19.8mmol/L，BE −6.7mmol/L，Lac 1.4mmol/L，Na^+ 141mmol/L，K^+ 4.3mmol/L，葡萄糖 4.7mmol/L。

产科彩超：宫内孕，未见明显胎心；羊水少；胎儿小脑回声增强，囊肿。

腹部彩超：肝、胆、胰、脾及双肾未见异常。

心脏彩超：心内结构及血流未见明显异常。

【问题 1】 9 天前发现高血压，当时可能的诊断及诊断要点是什么？入科时诊断及诊断要点是什么？

思路 1： 首先，根据病史、症状、体征及实验室检查，结合产科子痫的分类及诊断要点，排除了原发性高血压。

思路 2： 9 天前发现高血压直至入院 1 小时前，符合"妊娠期高血压疾病：子痫前期"诊断。

思路 3： 当 1 小时前出现牙关紧闭，四肢抽搐，发生了（产前）子痫，符合"子痫"诊断。

入科诊断：①子痫；②死胎；③宫内孕 37^{+5} 周（G_1P_0）；④MODS。

诊断要点：

1. 妊娠 20 周后，发现高血压；既往体健，无高血压病史。

2. 高血压难以控制，继而抽搐，无癫痫病史。

3. 蛋白尿。

4. 肝功能、凝血功能障碍。

思路 4： 了解子痫的发病机制。

子痫前期及子痫的病因和发病机制尚未完全阐明。目前认为可归纳为两个阶段：胎盘形成不良和胎盘氧化应激。胎盘形成不良主要为绒毛滋养细胞侵蚀不良，胎盘缺血、缺氧后释放的炎症因子导致氧化应激和血管内皮受损，血管内皮细胞受损和系统炎症反应可引起血管痉挛，全身小动脉痉挛是子痫前期 - 子痫的病理生理基础。

思路 5： 关注子痫患者的全身器官功能。

由于全身广泛的小动脉痉挛，外周阻力增大，血管内皮细胞损伤，血管通透性增加，可致全身微循环体液及蛋白渗漏，除表现为高血压、蛋白尿、头痛、头晕、眼花、抽搐等一系列临床症状和体征外，还可伴毛细血管渗漏综合征及 MODS。

知识点

妊娠高血压疾病的分类

1. 妊娠期高血压（gestational hypertension）　妊娠 20 周后首次出现高血压，收缩压 ≥140mmHg 和 / 或舒张压 ≥90mmHg，于产后 12 周内恢复正常；尿蛋白阴性。收缩压 ≥160mmHg 和舒张压 ≥110mmHg 为重度妊娠期高血压。

2. 子痫前期 - 子痫

（1）子痫前期（preeclampsia）：妊娠 20 周后出现收缩压 ≥140mmHg 和 / 或舒张压 ≥90mmHg，且伴有下列任一项：尿蛋白 ≥0.3g/24h，或尿蛋白 / 肌酐比值 ≥0.3，或随机尿蛋白 ≥（+）；无蛋白尿但伴有以下任一种器官或系统受累：心、肺、肝、肾等重要器官，或血液系统、消化系统、神经系统的异常改变，胎盘 - 胎儿受到累及等。

重度子痫前期（severe pre-eclampsia）：出现下述任一情况即可诊断。①血压持续升高：收缩压 ≥160mmHg 和 / 或舒张压 ≥110mmHg；②持续性头痛、视觉障碍或其他中枢神经系统异常表现；③持续性上腹部疼痛及肝包膜下血肿或肝破裂表现；④肝酶异常：ALT 或 AST 水平升高；⑤肾功能受损：尿蛋白 >2.0g/24h；少尿（24h 尿量 <400ml、或每小时尿量 <17ml）、或血肌酐 >106μmol/L；⑥低蛋白血症伴腹水、胸腔积液或心包积液；⑦血液系统异常：PLT 呈持续性下降并低于 $100×10^9$/L；微血管内溶血（表现为贫血、黄疸或 LDH 水平升高）；⑧心功能衰竭；⑨肺水肿；⑩胎儿生长受限或羊水过少、胎死宫内、胎盘早剥等。

（2）子痫（eclampsia）：不能用其他原因解释的孕产妇抽搐（尤其是子痫前期孕妇高发）。

3. 慢性高血压并发子痫前期（superimposed preeclampsia on chronic hypertension）：慢性高血压妇女于妊娠 20 周以前无蛋白尿，若妊娠 20 周后出现尿蛋白 ≥0.3g/24h，或随机尿蛋白 ≥（+）；或妊娠 20 周前有蛋白尿，妊娠 20 周后蛋白尿定量明显增加；或出现血压进一步升高等上述重度子痫前期的任一项表现。

4. 妊娠合并慢性高血压病（chronic hypertension in pregnancy）　既往存在的高血压或在妊娠 20 周

前发现收缩压≥140mmHg 和 / 或舒张压≥140mmHg，但妊娠期无明显加重；或妊娠 20 周后首次诊断高血压并持续到产后 12 周以后。

注：大量蛋白尿（24 小时≥5g）既不作为评判子痫前期严重程度的标准，亦不作为终止妊娠的指征，但需严密监测。

知识点

子痫诊断要点

1．病史　询问患者于妊娠前及妊娠 20 周以前有无高血压、蛋白尿及 / 或水肿与抽搐等症状；既往有无原发性高血压、慢性肾病等继发性高血压；本次妊娠经过有无异常。

2．体征　妊娠 20 周以后出现。

（1）高血压：两次间隔至少 6 小时的血压均≥140/90mmHg，可诊断为高血压。

（2）蛋白尿：24 小时尿蛋白≥300mg 或至少间隔 6 小时的两次随机尿检尿蛋白定性≥(+)。

3．实验室检查

（1）血常规：包括 HCT、PLT、红细胞形态。

（2）尿常规，24 小时尿蛋白定量。

（3）肝肾功能、心肌酶谱，水、电解质和血气分析，凝血功能。

4．辅助检查

（1）眼底检查。

（2）心电图。

（3）胎心监护。

根据病史及临床体征基本可做出子痫前期的诊断，但须通过上述各项检查才能确定全身脏器受损情况、有无并发症，从而确定临床类别。

【问题 2】　子痫前期患者，需要给予哪些措施？

思路：治疗措施如下。

1．监护母儿生命体征。

2．吸氧　改善孕妇及胎儿的氧供。

3．改善环境　避光、降噪。

4．控制血压　≤140/90mmHg，必要时行血流动力学监测（CVP，有创动脉压等）。

5．解痉。

6．防治抽搐　适当镇静、抗惊厥。

7．请产科会诊，及早终止妊娠。

【问题 3】　患者发生了产前子痫，应该给予哪些紧急处理？

思路 1：患者发生产前子痫，危及母儿安全，应立即控制抽搐，纠正缺氧及酸中毒，控制血压，抽搐停止后尽早终止妊娠。

思路 2：紧急处理措施如下。

1．预防患者坠地外伤、唇舌咬伤。避免声、光等一切不良刺激。

2．解痉、控制抽搐　首选硫酸镁。当患者存在硫酸镁禁忌或硫酸镁无效时，可考虑应用地西泮、苯妥英钠或冬眠合剂。

3．控制血压。

4．纠正缺氧及酸中毒。

5．降低颅内压　20% 甘露醇 250ml 快速静滴。

6．终止妊娠　一旦抽搐控制后即可考虑终止妊娠。

【问题4】 控制子痫发作,实施镇静时应注意哪些问题?

思路:防范呼吸和循环抑制。

1. 备好抢救设备 如呼吸支持设备(呼吸机/简易呼吸囊、氧气、气管插管物品、面罩、吸痰设备等)。

2. 监护呼吸及循环功能。

3. 控制药物浓度和注药速度。

4. 应用镇静评分工具,评估镇静深度。

5. 备抢救药品(肾上腺素、多巴胺、阿托品等)。

6. 开放静脉通路(2条或以上),补液。

知识点

镇静药物的应用

1. 地西泮 具有较强的镇静、抗惊厥、肌肉松弛作用,对胎儿及新生儿影响较小。用法:2.5～5.0mg口服,2～3次/d,或睡前服用;必要时地西泮10mg,肌内注射或静脉注射(>2分钟)。

2. 苯巴比妥 具有较好的镇静、抗惊厥、肌肉松弛作用,镇静时口服剂量为30mg,3次/d。该药可抑制胎儿呼吸,分娩前6小时慎用。

3. 冬眠合剂 冬眠合剂由氯丙嗪(50mg)、哌替啶(100mg)和异丙嗪(50mg)3种药物组成,通常以1/3～1/2量肌内注射,或以半量加入5%葡萄糖溶液250ml静脉滴注。由于氯丙嗪可使血压急剧下降,导致肾及胎盘血流降低,而且对孕妇及胎儿肝脏有一定损害,也可抑制胎儿呼吸,故仅用于硫酸镁控制抽效果不佳者。

【问题5】 解痉药物硫酸镁的作用机制及实施。

思路1:解痉是治疗子痫的基础,需贯穿整个治疗过程,可以缓解全身小动脉痉挛,缓解临床症状,控制和预防子痫的发作。首选药物为硫酸镁。

知识点

硫酸镁的作用机制

1. 抑制运动神经末梢与肌肉接头处钙与乙酰胆碱的释放,阻断神经肌肉接头间的信息传导,使骨骼肌松弛。

2. 降低中枢神经系统兴奋性及脑细胞的耗氧量,降低血压,抑制抽搐发生。

3. 降低机体对血管紧张素Ⅱ的反应。

4. 抑制血管内皮细胞合成前列环素,抑制内皮合成,从而缓解血管痉挛。

5. 解除子宫胎盘血管痉挛,改善母儿血氧交换。

思路2:硫酸镁的用药方案。

1. 控制子痫抽搐 静脉用药负荷剂量为4～6g,溶于10%葡萄糖溶液20ml静脉推注(15～20分钟),或溶于5%葡萄糖溶液100ml快速静脉滴注,继而1～2g/h静脉滴注维持。24小时硫酸镁用量25～30g。

2. 预防子痫发作 适用于重度子痫前期和子痫发作后,负荷剂量2.5～5.0g,维持剂量与控制子痫抽搐相同。用药时间根据病情需要调整,一般每天静脉滴注6～12小时,24小时总量不超过25g;引产和产时可以持续使用硫酸镁,剖宫产术中应用要注意产妇心脏功能;产后继续使用24～48小时。

3. 硫酸镁用于重度子痫前期预防子痫发作以及重度子痫前期的期待治疗时。为避免长期应用对胎儿(婴儿)钙水平和骨质的影响,建议及时评估病情,病情稳定者在使用5～7d天后停用硫酸镁;在重度子痫前期期待治疗中,必要时间歇应用。

思路3:应用硫酸镁期间的注意事项。

血清镁离子有效治疗浓度为1.8～3.0mmol/L,超过3.5mmol/L即可出现中毒症状。使用硫酸镁的必备条件：①膝腱反射存在；②呼吸 >16 次 /min；③尿量≥25ml/h（即≥600ml/d）；④备有 10% 葡萄糖酸钙。如孕妇同时合并肾功能不全、心肌病、重症肌无力等，或体质量较轻者，硫酸镁应慎用或减量使用。

思路 4：镁离子中毒时停用硫酸镁并缓慢（5～10 分钟）静脉推注 10% 葡萄糖酸钙 10ml。

知识点

血压维持目标和常用降压药物

1. 制定血压控制目标范围 收缩压≥160mmHg，或舒张压≥110mmHg，或平均动脉压≥140mmHg者，须应用药物控制血压≤140/90mmHg。
2. 熟悉常用的降压药物及用法 硝普钠、硝酸甘油、尼卡地平、乌拉地尔、美托洛尔等。
3. 掌握血压的常用监测方法及注意事项。

【问题6】 诊疗过程中，如何注意孕（乳）妇药物使用的安全性？

思路 1：可参考美国食品和药品管理局（FDA）制定的妊娠药物分级标准，根据病情合理选用，并记录病程。

知识点

妊娠药物分级

FDA 将药品的安全性分为 A、B、C、D 和 X 五类。

A 类：在有对照组的早期妊娠妇女中未显示对胎儿有危险（并在中、晚期妊娠中亦无危险的证据），可能对胎儿的伤害极小。

B 类：在动物生殖实验中并未显示对胎儿的危险，但无孕妇的对照组，或对动物生殖实验显示有副反应（较不育为轻），但在早期妊娠妇女的对照组中并不能肯定其副反应（并在中、晚期妊娠亦无危险的证据）。

C 类：在动物的研究中证实对胎儿有副反应（致畸或使胚胎致死或其他），但在妇女中无对照组或在妇女和动物研究中无可以利用的资料。药物仅在权衡对胎儿的利大于弊时给予。

D 类：对人类胎儿的危险有肯定的证据，但尽管有害，对孕妇需肯定其有利，方予应用（如对生命垂危或疾病严重而无法应用较安全的药物或药物无效）。

X 类：动物或人的研究中已证实可使胎儿异常，或基于人类的经验知其对胎儿有危险，对人或对两者均有害，而且该药物对孕妇的应用，其危险明显地大于任何有益之处。该药禁用于已妊娠或将妊娠的妇女。

思路 2：使用前须告知患者或家属其利弊，无论是否同意使用，均须签字为证。
思路 3：告知孕产妇药物治疗期间禁止哺乳。

入院 2 小时后（07：15）

经产科会诊后，急诊行剖宫取胎术，术中出血量约 1 000ml，尿量约 400ml，酱油色。术中诊断：①子痫，HELLP 综合征；②死胎；③宫内孕 37^{+5} 周；④剖宫取胎 1 女死婴；⑤脐带绕颈；⑥胎儿宫内生长受限；⑦产后出血；⑧阴道纵隔；⑨G_1P_0。

术后（09：50）回 ICU，查体：体温 36.2℃，脉搏 95 次 /min，经口气管插管呼吸机辅助呼吸，频率 18 次 /min，血压 160/118mmHg。全麻未清醒，双侧瞳孔直径 2mm，对光反射灵敏。颈软，无抵抗。胸廓对称，双肺呼吸音清晰，心率 95 次 /min，律齐，各瓣膜听诊区未闻及病理性杂音。腹部软，宫底脐下三横指。双下肢重度凹陷性水肿。

复查相关检查结果：

血常规：WBC 7.9×10⁹/L，RBC 2.21×10¹²/L Hb 72g/L，PLT 21×10⁹/L，中性粒细胞百分比 78.8%。

凝血功能：PT 15.90 秒，APTT 59.10 秒，INR 1.36，PT% 54.1%，TT 24.80 秒，FIB 1.18g/L，D- 二聚体 5.04mg/L，FDP 22.10μg/ml。

【问题 1】 终止妊娠的时机及方式？

思路：请产科专科会诊，该患者已出现子痫，控制抽搐后应尽快终止妊娠。终止妊娠的指征：①重度子痫前期患者经积极治疗 24～48 小时仍无明显好转者；②重度子痫前期患者孕周已超过 34 周；③重度子痫前期患者孕龄不足 34 周，但胎盘功能减退，胎儿已成熟；④重度子痫前期患者孕龄不足 34 周，胎盘功能减退，胎儿尚未成熟，可用地塞米松促胎肺成熟后终止妊娠；⑤子痫控制后 2 小时可考虑终止妊娠。

【问题 2】 终止妊娠后有哪些注意事项？

思路 1：终止妊娠后仍应预防产后子痫，产后子痫多发生于产后 24 小时内，最晚可在产后 10 日内发生。

措施：

1. 继续加强监护。

2. 改善环境　避光、避声、避风。

3. 氧疗。

4. 继续控制血压，解痉，适当镇静，补充血容量，防止产后子痫的发生。

注意：哺乳期禁用 ACEI 或 ARB 类药物降压；重度子痫前期孕妇产后应继续使用硫酸镁至少 24～48 小时。

思路 2：若出现癫痫持续状态，须排除颅内器质性病变（如脑出血、脑梗死、脑炎等）。

措施：

1. 头颅 CT/MRI 检查。

2. 脑脊液检查。

3. 必要时做脑电图。

4. 请神经内科会诊。

终止妊娠后（09：50）

终止妊娠后治疗方案：

1. 呼吸机辅助呼吸（呼吸机设置参数：模式 SIMV+PSV，f 18 次 /min，FiO₂ 50%，PEEP 3cmH₂O，VT 500ml）。

2. 解痉　持续静脉泵入硫酸镁，1g/h。

3. 控制血压　硝普钠 50mg+5% 葡萄糖 50ml 持续静脉泵入。

4. 保肝、降胆红素治疗　异甘草酸镁针、还原性谷胱甘肽。

5. 抗感染治疗　头孢硫脒 2.0/g，每 12 小时一次；奥硝唑 0.5/g，每 12 小时一次。

6. 促进子宫收缩　缩宫素 20U 泵入。

7. 止血药物应用　氨甲环酸、白眉蛇毒血凝酶针、维生素 K₁、补钙。

8. 输血　红细胞 4U、血浆 400ml、冷沉淀 12U。

血气分析：pH 7.38，PaCO₂ 29mmHg，PaO₂ 226mmHg，HCO₃⁻ 19.3mmol/L，BE −7.3mmol/L，Lac 2.8mmol/L，Na⁺ 137mmol/L，K⁺ 4.6mmol/L，葡萄糖 6.9mmol/L。

床旁胸部 X 线片示：双肺纹理走行可，肺内未见实质性病变，心影增大，心胸比约 0.55，胸部 X 线片见图 2-14-1。

患者第一天情况总结：体温最高 38.3℃，出入量（总入量 3 060ml，总出量 1 620ml，其中尿量 1 420ml）。

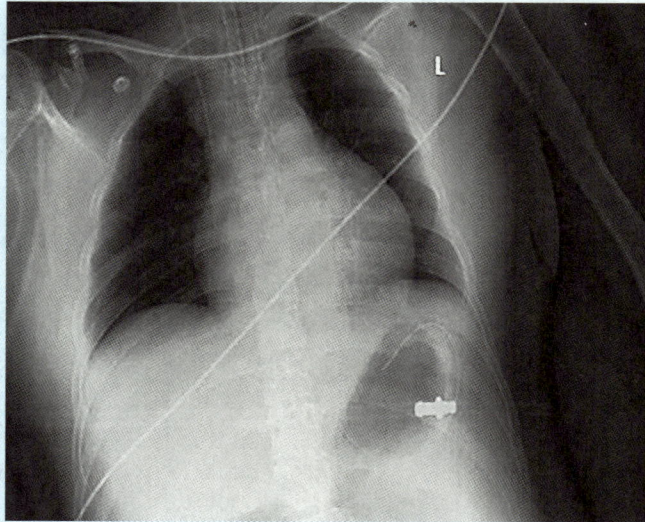

图2-14-1　床旁胸部X线片

第2天治疗方案：

患者神志清，四肢肌力正常，呛咳反射可，T管试验通过，拔出气管插管，继续相关治疗方案。

复查相关结果：

血常规：WBC 17×10⁹/L，RBC 2.23×10¹²/L，Hb 73g/L，PLT 40×10⁹/L，中性粒细胞百分比78.7%。

肝功能：AST 1 686U/L，ALT 1 788U/L，TP 41.3g/L，ALB 24.3g/L，GLO 17.0g/L，TB 13.4μmol/L，DB 8.4μmol/L，IB 5.0μmol/L。

肾功能：BUN 185mmol/L，Scr 185μmol/L。

凝血功能：PT 11.5秒，APTT 33.9秒，INR 1.03，PT% 83%，TT 17.50秒，FIB 2.56g/L，D-二聚体 6.094mg/L。

治疗中存在的问题及解决方案：

1. 患者体温升高，血象明显升高，故调整抗感染治疗方案，停用头孢硫脒＋奥硝唑，调整为哌拉西林/他唑巴坦3.75g，每6小时一次，左氧氟沙星0.6g，每天一次。

2. 患者术后输红细胞4U，今日复查血常规血红蛋白未上升，考虑存在血液丢失，患者恶露不多，胃管内无出血，未便血，昨日手术病史，考虑腹腔内出血可能，申请床旁彩超检查，并再次申请输血。

3. 彩超检查腹腔子宫周围可见不规则强回声，直径约70mm×55mm，考虑血肿可能。请产科急会诊，建议：①继续给予缩宫素泵入；②申请输血；③动态检查血肿变化。

第3~5天治疗方案：

1. 患者排气，开始经口进食。

2. 纠正白蛋白血症（白蛋白40g/d），并间断应用呋塞米，患者水肿明显减轻。

3. 患者体温正常，血象下降，继续目前抗感染治疗方案。

4. 患者血红蛋白升至112g/L，未再下降，腹腔内血肿体积无增大，动态监测。

第6天患者转出ICU，复查相关结果：

血常规：WBC 8.2×10⁹/L，RBC 3.66×10¹²/L，Hb 111g/L，PLT 101×10⁹/L，中性粒细胞百分比74%。

肝功能：AST 305U/L，ALT 67U/L，TP 56.2g/L，ALB 33.4g/L，GLO 22.6g/L，PAB 146mg/L，TB 22.2μmol/L，DB 11μmol/L，IB 11μmol/L。

肾功能：BUN 5.96mmol/L，Scr 59μmol/L。

凝血功能：PT 11.5秒，APTT 33.9秒，INR 1.03，PT% 83%，TT 17.50秒，FIB 2.56g/L，D-二聚体 6.094mg/L。

血清学：CRP 15.53mg/L，PCT 1.16ng/L。

第14天患者康复出院复查：

血常规：WBC $8.2×10^9$/L，RBC $3.66×10^{12}$/L，Hb 111g/L，PLT $101×10^9$/L，中性粒细胞百分比74%。

肝功能：AST 51U/L，ALT 28U/L，TP 65.5g/L，ALB 37.1g/L，GLO 28.4g/L，PAB 304mg/L，TB 3.9μmol/L，DB 2.1μmol/L，IB 1.8μmol/L。

凝血功能：PT 9.40秒，APTT 30.8秒，INR 0.84，PT% 111%，TT 16.0秒，FIB 3.06g/L；CRP 6.05mg/L，PCT 0.056ng/L。

（孙荣青）

参 考 文 献

[1] 丰有吉,沈铿. 妇产科学. 2版. 北京：人民卫生出版社,2010.

[2] 中华医学会. 临床诊疗指南（妇产科分册）. 北京：人民卫生出版社,2007：168-175.

[3] 张光,熊庆. 产科急症. 3版. 北京：中国协和医科大学出版社,2006.

[4] LUCA MB. 麻省总医院危重病医学手册. 杜斌,译. 北京：人民卫生出版社,2009：713-714.

第二节　产 后 出 血

病例摘要

患者女，33岁，G_1P_1。"产后阴道出血12小时"。患者停经41^{+6}周，2天前在当地医院顺产一男婴，体重3 800g，胎盘完整，会阴Ⅱ度裂伤，产后阴道流血1 200ml。检查宫颈3点、9点处和阴道左侧壁裂伤，缝合后观察4小时，出血未止，累计出血量2 200ml，并出现神志淡漠、尿少、四肢末梢湿冷，心率126次/min，血压92/64mmHg。

立即转入ICU，建立中心静脉通路，液体复苏（平衡盐溶液2 000ml、琥珀酰明胶500ml），输悬浮红细胞6U。处理后出血减少，观察6小时后，阴道出血再次增加，为不凝血，累计出血3 400ml，静脉穿刺部位及皮下瘀斑，心率133次/min，血压87/56mmHg。

转至上级医院，途中继续出血600ml，并出现烦躁不安。查体：体温34.4℃，心率136次/min，呼吸36次/min，血压78/46mmHg。谵妄，全身皮肤、黏膜瘀斑，重度贫血样貌；双肺未闻及干湿啰音；心律齐，未闻及杂音；腹软，下腹部压痛，无反跳痛；阴道内积血块约600ml，宫颈3点、9点处裂伤深达穹窿处，已缝合。但仍有渗血，宫腔出血自宫颈口流出。

血常规：WBC $22.4×10^9$/L，Hb 52g/L，PLT $39×10^9$/L。

凝血功能：PT 29秒，APTT 66秒，INR 3.2；FIB 0.74g/L，D-二聚体阴性。

肝功能：AST 32U/L，ALT 27U/L，TB 22.6μmol/L，ALB 27g/L。

血气分析：pH 7.31，$PaCO_2$ 29mmHg，PaO_2 82mmHg，BE −5.6mmol/L，Lac 7.4mmol/L。

【问题1】 根据患者外院病史资料，目前的诊断是什么？

1. 低血容量性休克，产后出血，宫颈、阴道及会阴裂伤、凝血功能障碍。
2. 重度失血性贫血。

思路：育龄妇女，孕产史。胎儿娩出后出血量>500ml。宫颈、阴道及会阴裂伤。凝血功能异常。

产后出血的定义

产后出血：指胎儿娩出后24小时阴道分娩出血量超过500ml，剖宫产者≥1 000ml。产后出血是分娩期常见的严重并发症，居我国产妇死亡原因首位，发病率占分娩总数5%～10%。但由于临床上估计的产后出血量往往比实际出血量低，因此其实际发病率更高。产后出血多发生在产后2小时内。分娩24小时后，在产褥期内发生的子宫大量出血，称为晚期产后出血。

【问题2】 患者进入重症医学科后,如何对低血容量性休克进行诊断、监测和治疗(图2-14-2)?

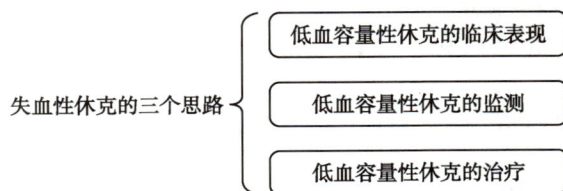

失血性休克的三个思路 { 低血容量性休克的临床表现 / 低血容量性休克的监测 / 低血容量性休克的治疗

图2-14-2　应对失血性休克的三个思路

思路1:低血容量性休克的临床表现如下。

精神状态改变(如烦躁不安或表情淡漠,严重者晕厥,甚至昏迷)、面色苍白、皮肤湿冷、收缩压下降(<90mmHg或较基础血压下降>40mmHg)或脉压减少(<20mmHg)、尿量<0.5ml/(kg·h),心率>100次/min,休克指数(脉率/收缩压)>0.5等。

思路2:低血容量性休克的监测。

1. 一般临床监测　①意识状态;②皮肤温度和色泽;③血压;④心率;⑤尿量。

2. 血流动力学监测　①CVP和PAWP;②PiCCO;③心脏彩超。

3. 氧代谢监测　①SpO_2;②碱剩余;③动脉血乳酸;④DO_2、VO_2、$ScvO_2$;⑤组织血氧饱和度(StO_2)。

4. 实验室监测　①血常规监测;②凝血功能监测。

思路3:产后出血低血容量性休克的治疗。

处理原则:针对出血原因,迅速止血;补充血容量,纠正失血性休克;防止感染。

1. 一般处理　交叉配血,做好输血准备;建立双静脉通路,积极补充血容量;保持气道通畅,必要时给氧;监测生命体征、出血量,留置尿管,记录出入量;保暖;动态监测血常规、凝血功能、血气及肝肾功能等。

2. 病因治疗　治疗低血容量性休克的基本措施是及时去除引起容量丢失的病因,常见病因包括子宫收缩乏力、胎盘因素、软产道损伤以及凝血功能障碍等。

3. 液体复苏　低血容量性休克时心脏前负荷不足,心排血量减少,从而组织灌注减少。因此及时补充循环容量是低血容量性休克时及时补充循环容量是刻不容缓的治疗措施,应尽早可能根据容量丢失的种类选择补充液体的种类。

4. 输血治疗　Hb<60g/L几乎均需要输血,Hb<70g/L可考虑输血。若评估继续出血风险仍较大,可适当放宽输血指征。通常给予成分输血,包括悬浮红细胞、凝血因子(新鲜冰冻血浆、冷沉淀、纤维蛋白原等)以及血小板。也可考虑自体血回输。

5. 血管活性药　低血容量性休克患者一般不常规使用血管活性药物。临床上通常仅对经充分的液体复苏后仍存在低血压或液体复苏早期存在严重低血压的患者,才考虑应用血管活性药。

6. 纠正酸中毒　低血容量性休克时有效循环量减少可导致组织灌注不足,产生代谢性酸中毒,其严重程度与休克的严重性及休克持续时间相关。对中重度酸中毒应尽快纠正酸。

7. 肠黏膜屏障功能的保护　低血容量性休克时,胃肠道黏膜低灌注,缺血缺氧发生得最早、最严重。胃肠道黏膜屏障功能受损,可减少细菌或内毒素易位。因此,改善内脏器官灌注,避免肠黏膜屏障功能,是低血容量性休克治疗中的一项重要内容。

8. 体温控制　严重失血性休克合并低体温是一种疾病严重的临床征象,低体温(<35℃)可影响血小板功能、降低凝血因子的活性、影响纤维蛋白的形成。低体温增加创伤患者严重出血的危险性,是出血和病死率增加的独立危险因素。

【问题3】 重症医学科产后出血合并失血性休克患者,在抗休克治疗的同时如何进行产后出血的病因诊断,如何进行病因治疗?

思路1:首先明确产后出血的病因,对产后出血进行病因诊断。

1. 宫缩乏力是产后出血最常见原因。

(1)全身因素:产妇体质虚弱、合并慢性全身性疾病、高龄、肥胖或精神紧张等。

（2）产科因素：产程延长，体力消耗过多；前置胎盘、胎盘早剥、妊娠期高血压疾病、宫腔感染。

（3）子宫因素：子宫过度膨胀（如多胎妊娠、羊水过多、巨大胎儿），子宫肌壁损伤（剖宫产史、产次过多、子宫肌瘤剥除术后等），子宫病变（子宫肌瘤、子宫畸形、子宫肌纤维变性）。

（4）药物因素：过多使用麻醉药、镇静药或宫缩抑制药等。

2. 胎盘因素

（1）胎盘滞留：胎盘多在胎儿娩出后15分钟内娩出，若30分钟后仍不排出，将导致出血。常见原因有膀胱充盈、胎盘嵌顿、胎盘剥离不全。

（2）胎盘植入：根据侵入深度分为粘连性、植入性和穿透性胎盘植入。根据胎盘粘连或植入的面积分为部分性和完全性。

（3）胎盘部分残留

3. 软产道裂伤　导致软产道裂伤的原因有阴道手术助产、巨大胎儿分娩、急产、软产道静脉曲张、外阴水肿、软产道组织弹性差等。

4. 凝血功能障碍

思路2：根据不同产后出血的病因给予相应处理。

知识点

产后出血原发病因的处理原则

1. 子宫收缩乏力　按摩或按压子宫、宫缩剂使用、宫腔填塞、子宫压缩缝合术、结扎盆腔血管、经导管动脉栓塞术、切除子宫。

2. 胎盘因素　若胎盘已剥离，应立即取出；若胎盘粘连，可徒手剥离胎盘后取出；若剥离困难，疑有胎盘植入，停止剥离，根据患者出血情况及胎盘剥离面积行保守治疗（局部切除、经导管动脉栓塞术、米非司酮、甲氨蝶呤等）或切除子宫。

3. 软产道损伤　彻底止血，缝合裂伤：宫颈裂伤<1cm且无活动性出血不需缝合；若裂伤>1cm，且有活动性出血应缝合。

4. 凝血功能障碍　补充凝血因子，如冰冻血浆、冷沉淀、凝血酶原复合物、纤维蛋白原、机采血小板。

【问题4】　根据上述病例，患者为什么在充分液体复苏后反复阴道出血，且为不凝血，以及为什么出现静脉穿刺部位和皮下瘀斑？

思路1：首先我们根据患者病史、临床表现、实验室检查以及治疗过程，对患者反复阴道出血及静脉穿刺部位、皮下瘀斑情况考虑为稀释性凝血病。

知识点

稀释性凝血病概念

稀释性凝血病（diluted coagulopathy）是指大失血时由于只补充晶体及红细胞，导致血小板缺失及可溶性凝血因子的不足引起的功能性凝集异常。妊娠期（如胎盘早剥时）更常见于产后（如子宫收缩乏力性继发性出血），可由于大量汹涌出血，输血、输液不能止血反而造成稀释性凝血病，其原因是储存的血液和红细胞制品缺乏Ⅴ因子、Ⅷ因子、Ⅺ因子、血小板和全部可溶血液凝固因子。

思路2：稀释性凝血病的处理原则。

纠正稀释性凝血病主要是补充FFP、冷沉淀、新鲜血或浓缩血小板。当凝血功能障碍伴APTT和PT显著延长或FIB明显减少时，应首选FFP。如果PLT<$50×10^9$/L，应输血小板治疗。

> ### 知识点
>
> #### 限制性液体复苏与充分液体复苏
>
> 　　未控制出血的失血性休克是低血容量性休克的一种特殊类型。对于失血性休克，传统观念和临床处理是尽早、尽快地充分进行液体复苏，恢复有效血容量，使血压恢复至正常水平，以保证脏器和组织的灌注，阻止休克的进一步发展，这被称为充分液体复苏。近年来，许多实验及临床研究观察到，在活动性出血控制前积极进行液体复苏会引起稀释性凝血病、伤口表面静态压力增加、血凝块移动，从而增加出血量，并使并发症和病死率增加。因此，提出了限制性液体复苏（延迟复苏）的概念，即在活动性出血控制前给予小容量液体复苏，在短期允许的低血压范围内维持重要脏器的基本灌注，并尽快止血，出血控制后再进行积极容量复苏。

转入 ICU 6 小时处理

　　转入 ICU，紧急无创机械通气。建立中心静脉通路、有创血流动力学监测、保暖、液体复苏（平衡盐溶液 1 000ml、琥珀明胶 500ml）、输悬浮红细胞 6U、新鲜冰冻血浆 800ml、冷沉淀 12U、血小板 1U、纤维蛋白原复合物 2g。请产科医师急会诊，再次行阴道、宫颈裂伤创口缝合止血，并做清宫术，未见胎盘、胎膜组织残留。

　　经上述处理阴道出血减少，观察 2 小时，阴道仍有少量出血，约 100ml。静脉穿刺部位及皮肤、黏膜瘀斑无扩增。体温 37.5℃，心率 110 次 /min，呼吸 21 次 /min，血压 108/63mmHg，SpO_2 99%，神志清，倦怠，皮下瘀斑数量无增加、范围无扩大，阴道无进行性出血，四肢末梢温。6 小时液体入量为 5 000ml，尿量为 2 200ml，CVP 由 5mmHg 升高至 11mmHg。

转入 ICU 24 小时情况

　　经液体复苏、输血、输血浆、冷沉淀、血小板、纤维蛋白原复合物治疗后，转入 ICU 24 小时患者阴道出血情况得到改善，24 小时总量为 300ml，呈浅红色血性液，静脉穿刺部位及皮肤、黏膜瘀斑无扩展。患者神清、倦怠，储氧面罩吸氧，四肢末梢温暖，24 小时尿量为 4 300ml。监测体温 37.6℃，血压 118/72mmHg，心率 102 次 /min，呼吸 19 次 /min，SpO_2 100%，CVP 9mmHg。

　　复查实验室检查结果：

　　血常规：WBC $25.0×10^9$/L，Hb 79g/L，PLT $47×10^9$/L。

　　凝血功能：PT 17 秒，APTT 41 秒，INR 1.9；FIB 2.2g/L，D- 二聚体阴性。

　　血气分析：pH 7.39，$PaCO_2$ 38mmHg，PaO_2 107mmHg，BE 0.8mmol/L，Lac1.4mmol/L。

转入 ICU 72 小时情况

　　患者入 ICU 治疗 3 天后，恶露正常，阴道无出血，皮肤黏膜无新增出血点及瘀斑。目前神志清楚，鼻导管吸氧，呼吸 16 次 /min，SpO_2 100%，心率 88 次 /min，血压 124/71mmHg，四肢末梢温暖，尿量约 100ml/h。双肺呼吸音清，未闻及干湿啰音。

　　复查实验室检查结果：

　　血常规：WBC $20.4×10^9$/L，Hb 82g/L，PLT $64×10^9$/L。

　　凝血功能：PT 11 秒，APTT 34 秒，INR 1.8，FIB 2.4g/L。

　　血气分析：pH 7.38，$PaCO_2$ 39mmHg，PaO_2 98mmHg，BE 2.6mmol/L，Lac 0.7mmol/L。

　　累计 3 天无阴道出血且皮肤、黏膜无出血倾向，血压、血红蛋白平稳。转出 ICU，产科继续治疗。

（林建东）

参 考 文 献

[1] 邱海波,管向东. 重症医学高级教程. 北京:人民军医出版社,2013.

[2] 黄艳仪,王沂峰,黄东健. 妇产科危急重症救治. 北京:人民卫生出版社,2011.

[3] 丰有吉,沈铿. 妇产科学. 2版. 北京:人民卫生出版社,2010.

[4] 刘大为,邱海波,严静. 中国重症医学专科资质培训教材. 北京:人民卫生出版社,2013.

[5] 谢幸,孔北华,段涛. 妇产科学. 9版. 北京:人民卫生出版社,2019.

第十五章　重症儿科

重症儿科是重症医学的重要组成部分。小儿肺炎是儿科常见病和多发病，在我国小儿疾病谱中肺炎的发病率占第一位。而在重症死亡患儿中，归因病死率最高的是肺炎。据报道，我国 5 岁以下小儿每年因肺炎而致死者高达 30 万～35 万，占世界儿童死亡的 1/10。由于儿童机体处于生长发育阶段，肝、肾等重要器官功能发育不完善，疾病的临床表现及对药物和液体的吸收、分布、代谢、排泄等有别于成人，因此重症儿科的诊断和治疗有其独有的特点。

病例摘要

患儿女，3 岁，体重 15kg。以"发热伴咳嗽 4 天，加重伴呼吸困难 1 天"为主诉来院就诊。患儿 4 天前受凉后出现体温升高，最高达 38.5℃，伴有咳嗽，有痰，食欲下降，在当地儿科诊所给予输液治疗（具体药物不详）。经治疗后患儿体温曾一度下降至正常，但仍有波动。1 天前患儿体温升至 39℃，伴有呼吸困难，入住当地医院。胸部 X 线提示双肺片状阴影，边缘模糊（图 2-15-1）；超声示左侧少量胸腔积液。给予抗感染、吸氧等治疗，效果不佳，呼吸困难加重，急诊转入我院 ICU。患儿自发病来，食欲下降，进食少，大小便减少。

入院查体：体温 38.5℃，脉搏 165 次 /min，呼吸 55 次 /min，血压 92/60mmHg，SpO_2 84%（FiO_2 40%），神志恍惚，呼吸急促，可见鼻扇动及三凹征，口周围轻度发绀，咽充血，扁桃体不大，颈软；双肺呼吸音稍弱，可闻及水泡音；心音有力，律齐，未闻及杂音；腹平软，肝肋下 1.5cm，质软，脾未及，肠音正常；四肢温，可自主活动，神经系统查体未见明显阳性体征。

外周静脉留置针
穿刺术（视频）

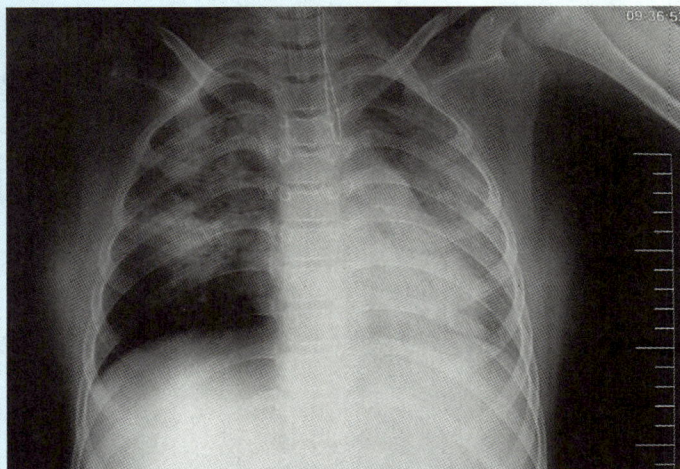

图 2-15-1　胸部 X 线表现
双肺片状阴影，边缘模糊；右下肺透光度增强。

【问题 1】　患儿入院后需要的紧急处置和辅助检查是什么？

1. 患者呼吸困难明显，应立即给予吸氧，改善缺氧状态；保持气道通畅。
2. 辅助检查方面应同时行血常规、凝血功能、肝肾功能和电解质、降钙素原（PCT）、冷凝集试验、动脉血气分析、血培养、病毒抗体，行痰培养、痰细菌和真菌涂片，以及胸部 X 线片等检查进一步了解肺部感染情况。

【问题 2】 目前诊断是什么？

小儿重症肺炎、Ⅰ 型呼吸衰竭。

思路： 患儿既往体健，本次急性发病，主要是体温升高，伴有咳嗽、有痰，呼吸费力，肺部水泡音。辅助检查结果：痰细菌和真菌涂片可见少量革兰氏阴性杆菌少量，未见革兰氏阳性球菌和真菌。

血气分析（FiO_2 40%）：pH 7.41，$PaCO_2$ 33mmHg，PaO_2 51mmHg，HCO_3^- 21mmol/L。

血常规：WBC $4.15×10^9$/L，Hb 135g/L，PLT $201×10^9$/L，中性粒细胞百分比 57.71%。

生化检查：肾功能和电解质正常，PCT 2.5ng/ml。

胸部 X 线片：双肺片状阴影，边缘模糊，右下肺透光度增强（图 2-15-1）。

目前诊断为小儿肺炎，结合患儿出现单纯性低氧血症，符合急性呼吸衰竭的诊断标准，伴有意识恍惚，可诊断为小儿重症肺炎、Ⅰ 型呼吸衰竭。

知识点

小儿重症肺炎

小儿重症肺炎是指除肺部炎症外，同时还因低氧血症、高碳酸血症以及病毒和 / 或细菌毒素、炎症介质等作用，引发其他器官和 / 或系统功能障碍，并产生相应的症状、体征。

知识点

小儿急性呼吸衰竭的诊断标准

①原发病的临床表现：如气道梗阻、喉炎、异物吸入、气管炎等。②呼吸困难、鼻翼扇动、三凹征、点头状呼吸、呻吟等。③低氧血症表现，如发绀等。④高碳酸血症表现。⑤血气指标：$PaO_2<60$mmHg，和 / 或 $PaCO_2>50$mmHg。在排除发绀型心脏病的基础上，FiO_2 60% 时，$PaO_2<60$mmHg，和 / 或 $PaCO_2>50$mmHg，即为小儿呼吸衰竭。其中，单纯低氧为 Ⅰ 型呼吸衰竭，伴有 CO_2 增高为 Ⅱ 型呼吸衰竭。当 FiO_2 60% 时，如果患儿血气指标仍为 $PaO_2<60$mmHg，为有创机械通气指证之一。

小儿病情严重程度评估见表 2-15-1。

表 2-15-1 肺炎患儿严重程度评估

临床特征	轻度 CAP	重度 CAP
一般情况	好	差
拒食或脱水征	无	有
意识障碍	无	有
呼吸频率	正常或略增快	明显增快 *
发绀	无	有
呼吸困难（呻吟、鼻翼扇动、三凹征）	无	有
肺浸润范围	≤1/3 的肺	多肺叶受累或≥2/3 的肺
胸腔积液	无	有
SpO_2	>0.96	≤0.92
肺外并发症	无	有
判断标准	出现上述所有表现	存在以上任何一项

注：* 呼吸明显增快：婴儿呼吸>70 次 /min，年长儿呼吸>50 次 /min。SpO_2 为血氧饱和度，CAP 为社区获得性肺炎。

【问题 3】 患儿的病原体是什么?

思路 1: 准确判断小儿重症肺炎的病原体是合理应用抗菌药物和有效改善预后的关键。该患儿为社区获得性肺炎(community acquired pneumonia,CAP)。

知识点

社区获得性肺炎(CAP)

CAP 是指原本健康的儿童在医院外获得的感染性肺炎,包括感染了具有明确潜伏期的病原菌而在入院后于潜伏期内发病的肺炎。

大部分小儿肺炎为 CAP,不同年龄组 CAP 的病原体有所不同(按发生频率依次递减的顺序排列)(表 2-15-2),此外也应参考当地小儿肺炎病原菌的流行性病学特点,并结合患儿的疾病特征。

表 2-15-2　CAP 患儿病原体分布情况

年龄	常见病原体
3 周至 3 月龄	沙眼衣原体,呼吸道合胞病毒,副流感病毒 3 型,肺炎链球菌,百日咳杆菌,金黄色葡萄球菌
4 月龄至 5 岁	呼吸道合胞病毒,副流感病毒,流感病毒,腺病毒和鼻病毒,肺炎链球菌,B 型流感嗜血杆菌,肺炎支原体,结核分枝杆菌
5 岁至青少年	肺炎支原体,肺炎衣原体,肺炎链球菌,结核分枝杆菌

思路 2: 结合患儿发病情况、WBC 不高等表现,病毒性感染可能性最大;痰细菌和真菌涂片发现少量革兰氏阴性杆菌,但中性粒细胞比值和 PCT 升高,考虑可能合并细菌感染;不除外非典型致病菌感染,如支原体等。

【问题 4】 进一步的抢救措施有哪些?

思路 1: 经验性选择抗感染药物。

针对病毒感染,利巴韦林是最常用的抗病毒药物,小儿常规剂量为(10~15)mg/(kg·d),该患儿给予 100mg 静脉点滴,每 12 小时一次;针对细菌感染,由于患儿病情较重,伴有呼吸衰竭,免疫功能亦受损,小儿肝肾功能发育尚不成熟,药物代谢和分布异于成人,且病情变化快,应选用不良反应较小、疗效明确的抗菌药物,可选用二代头孢类药物,如头孢呋辛钠注射剂。小儿常规剂量为(50~100)mg/(kg·d),分 3~4 次给药。考虑到该患儿为重症感染,给予 500mg 静脉点滴,每 8 小时一次;又因可能合并非典型病原菌感染,应联合应用阿奇霉素,常规剂量为(5~10)mg/kg,给予 0.15g 静脉点滴,每日 1 次。

知识点

小儿抗菌药物选择和使用原则

1. 依据药物的体内分布、代谢特征等选择。

2. 小儿易引起肠道菌群紊乱,故针对可能的病原微生物选择抗菌谱合适的抗菌药物,并且疗程不宜过长。

3. 对于重症患儿,首选静脉注射制剂,起效较快。

4. 小儿肝肾代谢功能不成熟,药物剂量应控制在适当范围内,按年龄、体重、体表面积等计算用药剂量,重症感染可以适当增加剂量,但应避免过大剂量而增加患儿的代谢负担,增加不良反应。

思路 2: 管理患儿的气道。

患儿呼吸困难和缺氧明显,吸氧的同时应保持气道通畅。

> **知识点**
>
> ### 患儿气道管理要点
>
> 1. 咳痰不畅，应及时吸痰清除气道分泌物，定时翻身、叩背，亦可采用体位引流及小儿吸痰管吸痰。
> 2. 增加呼吸道湿度　包括饮水、雾化吸入等，但患儿体重低，液体总量不宜过多。
> 3. 稀释痰液　降低痰液黏稠度，可用祛痰药及中药，但由于小儿自主咳痰能力较差，故使用祛痰药效果常不明显。
> 4. 解除气道痉挛　可用支气管扩张药，如沙丁胺醇雾化吸入。

吸痰操作（视频）

【问题5】 此时如何进行液体管理？

1. 液体量的选择及补液途径　重症患儿，输液量包括生理需要量和累积损失量，应经静脉补液，先快后慢，依据尿量和循环情况调整总液体量。

思路1：小儿的体液分布不同于成人，液体的需要量亦不同，年龄越小，相对于体重需水量越多（表2-15-3）。小儿体液调节功能不成熟，肾脏的浓缩和稀释功能不完善，液体过多和过少都会加重病情。

表2-15-3　小儿每日水的需要量

年龄/岁	需水量/(ml·kg^{-1})	年龄/岁	需水量/(ml·kg^{-1})
<1	120～160	4～9	70～100
1～3	100～140	10～14	50～90

2. 选择液体的张力和渗透压　该患者无休克表现，肾功能、血电解质等均正常，按等渗性脱水给予补充1/2张含钠液。

思路2：对于伴有循环不良和休克的重症患儿，开始应快速输入等张含钠液体（生理盐水或2:1等张液），按20ml/kg于0.5～1小时输入，其余损失量补充在8～12小时内完成；对于低渗性脱水补充2/3张含钠液；等渗性脱水补充1/2张含钠液；高渗性脱水补充1/5～1/3张含钠液，如临床上判断脱水性质有困难，可先按等渗性脱水处理。

常用液体成分及不同张力液体的配制见表2-15-4。

表2-15-4　常用液体成分及不同张力液体的配制

溶液	相对于血浆的张力	溶液	相对于血浆的张力
①0.9%氯化钠	等张	1:1含钠液：①50ml+②50ml	1/2张
②5%或10%葡萄糖	无张力	1:2含钠液：①35ml+②60ml	1/3张
③5%碳酸氢钠	3.5张	1:4含钠液：①20ml+②80ml	1/5张
④1.4%碳酸氢钠	等张	2:1含钠液：①65ml+④或⑥35ml	等张
⑤11.2%碳酸氢钠	6张	2:3:1含钠液：①33ml+②50ml+④或⑥17ml	1/2张
⑥1.87%乳酸钠	等张	4:3:2含钠液：①45ml+②33ml+④或⑥22ml	2/3张
⑦10%氯化钠	8.9张		
⑧0.9%氯化铵	等张		

入院6小时后情况

患儿入院后给予吸氧、抗感染、加强气道管理等处置，但呼吸困难仍进行性加重，喘憋、烦闹明显，口周发绀、三凹征较入院时严重，呼吸变为浅慢，右下肺叩诊浊音，呼吸音弱，肺内较多中小水泡音；心率180次/min，肝大肋下3.5cm。再次复查动脉血气分析（FiO$_2$ 50%）：pH 7.35，PaCO$_2$ 74mmHg，PaO$_2$ 45mmHg，HCO$_3^-$ 33mmol/L。

【问题】 患儿可能的并发症是什么？需进行哪些紧急处置措施？

1. 并发急性心力衰竭和Ⅱ型呼吸衰竭。

知识点

小儿肺炎合并急性心力衰竭的诊断标准

①安静状态下心率突然超过 180 次 /min；②安静状态下突然呼吸加快，超过 60 次 /min；③突然极度烦躁不安；④明显发绀，面色、皮肤苍白、发灰、发花、发凉，指 / 趾甲微血管再充盈时间延长，尿少或无尿；⑤奔马律，心音低钝，颈静脉怒张，X 线显示心脏扩大；⑥足背或下肢胫骨前下 1/2 处、颜面、眼睑出现水肿。

出现 1～4 项为可疑心力衰竭，第 5 项作为参考。经吸氧、镇静等处置后 20～30 分钟仍无好转，或出现肝脏增大和 / 或水肿者，即可确诊为合并急性心力衰竭。

---

2. 应立即给予气管插管和机械通气治疗。
3. 可酌情临时静脉给予去乙酰毛花苷 0.1mg，依据病情 6～12 小时后可重复应用。
4. 严重水潴留者可给予利尿治疗，但利尿易引起电解质紊乱等，应密切监测。

知识点

小儿气管插管和机械通气指征

①严重呼吸困难，吸氧不能纠正，或呼吸表浅或停止；②严重意识障碍；③痰液堵塞，用一般祛痰方法不能排出；④经保守治疗无效，$PaCO_2 \geq 70mmHg$，$PaO_2 \leq 50mmHg$ 时。

小儿呼吸机参数的选择：

小儿生理潮气量 6～10ml/kg；

呼吸频率：新生儿 40～44 次 /min；0～1 岁，30 次 /min；1～3 岁，24 次 /min；3～7 岁，22 次 /min；7～14 岁，20 次 /min；14～18 岁，16～18 次 /min。

儿童气管插管管径大小的选择见表 2-15-5。

表 2-15-5　儿童气管插管管径大小的选择

年龄	气管插管内径参考值 /mm	年龄	气管插管内径参考值 /mm
早产儿（体重 <1kg）	2.5	1～12 个月	4.0
早产儿（体重 1～2.5kg）	3.0	1～3 岁	4.5
新生儿（体重 2.5～4kg）	3.5	3～10 岁	5.0～5.5

入院 1 天后的病情

经机械通气治疗后，$PaCO_2$ 逐渐下降，氧合一度好转。但是机械通气次日氧合指数仍呈进行性下降趋势。机械通气平均气道压（Paw）17cmH$_2$O，血气分析（FiO$_2$ 50%）：pH 7.31，$PaCO_2$ 35mmHg，PaO_2 55mmHg，HCO_3^- 29mmol/L；胸部 X 线片示双肺弥漫性浸润影（图 2-15-2）。

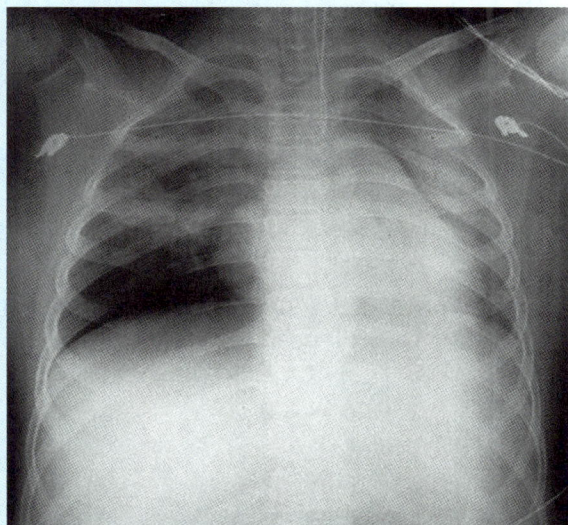

图 2-15-2　胸部 X 线表现
双肺弥漫性浸润影，右下肺透光度增强。

【问题 1】 此时，患儿的补充诊断是什么？应采取何种机械通气策略？

1. 补充诊断　ARDS（中度）。

思路：此时患儿氧合障碍进一步加重，氧气指数 OI）15.45mmHg，胸部 X 线片示双肺弥漫性浸润影，应注意并发儿童（PARDS）（表 2-15-6）。

2. 应采取的机械通气策略　对于 ARDS 患儿应采用保护性肺通气策略、气道开放策略、俯卧位通气策略等，即小潮气量、高 PEEP（保持气道开放的最小 PEEP）等。

表 2-15-6　2015 年 PARDS 诊断国际共识

年龄	除外围产期相关性肺疾病患儿			
发病时间	已知临床损害发生 7 天以内			
肺水肿原因	呼吸衰竭，无法完全用心力衰竭或者液体超负荷来解释			
胸部影像学	胸部影像学发现与肺实质疾病一致的新发浸润影			
氧合	无创机械通气	有创机械通气		
	PARDS（无严重程度分级）	轻	中	重
	面罩双水平正压通气或 CPAP>5cmH$_2$O 时 P/F≤300，S/F≤264	4≤OI<8 5≤OSI<7.5	8≤OI<16 7.5≤OSI<12.3	OI≥16 OSI≥12.3
特殊疾病				
紫绀型心脏病	符合以上年龄、发病时间、肺水肿原因，以及胸部影像学的标准，且急性氧合障碍不能用自身的心脏疾病来解释			
慢性肺疾病	符合以上年龄、发病时间、肺水肿原因，胸部影像学表现为新发浸润影，且氧合比较患者基线水平明显下降，符合以上氧合障碍标准			
左心功能障碍	符合以上年龄、发病时间、肺水肿原因，胸部影像学表现为新发浸润影，氧合障碍符合以上标准且不能用左心功能障碍来解释			

注：OI 为氧指数 [（FiO$_2$× 平均气道压 ×100）/PaO$_2$]；OSI 为氧饱和度指数 [（FiO$_2$× 平均气道压 ×100）/SpO$_2$]；P/F 为 PaO$_2$/FiO$_2$；S/F 为 SpO$_2$/FiO$_2$。

【问题2】 如果常规机械通气治疗仍不能改善低氧状态,应采取什么措施?

若常规机械通气仍不能改善低氧状态,可采用高频振动通气,改善氧合和清除 CO_2;或者采用体外膜氧合(extracorporeal membrane oxygenation,ECMO)技术,使患儿的肺得到充分休息,为治疗原发病赢得时间。高频振荡通气和ECMO皆是治疗重度PARDS的重要手段。

【问题3】 对于重症肺炎患儿,病情严重,多器官功能障碍,针对消化系统我们需要注意什么?

应注意应激性胃黏膜病变。

思路1:重症肺炎患儿处于严重应激状态,易引起应激性胃黏膜病变,应给予抑酸剂。

思路2:注意肠内营养。

在胃肠功能允许的情况下早期给予,但严重应激状态下,可采用允许性低热量原则,依据胃肠耐受情况每日逐渐加量,注意抬高床头,防止反流,必要时可加用胃肠动力药物。

【问题4】 针对泌尿系统我们应注意哪些方面?

液体出入量,监测肾功能和电解质水平。

知识点

患儿液体管理要点

患儿体液总量较少,且合并 ARDS,需适当限制液体摄入;但另一方面也会因此而引起肾脏灌注异常。肾脏是对缺氧较敏感的脏器,如处于缺氧状态,则易合并肾功能障碍和电解质紊乱。此时,应及时监测肾功能和电解质水平,避免应用影响肾功能的药物。

【问题5】 针对内分泌系统需要注意哪些方面?

针对内分泌系统需要注意应激性高血糖。

思路1:患儿处于应激状态,血糖易波动,宜将血糖水平维持在 8 ~10mmol/L。

思路2:约 25% 的感染性休克患儿存在肾上腺功能绝对不全,对于经过积极液体复苏仍不能纠正休克的患儿可给予甲泼尼龙 1~2mg/(kg·d)或琥铂酸氢化可的松 5~10mg/(kg·d)或地塞米松 0.1~0.3mg/(kg·d),静脉点滴,短期内剂量可达 50mg/(kg·d),以迅速纠正休克,疗程 3~5 天。该患儿现无休克表现,可不应用激素治疗。

【问题6】 该患儿机械通气下,是否需要镇痛、镇静治疗?

机械通气下镇痛可持续泵入芬太尼(1~4)μg/(kg·h)或吗啡(10~60)μg/(kg·h);镇静可持续泵入咪达唑仑(1~6)μg/(kg·min)。镇静深度:Ramsay 评分 3~4 分,或 Riker 镇静 - 躁动评分量表(SAS)2~3 分。

知识点

患儿镇痛、镇静注意事项

目前尚无研究结论推荐某种镇痛、镇静药物用于小儿的方案,但是丙泊酚不应长时间应用于 <3 岁的婴幼儿,因其可能发生致死的代谢性酸中毒。尽量避免或谨慎使用依托咪酯或右美托咪定,因其分别影响患儿的下丘脑 - 垂体 - 肾上腺轴及交感神经系统,不利于血流动力学的稳定。

入院第 4 天的情况

患儿机械通气下(FiO_2 35%),人机协调性较好,痰量不多,体温降至正常。镇痛、镇静状态,血压 101/55mmHg,心率 112 次 /min,SpO_2 100%;双肺呼吸音对称,未闻及明显水泡音;腹软,肠鸣音 3 次 /min,四肢末梢温;24 小时液体入量为 1 300ml,尿量为 1 400ml,CVP 10cmH_2O。

辅助检查结果如下:

血常规:WBC $8.6×10^9$/L, Hb 105g/L, PLT $89×10^9$/L。

肝功能：AST 31U/L，ALT 34U/L，TB 7.0μmol/L，ALB 30g/L。

肾功能：BUN 7.5mmol/L，Scr 68.9μmol/L。

凝血象：PT 11.6 秒，APTT 34 秒，INR 1.0。

血气分析（FiO$_2$ 35%）：pH 7.38，PaCO$_2$ 37mmHg，PaO$_2$ 106mmHg，BE −0.6mmol/L，Lac 1.0mmol/L。

血清学：PCT 1.8ng/ml。

痰培养为肺炎克雷伯菌，头孢呋辛敏感。

【问题 1】 此时，抗菌药物需要调整吗？如何调整？

1. 利巴韦林一般疗程为 5～7 天，可以继续使用。

2. 针对细菌感染，头孢呋辛敏感，抗感染治疗有效，病情好转，可继续使用。

3. 针对非典型病原菌，阿奇霉素半衰期较长，已经使用 3 天，可考虑停用。

【问题 2】 此时，呼吸机参数应该如何调整？

可由 A/C 方式改为 CPAP+PS 方式，逐渐下调呼吸机参数。当 PEEP 下调至 3～5cmH$_2$O、PS 下调至 10～12cmH$_2$O，呼吸有力，分泌物明显减少，无呼吸费力和低氧状态，可以考虑撤机拔管。

入院第 8 天的情况

患儿机械通气下，CPAP+PS 方式，人机协调性好，PS 12cmH$_2$O，PEEP 4cmH$_2$O，FiO$_2$ 35%，SpO$_2$ 100%；体温正常，血压 105/50mmHg，心率 101 次/min；神志清楚，合理示意；痰量不多，双肺呼吸音对称，未闻及湿啰音；腹软，肠鸣音 3 次/min；四肢末梢温，24 小时尿量 1 800ml。

辅助检查结果如下：

血常规：WBC 6.6×10^9/L，Hb 115g/L，PLT 156×10^9/L，中性粒细胞百分比 66%。

肝功能：AST 35U/L，ALT 31U/L，TB 6.0μmol/L，ALB 35g/L。

肾功能：BUN 7.1mmol/L，Scr 63.1μmol/L。

凝血象：PT 11.0 秒，APTT 33 秒，INR 1.0。

血气分析：pH 7.36，PaCO$_2$ 37mmHg，PaO$_2$ 108mmHg，BE 0.3mmol/L，Lac 1.0mmol/L；血清学：PCT 0.5ng/ml。

胸部 X 线片见图 2-15-3。

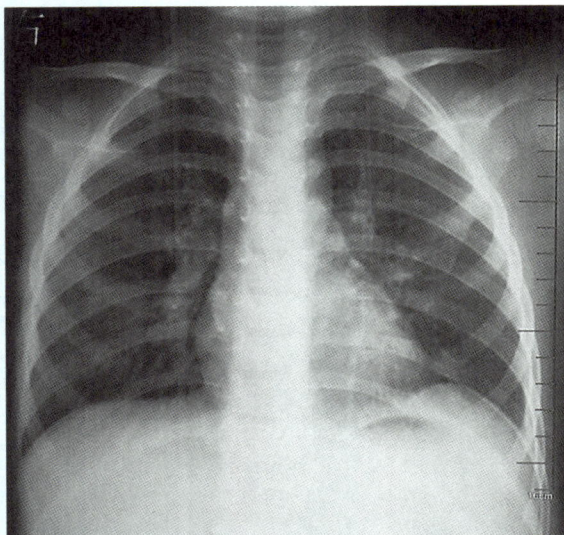

图 2-15-3 胸部 X 线表现
两肺浸润性影明显吸收。

【问题 1】 此时是否可以撤机拔管？

可以考虑撤机拔管。

知识点

儿科机械通气撤机指征

病情改善，神志清楚，呼吸循环系统功能稳定；自主呼吸 2～3 小时无异常；FiO$_2$≤50% 时 PaCO$_2$<50mmHg，PaO$_2$>60mmHg，咳痰有力。

拔管评估（视频）

【问题 2】 此时抗感染药物是否需要停用？

抗病毒药物可以停用；撤机后，可以停用抗菌药物或序贯口服抗菌药物巩固治疗。

（万献尧）

参 考 文 献

[1] 刘彦霞,杨丽萍,柴玲彦. 儿科主治医师 845 问. 北京:军事医学科学出版社,2012.

[2] 王卫平,孙锟,常立文. 呼吸系统疾病. 儿科学. 9 版. 北京:人民卫生出版社,2018.

[3] 刘春峰,魏克伦. 儿科急危重症. 北京:科学出版社,2019.

[4] 马路一. 儿科急危重症. 北京:中国协和医科大学出版社,2018.

[5] DELLINGER RP1, LEVY MM, RHODES A, et al. Surviving sepsis campaign: international guidelines for management of severe sepsis and septic shock, 2012. Intensive Care Med, 2013, 39(2): 165-228.

[6] RANIERI VM, RUBENFELD GD, THOMPSON BT, et al. Acute respiratory distress syndrome: the Berlin definition. JAMA, 2012, 307(23): 2526-2533.

[7] ROBERT M, KLIEGMAN R W, JOSEPH W, et al. Nelson Textbook of Pediatrics 21ed. Elsevier, 2019.

第十六章　重　症　创　伤

创伤是指各种机械性致伤因子作用于机体，所造成的组织连续性破坏和功能障碍。其中多发伤是临床常见的严重创伤，是脏器功能障碍、致残和致死的常见原因，其救治是重症创伤的重要内容之一。一般认为多发伤是指机体在同一机械致伤因素作用下，同时或相继遭受两个或两个以上解剖部位或脏器的损伤，至少有一处损伤可危及生命。其特点为多发、伤重、并发症多、死亡率高。研究显示，在和平时期多发伤主要见于交通事故、高处坠落及爆炸伤等。颅脑损伤是多发伤临床最常见的损伤，其次为胸部及腹部伤，骨关节伤亦是最常见的类型。严重的致死性损伤主要是颅脑伤和大出血。

病例摘要

患者男，48岁，体重70kg。因"车祸致胸腹部、左侧大腿部疼痛2小时"为主诉来院就诊。入院前2小时突遭车祸，伤后无昏迷，当即感头痛、胸腹部及左侧大腿疼痛，恶心，无呕吐，被急送我院。既往无手术外伤史，无药物、食物过敏史。

入院查体：体温36.5℃，脉搏147次/min，呼吸32次/min，血压80/47mmHg，SpO_2 92%。神志淡漠，双侧瞳孔等大等圆，直径约3mm，光反射存在，颈轻度抵抗感，胸廓挤压试验阳性，左侧呼吸音较对侧明显减低，未闻及明显干湿性啰音，心律规整，腹平坦，左上腹压痛，无反跳痛，无腹肌紧张，肠鸣音弱，骨盆挤压分离试验阴性，左侧大腿中段畸形，能闻及骨擦音并扪及骨擦感，双侧足背动脉搏动正常，四肢末梢凉，双侧巴氏征阴性，腹腔穿刺抽出不凝血。

急诊予紧急建立静脉通道输液，行实验室、超声、颅脑CT及X线片等检查。

急查血气分析：pH 7.28，$PaCO_2$ 53mmHg，PaO_2 89mmHg，Lac 5.7mmol/L，BE −10.5mmol/L。

血常规：WBC $12.3×10^9$/L，RBC $2.8×10^{12}$/L，Hb 62g/L，HCT 19%，中性粒细胞百分比80%。

根据病史、症状和体征及血常规、腹部CT等化验影像检查，患者初步诊断为低血容量性休克，右侧颞叶脑挫裂伤并蛛网膜下腔出血，左侧多根肋骨骨折（第6～10肋），左侧血胸，腹腔积液，左股骨骨折。先局麻下行左侧胸腔闭式引流术，引流血性液体约800ml，后紧急全麻下行剖腹探查术，发现脾破裂，行脾切除术，盆腔及脾窝处分别置引流管引流。手术过程顺利，手持续约4小时。患者术前及术中液体入量约6 000ml，输浓缩红细胞6单位，血浆800ml，腹腔内吸出血性液体1 200ml，手术液体丢失量约500ml，尿量300ml。

患者术后转入ICU。入ICU时患者全麻未醒，气管插管，给予机械通气。监测示体温36.0℃，血压98/46mmHg，心率130次/min，SpO_2 100%。

术后血气分析：pH 7.32，$PaCO_2$ 42mmHg，PaO_2 110mmHg，Lac 5.3mmol/L，BE −12.3mmol/L。

血常规：WBC $18.6×10^9$/L，RBC $2.3×10^{12}$/L，Hb 68g/L，HCT 21%，中性粒细胞百分比88%。

术前予去甲肾上腺素2.0μg/(kg·min)，转入ICU时已减量为1.0μg/(kg·min)。

【问题1】　根据患者病史、体格检查及辅助检查，患者目前明确的诊断是什么？

根据患者目前情况，诊断为多发伤，低血容量性休克，脾破裂并腹腔积液，右侧颞叶脑挫裂伤并蛛网膜下腔出血，左侧多根肋骨骨折（第6～10肋），左侧血胸，左股骨骨折。

思路1：患者有车祸外伤史，有颅脑损伤、多发肋骨骨折、血胸、脾破裂及股骨骨折等多个解剖部位或脏器的损伤，故诊断为多发伤。

多发伤定义及特点

多发伤是指机体在单一机械致伤因素作用下,同时或相继遭受两个或两个以上解剖部位或脏器的损伤,其中一处损伤即使单独存在也可危及生命。其特点为多发、伤重、并发症多、死亡率高。

在平时多发伤主要见于交通事故等,以颅脑损伤最为常见,其次为胸、腹、骨关节伤。致死性损伤主要是颅脑损伤和大出血。

思路2: 多发伤诊断需注意与复合伤鉴别。

复合伤定义及特点

复合伤是指两种或两种以上致伤因子同时或相继作用于机体所造成的损伤。解剖部位可以是单一的,也可以是多部位或多脏器。

加压包扎止血法
(视频)

思路3: 多发伤患者的病情评估。

多发伤患者入急诊时往往病情危急,首先进行初次评估,重点是气道、呼吸及循环等威胁生命的损伤,在上述情况处理后进行第二次评估,以明确身体各部位明显的、需急诊手术处理的损伤,术后转ICU后第三次评估,详细检查,以免漏诊(图2-16-1)。

思路4: 多发伤患者的病情评估常结合创伤评分。创伤评分可分为两类:一是按患者的生理状态评分,如院前指数、GCS等;二是按损伤解剖部位、伤情及相应的严重度划分,如简明损伤定级(AIS)。以AIS为基础的损伤严重度评分(ISS)是目前多发伤院内评分方案中应用最广泛的方法。此患者ISS评分为27分。

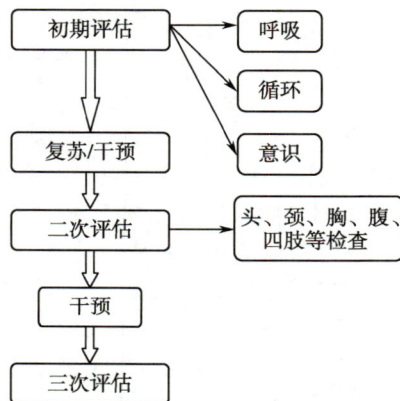

图 2-16-1 多发伤患者病情评估流程

损伤严重度评分(ISS)

1. ISS评分为3个不同部位最高AIS分值的平方和。当患者存在1处或多处AIS分值6分时,自动确定为最高ISS值为75分。
2. 根据ISS评分对创伤进行分类 ①轻伤:ISS≤16分;②重伤:ISS>16分;③严重伤:ISS>25分。
3. ISS评分与预后的关系 ISS>20分,病死率明显升高;ISS>50分,存活者少。

【问题2】 患者转入ICU后,ICU医师首先需要做的是什么?需监测的内容有哪些?

ICU医师首先要做的是对患者病情进行全面评估。及时准确地判断伤情是救治多发伤,提高抢救成功率的关键。在后续诊治过程中,还需动态评估患者伤情。

监测内容:①生命体征监测;②呼吸功能监测及血气分析;③血流动力学监测,包括无创及有创监测;④脑功能监测;⑤肝肾功能及血生化监测;⑥凝血功能监测;⑦腹内压等监测。尤其需关注呼吸、循环及意识状态。

【问题3】 根据目前情况,治疗的主要问题是什么?

根据患者现病史、术中情况、尿量及术后检查结果等,目前治疗的主要问题是低血容量性休克。

思路1: 中年男性,外伤后2小时入院,有车祸伤造成的胸腔及腹腔出血,损伤组织器官范围广,急诊手术治疗,术中液体丢失量较大。术后心率快,红细胞比容低,血红蛋白低,仍需血管活性药物维持血压。此患者术后仍有低血容量性休克的存在,应引起足够重视。

> 知识点
>
> 多发伤是致死、致残和脏器功能障碍的重要原因,其造成的休克等并发症严重威胁患者的生命,增加了患者死亡率。流行病学调查显示,多发伤中休克的发生率可高达50%~80%,多数为失血性休克。

思路2: 早期识别休克的类型,对诊断和治疗具有十分重要的临床意义。早期识别休克类型并及时处理,是提高患者生存率的关键,应引起ICU医护人员的高度重视。

思路3: ICU医生对于尿量应予以重视,因患者存在AKI的诱发因素,若尿量<0.5ml/(kg·h)、尿比重升高,说明存在肾血管收缩或灌注不足,应继续进行液体复苏,同时也是诊断AKI的临床预警指标。

【问题4】 入ICU后应进行哪些紧急处置?为什么?

1. 首先考虑继续液体复苏,保证重要器官灌注。
2. 补液前应该对患者的容量状态进行评估。
(1)快速补液试验、被动抬腿试验等。
(2)积极进行恰当的血流动力学监测。
(3)查血常规、动脉血气分析、肝功能生化等。
3. 多学科会诊。
4. 详细询问病史、体格检查及完善相关辅助检查,进行病情评估,避免漏诊。
5. 与患者家属进行充分的病情沟通。

被动抬腿试验（视频）

思路1: 充足的有效循环血量是保证全身脏器组织灌注的前提。容量管理在多发伤的救治中具有非常重要的地位。

> 知识点
>
> **多发伤休克患者的容量管理**
>
> 1. 补充血容量是纠正休克引起的组织低灌注和缺氧的关键。
> 2. 首先采取晶体液和胶体液进行复苏,必要时进行成分输血。
> 3. 目前在未控制出血前,建议采用限制性液体复苏。
>
> 限制性液体复苏,又称低压复苏或延迟复苏,是对未控制出血的失血性休克患者,在手术止血前限制液体输入量或输入速度,使血压维持在机体可耐受的较低水平,直至彻底止血,防止血液中有形成分和凝血因子大量丢失。如果平时血压正常,此时血压维持在收缩压80~90mmHg,平均动脉压50~60mmHg。

思路2: 血流动力学监测有助于指导ICU重症患者容量管理,对于多发伤所致低血容量性休克患者的液体复苏及循环管理同样重要。

> 知识点
>
> 对于休克或血流动力学不稳定的患者,建议应用基于血流动力学和氧合指标的管理策略,以免补液不足或复苏过度,加重损伤。

思路3: 多发伤致伤能量大,伤情常涉及多系统、多脏器和多部位,病情复杂,涉及多个专业,请相关专科会诊,按照本专业的实际情况制订相应治疗方案,以利于患者救治。

思路4: 多发伤患者病情危重,往往有潜在感染、感染性休克、ARDS、MODS、二次手术等风险。对于此类高危人群,患者入ICU后向家属交代病情时,应重点说明的情况有哪些?

1. 多发伤病情严重程度及可能存在的潜在风险,尤其是发生感染、感染性休克、ARDS、AKI、MODS等的可能性很大,导致机械通气时间及ICU治疗时间延长,增加死亡风险,并增加治疗费用。

2．因患者病情急且危重，需根据病情进行相关检查，动态观察病情，且避免漏诊。

3．需要采取相应的治疗手段和有创操作，如进行有创动脉置管、中心静脉置管以及必要的血流动力学监测技术。若有手术指征，有可能再次手术。

4．ICU医护人员会通过严密监测，及时采取措施，尽可能避免患者病情加重。若无法避免，也会在最早的时间发现，并给予恰当的治疗。必要时，及时请相关科进行多学科会诊。

【问题5】 液体复苏时，如何选择晶体液，需注意哪些问题？

采用晶体液进行复苏时，晶体液可采用生理盐水或乳酸钠林格液，不推荐5%葡萄糖溶液用于液体复苏。一般情况下，晶体液输注后会进行血管内外再分布，大部分迅速分布于血管外间隙。研究显示两者的复苏效果没有明显差别。生理盐水的渗透压是等渗的，但含氯量高，大量输注时可引起高氯性代谢性酸中毒；乳酸林格液的特点是电解质组成接近人体生理，含少量乳酸，大多情况下，其所含乳酸可在肝脏迅速代谢，对人体无明显影响，大量输注时，需考虑乳酸对血乳酸水平的影响。对于严重颅脑损伤的患者，避免使用乳酸林格液等低渗液体。目前关于高张盐溶液用于液体复苏无一致结论。对此患者，根据血流动力学监测的结果选择生理盐水1 500ml，乳酸钠林格液2 000ml进行液体复苏。

【问题6】 复苏时，如何选择胶体液，晶胶液体的比例如何选择？

目前常用于液体复苏的胶体液有白蛋白、血浆和羟乙基淀粉等。白蛋白是一种天然的血浆蛋白质，构成了正常人体血浆胶体渗透压的75%～80%，是维持血容量与胶体渗透压的主要成分，因此在容量复苏过程中常被选择用于液体复苏，但白蛋白价格昂贵，且有传播血源性疾病的潜在风险。血浆与白蛋白相比，含有较多的凝血因子。羟乙基淀粉是人工合成的胶体溶液，也是临床常用的胶体溶液，主要经肾脏代谢，其平均分子量越大，血管内停留的时间越长，扩容强度越高，但同时对肾功能及凝血系统的影响也越大。

目前关于晶胶液体液体复苏的比例没有定论，我们在临床实践中，应根据患者病情选择液体种类、用量及晶胶液体的比例。

【问题7】 根据目前情况，股骨骨折手术治疗是否需及早进行？

根据患者目前病情，股骨骨折固定手术不需及早进行，但需予以胫骨结节牵引及外固定，减少继发损伤。

思路：损伤控制（damage control，DC）是严重创伤救治中的一个极有实用价值的处理原则，可有效降低患者的死亡率。患者ISS评分大于25分，属于严重多发伤，骨折固定手术应视脏器功能恢复、全身感染控制等情况确定，通常可于伤后2周进行。

胸腔穿刺术（视频）

> **知识点**
>
> **损伤控制**
>
> 损伤控制是对严重创伤患者进行阶段性修复的外科策略，旨在避免由于严重创伤患者生理潜能的耗竭、避免"致死三联征"（代谢性酸中毒、低体温和凝血障碍）的出现，进而挽救患者生命。
>
> 损伤控制手术分为三个阶段。①初始简化救命手术：采用简单有效且损伤较小的应急救命手术处理致命性损伤；②复苏和生命支持：纠正严重的生理功能损害和代谢紊乱；③计划性再手术：待病情稳定后，有计划地再次手术，取出填塞，全面探查，对损伤脏器进行确定性修复，并行骨折内固定术。

【问题8】 胸腔闭式引流术后应注意哪些情况？

1．保持引流管通畅，经常挤压引流管，以免管口被血凝块堵塞。

2．观察液柱波动情况 液柱波动有两种情况：①正常液柱随呼吸上下波动4～6cm，表示引流管通畅；②液柱无波动，患者无异常情况，说明肺膨胀，已无残腔；若液柱无波动，患者出现胸闷气促，气管向健侧移位等肺受压的症状时，应疑引流管不通，需设法使引流管恢复通畅。

3．观察引流液情况 注意引流液的性质、颜色及量。术后24小时内引流量一般为150～700ml。24小时后引流量逐渐减少；血性液逐渐变为淡红色乃至血清样则为正常。如果每小时出血150～200ml，连续出血3小时以上者，血色鲜红或暗红，性质较黏稠，并出现血压下降、心率增快、呼吸急促等症状，说明胸腔内有活动性出血，应及早请胸外科医生会诊，备血并做好开胸准备。

入 ICU 治疗 6 小时后的情况

患者入 ICU 进行补液、输血、抗感染等治疗。6 小时后，患者处于镇静状态，机械通气，模式为 PCV，心率 123 次/min，血压 102/60mmHg，SpO$_2$ 100%，体温 37.0℃。双侧瞳孔等大、等圆，直径 2mm，光反射迟钝，右肺呼吸音较左侧弱，左侧胸腔闭式引流管引流约 400ml 血性液体，液柱波动明显，腹腔及脾窝处引流管分别引流约 100ml 淡血性液体。四肢末梢稍温，无花斑，6 小时液体入量为 3 100ml，其中浓缩红细胞 4 单位，血浆 800ml，尿量为 210ml。CVP 由 5mmHg 升高至 10mmHg。PICCO$_2$ 示心脏指数（CI）2.8L/（m^2·min），心舒张末期溶积指数（GEDI）700ml/m^2，血管外肺水指数（EVLWI）8ml/kg。去甲肾上腺素减量为 0.2μg/（kg·min）。

转入 ICU 后的化验检查结果如下：

血常规（ICU 6 小时后）：WBC 21×10^9/L，Hb 88g/L，HCT 30%，PLT 68×10^9/L，中性粒细胞百分比 88%。

肝功能（入 ICU 时）：AST 76U/L，ALT 101U/L，TB 103.4μmol/L，ALB 22g/L。

肾功能：BUN 8.3mmol/L，Scr 102.3μmol/L。

凝血功能：PT 19 秒，APTT 60 秒，INR 1.2，FIB 1.0g/L。

血气分析（6 小时后）：pH 7.32，PaCO$_2$ 40mmHg，PaO$_2$ 124mmHg，BE −6.7mmol/L，Lac 4.2mmol/L。

【问题 1】 通过前述治疗，结合辅助检查结果对患者进行评估，此患者还需何检查？

此患者还需注意颅内情况。因患者入院时有脑挫裂伤并蛛网膜下腔出血，且随着液体复苏，血压逐渐增高，颅内损伤情况可能进行性进展，需严密观察患者的意识、瞳孔及肢体活动、生理反射及病理征，最确切的诊断方法是行颅脑 CT 检查。鉴于患者目前病情较重，呼吸机支持通气，循环不稳定及管路较多，神经系统体征较稳定，为减少不安全因素，可暂不行颅脑 CT 检查，但需严密观察病情变化。

【问题 2】 此患者目前是否需继续液体复苏？

患者乳酸下降，碱剩余降低，说明前面复苏有效，但乳酸及碱剩余未恢复正常，血流动力学监测示虽 CVP 10mmHg、GEDI 700ml/m^2 正常，但心排血量为 2.8L/（m^2·min），EVLI 8ml/kg，且继续应用去甲肾上腺素，故需继续补液复苏。因患者白蛋白低，可予输入，另血小板降低，FIB 不高，PT 及 APTT 延长，我们需注意创伤后凝血病，予输注新鲜冰冻血浆、冷沉淀及血小板等。

知识点

复苏的目标

休克早期复苏的目标应是在最短的时间内改善组织灌注，纠正组织细胞缺氧，恢复器官的正常功能。实现这些目标的基本方法是提高氧输送。常以下列指标作为复苏的目标：①神志改善、心率减慢、血压升高、尿量增加；②DO$_2$>600ml/（min·m^2），VO$_2$>170ml/（min·m^2）；③血乳酸≤2mmol/L，血乳酸清除率正常；④碱剩余正常；⑤胃黏膜内 pH（pHi）和胃黏膜内 CO$_2$ 分压正常等。注意不要将血压、心输出量、CVP 等血流动力学指标作为复苏的最终目标。

【问题 3】 严重多发伤的"致死三联征"是什么？

严重多发伤患者易出现"致死三联征"，即低体温、代谢性酸中毒和凝血障碍，极易导致患者死亡。

思路 1："致死三联征"是创伤后早期的主要死亡原因之一，ICU 医师要提高警惕，及早识别。

知识点

"致死三联征"诊断

"致死三联征"诊断标准：

1. 低体温　机体的核心温度 <35℃。

2. 严重代谢性酸中毒　pH<7.25，BE≤−8mmol/L。

3. 凝血功能障碍　PT>16 秒，APTT>50 秒或大于正常 50%。

思路2："致死三联征"防治。

> **知识点**
>
> ### "致死三联征"防治
>
> 1. 低温　避免不必要的暴露,减少房间的空气对流,保持患者干燥,采用强力空气加热毯等外源性装置,使用预先加温的液体等。
> 2. 代谢性酸中毒　通过呼吸支持、扩容、改善循环、改善氧供等,必要时使用碳酸氢钠等药物纠正酸中毒。
> 3. 凝血病　目标导向的凝血治疗,维持PLT>$50×10^9$/L,活动性出血患者或颅脑损伤患者,维持血小板大于$100×10^9$/L。FIB>1.5g/L,PT和APTT达正常时间的1.25倍内,根据监测指标输新鲜冰冻血浆、冷沉淀、血小板、纤维蛋白原及凝血因子、维生素K及补钙等。

入ICU治疗24小时后的情况

经积极液体复苏等治疗后,患者情况明显好转。体温37.0℃,血压126/70mmHg,心率92次/min,SpO₂ 100%。患者现轻度镇静状态,呼唤能睁眼,机械通气,模式为P-SIMV。胸腔闭式引流管引流200ml血性液体,腹腔引流管共引流约400ml淡血性液体,四肢末梢温,足背动脉搏动可,24小时液体入量为6 800ml,尿量为1 500ml。CVP 14mmHg,去甲肾上腺素已停止泵入。

再次送检的化验回报结果如下:

血常规:WBC $17×10^9$/L,Hb 93g/L,PLT $49×10^9$/L。
肝功能:AST 110U/L,ALT 165U/L,TB 47.8μmol/L,ALB 30g/L。
肾功能:BUN 11.5mmol/L,Scr 98.3μmol/L。
凝血常规:PT 20.7s,APTT 59s,INR 1.9,FIB 0.98g/L。
血气分析:pH 7.36,PaCO₂ 41mmHg,PaO₂ 127mmHg,BE −2.1mmol/L,Lac 1.5mmol/L。
血清学:PCT 4.6ng/ml。

【问题1】 此时患者出现除上述诊断外,还应考虑何诊断? 治疗应考虑的进一步措施是什么?

此时患者血小板降低(<$50×10^9$/L),PT(>18秒)及APTT明显延长,INR增高,且FIB降低,故目前诊断为创伤性凝血病。可输新鲜冰冻血浆、血小板及凝血因子、维生素K及补钙等纠正凝血功能异常。

> **知识点**
>
> ### 创伤性凝血病防治
>
> 1. 控制出血,避免加重休克、酸中毒和血液稀释。
> 2. 休克复苏治疗。
> 3. 防治低体温。
> 4. 积极补充凝血底物,输新鲜冰冻血浆、血小板及凝血因子等。
> 5. 应用抗凝药物。
> 6. 止血药物应用。

【问题2】 为纠正凝血功能障碍,如何选择血液制品?

常用于纠正凝血功能障碍的血液制品包括:

1. 血浆　新鲜冻干血浆含有全血中的所有凝血因子。普通冰冻血浆只含有稳定凝血因子,可用于补充稳定凝血因子缺乏,如Ⅱ、Ⅶ等因子;手术、创伤、烧伤、肠梗阻等大出血或血浆大量丢失。

2. 冷沉淀　每袋由200ml血浆,每袋20~30ml内含纤维蛋白原(>150mg)及FⅧ(80~120U)。主要用于甲型血友病、先天或获得性纤维蛋白原缺乏症等。

3. 血小板 浓缩血小板用于血小板减少及血小板功能障碍所致的出血,如白血病、淋巴瘤等。

4. 凝血酶原复合物 用于因子FⅡ、FⅦ、FX及FⅨ缺乏所致的出血。

5. 重组Ⅶ因子。

入 ICU 治疗 3 天后的情况

入 ICU 第 3 天停用镇静药物,患者神志呈嗜睡状态,继续用呼吸机辅助支持,模式改为 PSV,FiO_2 40%,呼吸 25 次 /min,SpO_2 98%~100%,心率 90 次 /min,血压 117/65mmHg,双肺呼吸音清,胸腔引流管波动好,日引流约 100ml 淡血性液体,肠鸣音 2 次 /min,腹腔引流管未引流出液体,左大腿部外固定,四肢末梢温暖。

血常规:WBC $14.3×10^9$/L,Hb 102g/L,PLT $99×10^9$/L。

肝功能:AST 130U/L,ALT 105U/L,TB 32.8μmol/L,ALB 35g/L。

肾功能:BUN 9.5mmol/L,Scr 100.8μmol/L。

凝血常规:PT 14.7 秒,APTT 39 秒,INR 1.5。

血气分析:pH 7.38,$PaCO_2$ 40mmHg,PaO_2 131mmHg,BE −2.0mmol/L,Lac 1.8mmol/L。

血清学:PCT 2.3ng/ml。

【问题1】 此时患者是否能进行肠内营养?

此时患者肠鸣音出现,虽较弱,可适当进行肠内营养,食物的直接刺激有利于预防肠黏膜萎缩,维护肠黏膜的屏障功能,防止应激性胃肠损伤和细菌移位,并增加能量供给。

【问题2】 根据患者目前情况,下一步治疗计划是什么?

1. 降低呼吸机参数,逐渐脱机,拔除气管插管。

2. 根据引流管日引流量及引流液颜色、性质,拔除腹腔及胸腔引流管。

3. 病情稳定后,转普通专科病房进一步处理。

【问题3】 多发伤患者的预后如何?

多发伤涉及多部位、多脏器,损伤范围广,伤情重,且早期休克发生率高,甚至早期出现凝血功能障碍、ARDS、MODS 等严重并发症,导致早期死亡率较高。损伤的部位或脏器越多,死亡率越高。据统计,涉及两个部位的多发伤,死率为 49.3%,而合并严重颅脑损伤的患者死亡率达 62.5%。

多发伤的诊疗经过通常包括以下环节:

1. 详细询问病史及着力点,查体时重点关注头及胸腹部等。

2. 保证呼吸道通畅及正常通气。

3. 建立静脉通道,输液、输血,扩充血容量,以防止发生休克或恶化。

4. 进行相关检查,明确诊断。

5. 多学科会诊,评估病情,制订治疗方案。

6. 若需手术,同时积极术前准备,优先解决危及生命的损伤。

7. 转入 ICU,进一步治疗。

知识点

救治原则

1. 先抢救生命,后保护功能。

2. 先处理后诊断,边处理边诊断。

3. 保持呼吸道通畅,液体复苏,改善氧供。

4. 动态评估病情变化。

5. 多学科会诊。

6. 损伤控制。

7. 避免漏诊（漏诊率达 12% 左右）。

8. 防治并发症。

（王春亭）

参 考 文 献

[1] LU PZ，RODRIGUEZ JM，QI W，et al. Multiple injuries after earthquakes：A retrospective analysis on 1 871 injured patients from the 2008 Wenchuan earthquake. Critical care，2012，16（3）：R87.

[2] 张连阳，白祥军. 多发伤救治学. 北京：人民军医出版社，2010.

[3] 张英泽. 多发伤救治的处理原则. 中华创伤杂志，2013，29（1）：3-5.

[4] 刘大为. 实用重症医学. 北京：人民卫生出版社，2019.

[5] DONAT R S，BERTIL B，VLADIMIR C，et al. The European guideline on management of major bleeding and coagulopathy following trauma：5th edition. Critical Care，2019，23（1）：98.

[6] VINCENT J L. Fluid management in the critically ill. Kidney international，2019，96（1）：52-57.

[7] VINCENT J L，MICHAEL R. PINSKY. We should avoid the term "fluid overload". Critical care，2018，22（1）：214.

[8] XU SX，WANG L，ZHOU GJ，et al. Risk factors and clinical significance of trauma-induced coagulopathy in ICU patients with severe trauma. Eur J Emerg Med. 2013，20（4）：286-290.

[9] CLAUDE M，ANDREA C，CESARE G，et al. Choice of fluids in critically ill patients. BMC Anesthesiology，2018，18：200.

[10] NAPOLITANO LM，KUREK S，LUCHETTE FA，et al. Clinical practice guideline：red blood cell transfusion in adult trauma and critical care. Critical care medicine，2009，37（12）：3124-3157.

第十七章 获得性凝血病

获得性凝血病在 ICU 中并不少见,临床上许多疾病可以导致获得性凝血病的发生,最常见的原因是严重创伤、大量失血和重症感染。根据凝血功能障碍发生的原因和临床表现可大致分为稀释性凝血病(dilution coagulopathy)和消耗性凝血病(consumptive coagulopathy),两者的病因、临床表现和治疗原则有各自的特点。

随着对脓毒症病理生理改变的不断进展,重症感染导致的机体炎症、免疫与出凝血之间的关联错综复杂,相互制约、相互影响。脓毒症导致机体出现失控的炎症反应,极易出现多器官、多系统的病理改变。由于继发性噬血细胞综合征(HPS)导致的血液系统改变也越来越多的进入到 ICU 医师的视野。

第一节 稀释性凝血病

病例摘要

患者女,63 岁。以"发现盆腔肿物 1 个月"为主诉就诊。行腹部超声、盆腔增强 CT 检查,初步诊断为右卵巢肿物。完善术前检查后行子宫及双附件切除、大网膜部分切除、盆腔淋巴结廓清术,术中病理证实为卵巢浆液性囊腺癌。手术时间约 3 小时,患者术后返妇科病房。术后当晚患者血压下降,心率增快,复查血常规提示 Hb 45g/L。床边超声提示腹腔大量游离液性暗区,穿刺为血性液体。紧急全麻下行开腹探查术,术中见腹腔血性积液约 5 000ml,大网膜创面多处渗血,行血肿清除、创面缝扎止血术。术中患者血压低,给予持续输血、补液及应用去甲肾上腺素维持血压。手术 2.5 小时,输注晶体 3 000ml,人工胶体 1 000ml,红细胞悬液 10 单位。术后转入 ICU 时患者全麻未醒,气管插管,呼吸机辅助通气,体温 35.6℃,血压 93/47mmHg,心率 137 次/min,SpO$_2$ 100%(FiO$_2$ 40%)。贫血貌,躯干及四肢皮肤多处瘀斑,穿刺部位不易止血,腹腔引流淡血性液。

【问题 1】 根据患者情况,该患者是否存在凝血功能障碍?

根据患者病史及手术情况,高度怀疑为稀释性凝血病。

思路:大失血的情况下输注大量红细胞悬液和晶体液而没有同时补充新鲜血浆和血小板,可出现稀释性凝血病。

知识点

稀释性凝血病的发生机制

1. 创伤和失血会导致血液成分原发性丢失,早期的组织损伤和休克/组织低灌注会导致抗凝活性增加,同时会使纤维蛋白过度溶解。

2. 过多的晶体液和人工胶体液会稀释凝血因子。

3. 大量输注含有枸橼酸盐的库存血使血浆中的钙离子大量消耗。随后的酸中毒和低钙血症、低体温又使凝血因子功能降低,加重凝血异常。

【问题2】 入ICU后,如何尽快明确稀释性凝血病的诊断?

根据术前腹腔失血、手术失血,术中术后输血、输液情况,结合患者的血小板、凝血功能,判断存在凝血病。

> **知识点**
>
> **稀释性凝血病的诊断**
>
> 1. 一般情况下,24小时内输血和输液的累积量达到患者血容量的1.5倍以上,即有可能出现稀释性凝血病。
> 2. 稀释性凝血病的诊断主要是依靠凝血功能检查。如果患者的PT和APTT均明显延长,同时伴有纤维蛋白原明显下降,提示患者凝血功能障碍。

【问题3】 患者入ICU后应该进行哪些处置? 为什么?

1. 监测皮肤、黏膜是否有瘀斑、瘀点,有无活动性出血,引流液的性状和量的变化。
2. 注意保暖,输液加温,避免低体温。
3. 监测红细胞比容、血乳酸、碱剩余。
4. 监测凝血指标,包括PT、APTT、血浆纤维蛋白原、血小板等。
5. 输注红细胞悬液要注意补充FFP、血小板和其他凝血因子,并注意补充钙离子。

思路:纠正凝血功能障碍和防止继发出血是防治稀释性凝血病的关键。

> **知识点**
>
> **成分输血**
>
> 由于成分输血的普及,目前浓缩红细胞中已经几乎不含有血小板和凝血因子。为纠正凝血障碍,应同时补充FFP、血小板、凝血因子和凝血因子浓缩物。在低体温时凝血过程中的多个酶促反应均不能有效进行,注意保暖对稀释性凝血病的患者尤其重要。

入ICU治疗2小时后的情况

患者入ICU后给予常规监护、补液、抗感染治疗。2小时后,患者仍处镇静状态,呼吸机辅助通气,体温35.4℃,血压90/56mmHg,心率117次/min,SpO$_2$ 100%。四肢末梢皮温凉,发绀,皮肤可见瘀斑。

血常规:RBC 2.10×10^{12}/L, Hb 57g/L, PLT 61×10^9/L。

凝血功能:PT 27秒, APTT 79秒, FIB 1.1g/L, D-二聚体 8.17μg/ml, FDP 25.1μg/ml。

【问题1】 患者能否诊断稀释性凝血病?

根据患者病史及凝血功能检查情况,可确诊为稀释性凝血病。

> **知识点**
>
> **稀释性凝血病的诊断与评估**
>
> 根据大量失血和出血的病史以及凝血时间的延长一般可做出稀释性凝血病的诊断。对于创伤患者病情和出血风险的评估尤为重要。

【问题2】 该患者血压90/56mmHg是否偏低? 是否需要大量补液或加用升压药物?

该患者收缩压控制在80~90mmHg即可,无须大量补液或加用升压药物。

限制性复苏策略

对于未合并脑损伤的创伤患者，最初收缩压的水平应控制在 80～90mmHg，对于创伤和大失血患者的液体治疗应采取限制性复苏策略。

【问题3】 患者确诊稀释性凝血病后进一步的措施是什么？

根据出凝血监测的情况尽早给予干预。对于稀释凝血病的患者，凝血因子的补充是非常必要的，包括 FFP、冷沉淀、纤维蛋白原和血小板等。除了上述这些凝血因子补充外，也可以试用重组因子Ⅶa（rFⅦa）。虽然目前并没有明确证据支持 rFⅦa 的应用，但在活动性出血大于 300ml/h 而又对凝血因子和血小板替代治疗无反应、酸中毒纠正且无法行外科手术止血的情况下仍建议可以作为补救措施应用。稀释性凝血病血浆及凝血因子的输注标准如下：

1. FFP　FFP 中含有 70% 机体所需的凝血因子，对于大量失血的患者应早期给予 FFP，目前建议合适的血浆与红细胞比例为 1:2。

2. 血小板　对于创伤患者，一般维持血小板水平在 $50×10^9/L$ 以上，但对于存在进行性出血或合并严重颅脑损伤（TBI）的患者，血小板最好维持在 $100×10^9/L$。

3. 纤维蛋白原及冷沉淀　若存在明显出血并伴有功能性纤维蛋白原缺失或纤维蛋白原 <1.5g/L 时，推荐补充纤维蛋白原浓缩剂或冷沉淀。建议最初给予纤维蛋白原的量为 3～4g 或冷沉淀 50mg/kg，之后补充量应参考纤维蛋白原水平。

4. 凝血酶原复合物　对于突然停用维生素 K 依赖性抗凝剂的患者，应尽早使用纤维蛋白原。血栓弹力图是指导纤维蛋白原应用的有效工具。同时应注意纤维蛋白原会增加患者发生动、静脉血栓的风险。

5. rFⅦa　对于大量失血合并创伤性凝血病的患者，即使已采取止血措施，建议使用 rFⅦa 治疗。因为即使大血管出血得到控制，rFⅦa 对于小血管性凝血病性出血也是有益的。需要注意的是，应用 rFⅦa 的前提是保证足够数量的血小板及纤维蛋白原水平，同时还要保证适当的 pH 与体温。对于由于颅脑外伤引起的颅内出血，不建议应用 rFⅦa 治疗。

入 ICU 治疗 2 天后的情况

患者入 ICU 当日给予输注红细胞悬液、FFP 和冷沉淀后心率、血压逐渐稳定。仍于呼吸机辅助通气中，SpO_2 100%，心率 80 次/min，血压 130/70mmHg，腹腔引流转为黄色澄清液体，四肢末梢温暖，全身皮肤未见瘀斑。

血常规：RBC $3.12×10^{12}/L$，Hb 87g/L，PLT $141×10^9/L$。

凝血象：PT 13.1 秒，APTT 37 秒，FIB 3.2g/L，D-二聚体 2.37μg/ml，FDP 15.2μg/ml。

【问题】 患者出血已控制，凝血功能恢复时应注意什么问题？如何处理？

应注意预防深静脉血栓栓塞的发生，卧床患者可应用间歇式充气压迫装置或弹力袜等物理手段预防静脉血栓。若出血已控制，推荐 24 小时内普通肝素或低分子肝素预防下肢静脉血栓的形成。

深静脉血栓的预防

创伤性疾病在活动性出血得到控制以后的深静脉血栓的预防问题越来越受到关注。有研究表明，多发创伤患者在院内静脉血栓栓塞的发生率达 50% 以上。指南推荐可考虑应用间歇式充气压迫装置或弹力袜等物理手段预防静脉血栓。若出血已控制，推荐 24 小时内应用药物（普通肝素或低分子肝素）预防下肢静脉血栓的形成，但不推荐使用下腔静脉过滤网预防血栓。

第二节 消耗性凝血病

病历摘要

患者男，29岁，体重135kg。以"间断腹痛1周，加重伴血便12小时"为主诉入院。患者1周以来反复出现上腹部疼痛，无明显诱因，曾就诊于外院，诊断为"胃炎"，给予解痉药物后腹痛短暂缓解。12小时前出现便血，量约200g，同时腹痛加重，难以忍受，伴恶心，未呕吐，无寒战，自觉发热，未测体温。急诊就诊，生病以来进食少，睡眠差，排尿基本正常。既往高血压病3年，未规律服药，无冠心病、糖尿病病史。

患者收入普通外科。查体：肥胖体型，体温38.5℃，血压145/89mmHg，呼吸29次/min，心率140次/min，神志清楚，痛苦面容，皮肤无黄染。腹膨隆，全腹压痛、反跳痛，肌紧张。腹部超声、CT提示腹腔积液、小肠壁增厚，肠系膜血管造影检查提示肠系膜上静脉起始段血栓形成。急诊全麻下行剖腹探查术，术中见腹腔大量血性渗液，肠系膜上静脉起始段血栓，距屈氏韧带以远1.5m处小肠坏死，行小肠部分切除、肠吻合术。术中心率130～150次/min，去甲肾上腺素0.3～0.9μg/(kg·min)维持血压在（90～100）/（50～65）mmHg之间。手术约3.5h，入液量3 500ml，尿量250ml。术后入ICU，镇静状态，气管插管，呼吸机辅助通气，心率150次/min，血压90/60mmHg，SpO₂95%，体温39.5℃，双肺听诊呼吸音对称，未闻及啰音，心律齐，腹膨隆，腹腔引流管2枚，引出淡血性液体，四肢末梢凉，左足趾末端发黑，采血极易凝。

【问题1】 该患者是否存在凝血功能障碍？

根据该患者病史及临床表现，该患者可能存在消耗性凝血病。

思路1：脓毒症、脓毒症休克的患者往往合并有凝血功能异常，这种凝血功能障碍与凝血途径不受限制地活化和纤溶途径异常激活导致凝血因子大量消耗有关，表现为DIC。由于DIC发展过程中多有不同程度的凝血因子水平消耗性下降，故也称之为消耗性凝血病。DIC是一种在某些严重疾病基础上，致病因素引起机体凝血系统激活，血小板活化，纤维蛋白沉积，导致微血管内弥散性微血栓形成，多种凝血因子及血小板消耗性降低，并伴以继发性纤溶亢进的获得性全身性血栓-出血综合征。脓毒症、脓毒症休克是引起消耗性凝血病的主要原因，占消耗性凝血病的30%～40%；此外，产科意外如羊水栓塞、胎盘早剥、前置胎盘、死胎等也可导致凝血系统的异常活化和消耗性凝血病的发生。

思路2：重视可能引起消耗性凝血病的疾病，早期识别消耗性凝血病的表现，早期诊断、早期干预，是提高治愈率的关键。有消耗性凝血病高危因素的患者，表现有血液极易凝固或不易凝血或出现有微血栓栓塞的表现，如皮肤黏膜的血栓性坏死等，要高度怀疑消耗性凝血病的出现。

【问题2】 患者进入ICU后，应如何明确消耗性凝血病的诊断？

依据临床表现和实验室检测的结果明确诊断。

知识点

消耗性凝血病的诊断

消耗性凝血病的诊断要根据病史和临床表现，结合实验室检测结果加以综合判断。往往需首先想到消耗性凝血病的可能，再结合实验室检查才能作出正确的诊断。

【问题3】 患者入ICU后，应进行哪些监测和检查？

1. 监测微循环灌注情况，如皮肤黏膜温度、颜色、湿度等。
2. 监测重要器官功能变化，如神志、尿量、呼吸等。
3. 监测皮肤黏膜有无出血点、缺血坏死情况等。
4. 动态监测凝血功能变化，如PT、APTT、血小板、D-二聚体等。

患者入 ICU 治疗 2 小时后的情况

患者入 ICU 后给予呼吸机辅助通气,镇静状态,心率 155 次 /min,血压 90/65mmHg,SpO$_2$ 93%,给常规抗感染、补液、抗休克治疗。2 小时后化验回报结果如下:

血常规:WBC 24×10^9/L, RBC 2.90×10^{12}/L, Hb 65g/L, PLT 41×10^9/L,中性粒细胞百分比 90%。

肝功能:ALT 56U/L, TB 27.3μmol/L, ALB 19g/L。

肾功能:BUN 12.4mmol/L, Scr 117μmol/L。

凝血功能:PT 18 秒, APTT 57 秒, FIB 2.1g/L。

纤溶指标:D- 二聚体 12.17μg/ml, FDP 35.2μg/ml。

【问题 1】　该患者能否确诊消耗性凝血病?

根据该患者的临床表现及实验室检查,可以确诊为消耗性凝血病。

知识点

消耗性凝血病诊断标准

2001 年国际血栓与止血学会(ISTH)提出了一个简单易行的 DIC 诊断评分系统。

1．危险评估　是否有导致 DIC 的基础疾病,如果有,继续以下步骤。

2．送检常用凝血试验　检测 PLT、PT、FIB、可溶性纤维蛋白单体或 FDP。

3．对凝血试验结果进行评分(表 2-17-1)。

表 2-17-1　凝血试验结果评分

参考指标	0 分	1 分	2 分	3 分
血小板计数	>100×10^9/L	<100×10^9/L	<50×10^9/L	
纤维蛋白相关标志物	无升高		中度升高	严重升高
PT 延长	<3s	3～6s	>6s	
纤维蛋白原水平	>1.0g/L	<1.0g/L		

4．累计评分及判断结果　如≥5 分,符合 DIC,每天重复评分;评分 <5 分,提示目前不能明确有无 DIC,1～2 天后重复评分。

【问题 2】　消耗性凝血病该如何治疗?

消耗性凝血病的治疗包括:去除和治疗原发病;抗凝治疗阻断微血栓的形成;根据凝血因子消耗情况补充凝血因子;抑制纤溶等。

思路:积极治疗或去除引起消耗性凝血病的原发病是首要的治疗措施。抗凝治疗的目的在于阻断过度的凝血反应、减少微血栓形成。针对凝血因子缺乏的患者适度补充凝血因子有助于纠正出血倾向。

知识点

消耗性凝血病的抗凝治疗

由于消耗性凝血病的始动因素为机体凝血系统的广泛激活,理论上讲抗凝治疗应能避免凝血系统激活,减少凝血因子消耗。

目前仅推荐在明显存在多发性栓塞现象,如皮肤、黏膜栓塞性坏死,动静脉血栓等的患者中应用治疗剂量肝素。

【问题 3】　消耗性凝血病时在什么情况下输注凝血因子或血小板进行替代治疗?

主要根据临床状况来决定,如果患者有活动性出血,或有高度出血风险,或患者需要进行有创性操作,都是替代治疗的适应范围。替代治疗是否有效主要依靠观察出血症状的改善情况，并反复监测血小板计数和凝血相关实验。

知识点

凝血因子和血小板的补充

由于消耗性凝血病的始动因素是凝血系统的异常激活，因此虽然很多患者表现为凝血时间的延长，但凝血因子和血小板的补充并非必需。大多数指南建议凝血因子和血小板只有在活动性出血或者有高度出血风险的情况下使用。仅有凝血指标异常而无活动性出血的患者如需要进行侵袭性操作，也应补充凝血因子和血小板。

【问题4】　消耗性凝血病和稀释性凝血病在发病机制、实验室检查和治疗原则上有何不同？

消耗性凝血病是各种原因导致的凝血系统异常激活、微血管内广泛微血栓形成和继发纤溶亢进使凝血因子大量消耗的病理过程。而稀释性凝血病则是失血、创伤后大量输血输液，使凝血因子稀释导致的凝血功能障碍。实验室检查方面两者都存在有凝血时间延长、血小板水平下降和FDP、D-二聚体升高，有时不易区分，但消耗性凝血病时往往纤溶指标升高更为明显，而稀释性凝血病时凝血时间延长更为明显。治疗上后者更强调凝血因子的补充。

患者入ICU治疗1周后的情况

患者于入ICU当天给予普通肝素抗凝，凝血指标逐渐好转，PLT逐渐上升至$130\times10^9/L$。因存在AKI需行CRRT。1周后PLT再次下降，最低至$20\times10^9/L$，同时CRRT管路极易凝血，实验室检查结果如下：

血常规：WBC $9.0\times10^9/L$，RBC $3.90\times10^{12}/L$，Hb 95g/L，PLT $20\times10^9/L$，中性粒细胞百分比69%。

肝功能：ALT 35U/L，TB 31.2μmol/L，ALB 29g/L。

肾功能：BUN 14.4mmol/L，Scr 213μmol/L。

凝血功能：PT 16秒，APTT 77秒，FIB 3.2g/L。

纤溶指标：D-二聚体 15.28μg/ml，FDP 65.4μg/ml。

【问题1】　该患者血小板再次下降的原因可能是什么？

该患者可能是出现了肝素相关性血小板减少（HIT）。

思路：接触肝素1周左右出现血小板进行性下降，应考虑HIT的可能。

知识点

肝素相关性血小板减少（HIT）

1. HIT是指在应用肝素过程中出现的血小板减少，可导致血栓形成。

2. HIT分为Ⅰ型和Ⅱ型。前者一般发生在应用肝素的前两天，以后逐渐恢复正常，一般认为与肝素直接激活血小板并导致血小板聚集和消耗有关，临床并无太多意义。

3. Ⅱ型又称免疫介导型，产生的原因是血小板因子4（PF4）/肝素复合物抗体的形成，并集聚在血小板表面，导致血小板的持续激活和消耗。

【问题2】　如何进一步确诊HIT？如何治疗？

HIT的确诊主要依赖PF4/肝素相关抗体检测，目前并未能普遍开展，根据患者的肝素接触史（接触肝素1周左右）、易栓现象、血小板下降可以初步做出诊断。如果停用肝素后血小板水平很快恢复，多可确诊为HIT。HIT的治疗主要是停用肝素（包括低分子肝素），并加用其他非肝素类抗凝药，如阿加曲班等。

知识点

HIT 与消耗性凝血病的鉴别

消耗性凝血病时出现的血小板下降原因是凝血系统的过度激活导致的血小板和凝血因子的大量消耗，给予肝素抗凝可以避免或限制凝血系统的激活，从而减少血小板的消耗。但另一方面也有可能因为肝素的使用导致 HIT 的发生，二者有时很难完全鉴别。如果导致 DIC 的因素已去除而血小板仍进行性下降，要考虑 HIT 的可能，及时停用肝素。

患者入 ICU 治疗 14 天后的情况

患者诊断 HIT 后停用全身肝素抗凝，CRRT 抗凝改用阿加曲班。2 天后患者血小板逐渐上升，CRRT 过程顺利，患者尿量逐渐增加至 1 000ml/d 以上，于入 ICU 治疗第 12 天停用 CRRT。目前患者已脱呼吸机，于 4L/min 双鼻道吸氧中，心率 79 次 /min，血压 129/67mmHg，SpO_2 100%，已给予肠内营养，过程顺利。

实验室检查结果如下：

血常规：WBC $7.9×10^9$/L，RBC $4.10×10^{12}$/L，Hb 98g/L，PLT $121×10^9$/L，中性粒细胞百分比 65%。

肾功能：BUN 10.1mmol/L，Scr 103μmol/L。

凝血功能：PT 14.1 秒，APTT 47 秒，FIB 3.4g/L。

纤溶指标：D- 二聚体 2.178μg/ml，FDP 15.1μg/ml。

【问题】 消耗性凝血病的预后如何？

消耗性凝血病的预后主要取决于原发病的治疗，尽早去除导致 DIC 的原因有助于凝血稳态的恢复。如果 DIC 起病急骤，较早进展到消耗性低凝期和纤溶亢进期，可有广泛和严重的出血，常伴有持续性血压下降，死亡率较高。

（马晓春）

第三节　噬血细胞综合征

病历摘要

患者男，62 岁，既往体健。以"高处坠落伤伴意识不清 15 小时"为主诉入院。患者因高处坠落后出现意识不清，入急诊查头部 CT 提示脑挫裂伤、右侧硬膜下血肿、颅内血肿，中线左偏。神经外科紧急给予患者右侧开颅清除血肿、去骨瓣减压术，术后恢复良好，神志清楚，遗留言语障碍、肢体活动不灵，康复治疗。

患者于术后 1 月余着凉后出现发热伴咽痛，体温最高 39℃。血常规提示两系减少，WBC $2.86×10^9$/L，中性粒细胞计数 $0.09×10^9$/L，PLT $92×10^9$/L，CRP 17.5mg/L，PCT 0.085ng/ml，颌下淋巴结肿大，给予更昔洛韦抗感染治疗。体温逐渐下降至 38℃左右，WBC 进一步降至 $1.08×10^9$/L，中性粒细胞计数 $0.01×10^9$/L，PLT $90×10^9$/L，Hb107g/L，PT 15.1 秒，APTT 49.9 秒，FIB 2.85g/L，D- 二聚体 0.62μg/ml。实验室检查回报 EB 病毒 IgM 抗体（+）、EB 病毒 DNA 9.81E+4copies/ml（正常 <5.00E+3 copies/ml）、单纯疱疹病毒 IgM（+）、巨细胞病毒 IgM 抗体（+）、巨细胞病毒 DNA 阴性。

为明确血液系统异常原因，送检铁蛋白 773μg/L（30～400μg/ml），三酰甘油 1.44mmol/L（0.00～1.70mmol/L），可溶性白细胞介素 2 受体（sCD25）2 594U/ml（223～710U/ml），NK 细胞活性 21.98%（≥15.11%）。骨穿提示：粒细胞系增生减低，可见单核样及吞噬型组织细胞吞噬成熟细胞。腹部超声提示肝脾增大。

综合诊断为 EB 病毒感染，噬血细胞综合征，药物性血细胞减少不除外。暂停更昔洛韦，针对噬血细胞综合征给予甲强龙 40mg，每日一次，静脉注射，人丙种球蛋白 20g，每日一次，静脉点滴。粒细胞集落刺激因子升白治疗。患者因出现咳嗽、咳黄脓痰，肺部 CT 提示双肺多发炎症，抗感染治疗无改善，患者出现 I 型呼吸衰竭，气管插管转入 ICU。

入 ICU 诊断为重症院内获得性肺炎、ARDS、脓毒症、感染性休克、EB 病毒感染、粒细胞缺乏、噬血细胞综合征、创伤性颅内血肿清除术后。

【问题 1】 什么是噬血细胞综合征？本例患者诊断的依据是什么？

思路 1：噬血细胞综合征（HPS）又称噬血细胞性淋巴组织细胞增多症（HLH），是一类由原发或继发性免疫异常导致的过度炎症反应综合征。这种免疫调节异常主要由淋巴细胞、单核细胞和巨噬细胞系统异常激活、增殖、分泌大量炎性细胞因子而引起的一系列炎症反应。临床以持续发热、肝脾肿大、全血细胞减少以及骨髓、肝、脾、淋巴结组织发现噬血现象为主要特征。

思路 2：目前公认的 HPS 诊断标准由国际组织细胞协会于 2004 年修订，符合以下两条标准中任何一条即可诊断。

1. 分子诊断　在目前已知的 HPS 相关致病基因，如 *PRF1*、*UNC13D*、*STX11*、*STXBP2*、*Rab27a*、*LYST*、*SH2D1A*、*BIRC4*、*ITK*、*AP3β1*、*MAGT1*、*CD27* 等发生病理性突变。

2. 符合以下 8 条中的 5 条：

（1）发热：体温 >38℃，持续 7 天。

（2）脾大。

（3）血细胞减少（累及外周血两系或三系）：Hb<90g/L，PLT<100×10⁹/L，中性粒细胞计数 <1.0×10⁹/L，且非骨髓造血功能减低所致。

（4）高三酰甘油血症和 / 或低纤维蛋白原血症：三酰甘油 >3mmol/L 或高于同年龄的 3 个标准差，FIB<1.5g/L 或低于同年龄的 3 个标准差。

（5）在骨髓、脾脏、肝脏或淋巴结里找到噬血细胞。

（6）血清铁蛋白升高≥500μg/L。

（7）NK 细胞活性降低或缺如。

（8）可溶性白细胞介素 -2 受体（sCD25）升高。

本例患者 HPS 诊断依据主要由（1）、（2）、（3）、（5）、（6）、（8）六条。EB 病毒感染往往为噬血细胞综合征的诱因，过度活化的单核巨噬细胞系统常常是导致 HPS 的直接因素。脓毒症作为机体在感染源作用下出现的失代偿炎症反应，也会导致包括血液系统和凝血系统在内的严重器官功能障碍，重症感染患者出现出白细胞减少和血小板减少的原因多种多样，此时往往需要与药物性原因、消耗性凝血病导致的血小板降低等原因进行鉴别。

【问题 2】 HPS 的分类包括哪些？

思路：HPS 由于触发因素不同，分为原发性和继发性两大类。

1. 原发性　一种常染色体或性染色体隐性遗传病。目前已知的明确与 HPS 相关的基因由 12 种，根据缺陷基因的特点将原发性 HPS 分为家族性、免疫缺陷综合征相关和 EB 病毒驱动的 HPS。

2. 继发性　与各种潜在疾病有关，感染、肿瘤、风湿性疾病等多种病因都可以启动免疫系统的活化机制，通常无家族病史或已知的遗传基因缺陷。对于未检测出目前已知的致病基因，但原发病因不明的患者仍归类于继发性 HPS。

（1）感染相关 HPS：继发性 HPS 中最常见的形式，包括病毒、细菌、真菌以及原虫感染等。无论是在健康人群还是在免疫抑制患者中，病毒感染都是最常见的诱因。

（2）恶性肿瘤相关 HPS：恶性肿瘤患者容易罹患 HPS，主要是血液系统肿瘤，常见于淋巴瘤、急性白血病、多发性骨髓瘤、骨髓增生异常综合征等。HPS 也在少数实体肿瘤患者中发生。淋巴瘤相关 HPS 最为常见，尤以 T 细胞和 NK 细胞淋巴瘤多见。

（3）巨噬细胞活化样综合征（MAS）：HPS 的另一种表现形式。目前认为超多 30 种系统性或器官器官特异性自身免疫性疾病与 MPS 相关。其中，全身性青少年特发性关节炎是 MAS 最多见的病因，系统性红斑狼疮和成人斯蒂尔病（AOSD）也是常见病因。

（4）其他类型的 HPS：妊娠、药物、器官和造血干细胞移植也可诱发。罕见的 HPS 诱发因素还包括一些代谢性疾病等。

【问题3】 患者出现粒细胞缺乏症可能与哪些因素相关?

思路:粒细胞缺乏症主要是指外周血中性粒细胞绝对计数(ANC)<0.5×10⁹/L,或预计48小时后ANC<0.5×10⁹/L;严重粒细胞缺乏指ANC<0.1×10⁹/L。其常见病因包括骨髓造血异常、异常细胞骨髓浸润、药物毒物、全身感染及免疫因素等。

HPS常常累及血常规两系或者三系改变。从本例患者可以看出,患者粒细胞缺乏明显,但血小板及血色素只轻度下降。骨穿结果提示粒细胞系统增生减低,因此不能除外与病毒感染、早期应用更昔洛韦等药物相关。这种综合因素导致的单一指标变化,可能需要在治疗过程中予以鉴别,药物干预与治疗评价需综合考量。

【问题4】 HPS的治疗原则包括哪些? 本例患者应如何选择?

思路:目前,针对HLH治疗分为两个方面。一方面是诱导缓解治疗,以控制过度炎症状态为主,达到控制活化进展的目的;另一方面的病因治疗,以纠正潜在的免疫缺陷和控制原发病为主,达到防止HPS复发的目的。

1. 诱导治疗 目前广泛应用的标准治疗方案是HLH-1994或HLH-2004方案。HLH-1994的9周诱导治疗包括地塞米松、依托泊苷,以及鞘内注射甲氨蝶呤和地塞米松。HLH-2004是基于1994年的重新修订,将环孢霉素提前至诱导期与依托泊苷同时使用。HLH诱导治疗使用HLH-1994方案:依托泊苷,第1～2周150mg/m²、1周2次,第3～8周150mg/m²,1周1次;地塞米松,第1～2周10mg/(m²·d),第3～4周5mg/(m²·d),第5～6周2.5mg/(m²·d),第7周1.25mg/(m²·d),第8周减量至停药。诱导方案中依托泊苷剂量为每次150mg/m²,若患者体重<10kg,依托泊苷剂量也可按5mg/kg来计算。由于青年人或成人对依托泊苷的需求量和耐受性均相对较低,对于依托泊苷的使用建议进行年龄相关调整:15岁以下患者75～150mg/m²,15～39岁患者75～100mg/m²,40岁及以上患者50～75mg/m²。高龄患者中可进一步降低依托泊苷用量,以获得更好的耐受性,并不影响疗效。地塞米松口服或静脉均可,初始治疗首选静脉注射。具体治疗剂量可根据患者实际情况调整,部分风湿免疫病相关HLH可以在单独应用糖皮质激素冲击治疗后获益,一些特殊病原体(如杜氏利什曼原虫、布氏杆菌病)感染的HLH患者可以通过针对原发病的治疗获得缓解,无需加用细胞毒药物及免疫调节药物。对于中枢神经系统受累的患者,应尽早给与鞘内注射甲氨蝶呤和地塞米松进行治疗。

2. 挽救治疗 初始诱导治疗后的2～3周进行疗效评估,对于经初始诱导治疗未能达到部分应答及以上疗效的患者,应尽早接受挽救治疗。目前推荐的挽救治疗方案包括:①DEP或L-DEP联合化疗方案;②混合免疫治疗(HIT-HLH)。

3. 维持治疗 若患者在诱导治疗的减量过程中无复发表现,并且免疫功能恢复正常,且没有已知的HLH相关基因缺陷,可在8周诱导治疗后停止治疗。对于原发性HLH以及难治性HLH且符合异基因造血干细胞移植(allo-HSCT)的患者应尽早进行干预。对于继发性HLH患者应在HLH诱导治疗后病情得到有效控制同时积极针对原发病治疗。

4. 支持治疗 HLH患者常常合并感染和MODS。支持治疗的原则包括预防卡氏肺孢子虫肺炎和真菌感染,静脉补充免疫球蛋白和防范中性粒细胞减少症;任何新出现的发热,需考虑HLH复查以及机会性感染的可能,并进行经验性广谱抗生素治疗;HLH患者由于严重的血小板减少和凝血功能异常,自发性出血的风险极高。治疗期间应维持PLT>50×10⁹/L以上,对于急性出血患者应输注血小板、新鲜冰冻血浆、凝血酶原复合物、必要时应用活化Ⅶ因子。重组人血小板生成素(rhTPO)也可在HLH治疗期间用于提高血小板计数水平;由于炎症反应或可能出现的药物毒性损伤,患者可能在治疗过程中出现心功能、肝肾功能等重要器官功能不全,因此在诊断治疗时应充分评估患者的脏器储备功能,并给与对症支持治疗,严密监测器官功能状态。

【问题5】 如何评价HPS的治疗效果?

思路:诱导治疗期间,建议每2周评估一次疗效。评价治疗主要包括sCD25、铁蛋白、血细胞计数、三酰甘油、噬血现象、意识水平(存在中枢神经系统HLH者)。

1 完全应答 上述所有指标均恢复正常范围。

2 部分应答 ≥2项症状/实验室指标改善25%以上,个别指标达到标准:sCD25水平下降1/3以上;铁蛋白和三酰甘油下降 25% 以上；不输血情况下，中性粒细胞计数 <0.5×10⁹/L 者升高 100%，并且 >500×10⁹/L；中性粒细胞计数（0.5～2.0）×10⁹/L 者，需增加 100% 并恢复正常；ALT>400U/L 者需下降 50% 以上。

（马晓春）

参 考 文 献

[1] 刘大为. 实用重症医学. 北京：人民卫生出版社，2010.

[2] 马晓春. 加强对获得性凝血病的认识. 中国实用外科杂志，2012，32（11）：885-886.

[3] 梁英健，李志亮，马晓春. 消化道大出血合并凝血功能障碍. 中国实用外科杂志，2012，32（11）：962-965.

[4] BRAKENRIDGE SC，PHELAN HA，HENLEY SS，et al. Early blood product and crystalloid volume resuscitation: Risk association with multiple organ dysfunction after severe blunt traumatic injury. J Trauma，2011，71（2）：299-305.

[5] DAVENPORT R，CURRY N，MANSON J，et al. Hemostatic effects of fresh frozen plasma may be maximal at red cell ratios of 1∶2. J Trauma，2011，70（1）：90-95.

[6] LEVI M，TOH C.H，THACHIL，et al. Guidelines for the diagnosis and management of disseminated intravascular coagulation. British Journal of Haematology，2009，145（1）：24-33.

[7] ANGSTWURM MW，DEMPFLE CE，SPANNAGL M. New disseminated intravascular coagulation score: A useful tool to predict mortality in comparison with acute physiology and chronic health evaluation II and logistic organ dysfunction scores. Critical Care Medicine，2006，34（2）：314-320.

[8] CAUCHIE P，CAUCHIE C，BOUDJELTIA KZ，et al. Diagnosis and prognosis of overt disseminated intravascular coagulation in a general hospital-meaning of the ISTH score system，fibrin monomers，and lipoprotein-C-reactive protein complex formation. American Journal of Hematology，2006，38（4）：414-419.

[9] COOK DJ，CROWTHER MA，MEADE MO，et al. Prevalence，incidence，and risk factors for venous thromboembolism in medical-surgical intensive care unit patients. Journal of Critical Care，2005，20（4）：309-313.

[10] SINGER M，DEUTSCHMAN CS，SEYMOUR CW，et al. The third international consensus definitions for sepsis and septic shock（Sepsis-3）. JAMA. 2016 Feb 23；315（8）：801-810.

[11] 噬血细胞综合征中国专家联盟，中华医学会儿科学分会血液学组. 噬血细胞综合征诊治中国专家共识. 中华医学杂志，2018，98（2）：91-95.

[12] 中华医学会血液学分会，中国医师协会血液科医师分会. 中国中性粒细胞缺乏伴发热患者抗菌药物临床应用指南（2020 年版）. 中华血液学杂志，2020，41（12）：969-978.

第十八章　重症内分泌

内分泌系统以分泌各种激素的体液性调节方式与神经系统功能活动相辅相成，共同调节和维持机体的内环境稳态。过去 20 年，内分泌系统病理生理的改变及对病情预后的影响越来越受到重症医学的关注，尤其对内分泌系统功能不全和亢进时导致的病情危急甚至"危象"有了深刻的认识。在复杂的病理生理变化过程中，各种来源的刺激包括寒冷、疼痛、感染、创伤及低血压等超过一定阈值时，都将激活机体产生应激反应，使原有的内分泌基础疾病在短时间内发生"危象"甚至死亡。甲状腺危象和糖尿病酮症酸中毒是 ICU 常见的急危重症，其高危性和高死亡率决定了临床医生早期判断和早期干预的重要意义。

第一节　甲状腺危象

甲状腺危象（thyroid storm，TS）是甲状腺功能亢进的致死性合并症，主要因甲状腺激素过量分泌导致机体代谢水平剧烈升高所致。常表现为迅速进展的多器官功能不全，如意识丧失、体温急剧升高\心动过速、心房颤动及心力衰竭、高血压、呕吐、腹泻、脱水和黄疸。心肺功能衰竭是主要的致死原因，也可能是首要临床表现。偶可见合并弥散性血管内凝血（DIC）、消化道穿孔和脓毒症，死亡率高达 10.4%。即使患者存活，也可能出现不可逆的脑损伤、脑血管病、肾功能不全及精神错乱。但上述症状、体征往往和其他 ICU 常见危重症混淆，此外 ICU 常见的疾病，如充血性心力衰竭、肺栓塞、哮喘、卒中、创伤、糖尿病酮症酸中毒等疾病也可能导致甲状腺危象。因此，甲状腺危象在 ICU 可能出现延迟诊断并造成患者死亡，需要 ICU 医生高度重视。

病例摘要

患者女，51 岁，体重 70kg。因"突发呼吸窘迫、烦躁"入急诊科。体温 38.3℃，血压 180/135mmHg，呼吸 44 次 /min，脉搏 170 次 /min，SpO_2 70%（不吸氧）。紧急予以气管插管后收入 ICU 继续治疗。家属述患者近 1 年来偶有心悸、双手颤动、潮热和失眠，饮食正常，体重下降约 10kg，发病前连续腹泻。既往有哮喘和高血压病史，否认其他疾病和过敏史。

入院查体：体温 39℃，血压 170/125mmHg，呼吸 42 次 /min，脉搏 178 次 /min，SpO_2 100%（呼吸机辅助呼吸，压力控制模式，支持压 16cmH_2O，PEEP 3cmH_2O，FiO_2 100%）。浅镇静状态，右眼突出，双侧巩膜无黄染，颈部可触及结节性肿大甲状腺。双肺满布哮鸣音。心率 178 次 /min，律齐，各瓣膜区未闻及杂音。腹平软，全腹无压痛，无反跳痛。

插管 30 分钟后，血气分析：pH 7.19，$PaCO_2$ 63mmHg，PaO_2 314mmHg，HCO_3^- 22.1mmol/L，肺泡 - 动脉氧分压差 328.7mmHg，Lac 4.2mmol/L。

急诊生化检查：cTnI 0.51ng/ml（正常值<0.3ng/ml）；CK 47ng/ml（正常值 20～200ng/ml）；CK–MB 2.3ng/mL（正常值 1.0～5.0ng/ml），NT-proBNP 2 380pg/ml（正常值<150pg/ml）。

【问题 1】　根据患者临床体征和体征，目前可能的诊断是什么？还需要做什么进一步检查以明确诊断？

思路 1：根据患者既往哮喘病史，双肺布满哮鸣音，插管后仍存在高碳酸血症，考虑重症哮喘的诊断。

思路 2：根据患者既往高血压病史，急性起病，血压急剧升高，心率增快，cTnI 和 NT-proBNP 水平升高，不除外急性冠脉事件造成急性左心衰竭。需心电图即心脏超声进一步明确诊断，并定时复查心肌酶谱。

思路3：尽管家属未诉既往甲状腺功能亢进病史，查体发现右眼突出，甲状腺结节性肿大，追问病史发现既往存在慢性心悸、体重下降、腹泻、失眠等症状，高度提示甲状腺功能亢进的存在。因此，诊断上还考虑存在因甲状腺功能亢进未治疗，哮喘发作导致甲状腺危象的可能。需进一步检查甲状腺超声及甲状腺功能予以明确。

知识点

甲状腺危象的诱发因素

大部分甲状腺危象是在甲状腺疾病（多为Graves病，破坏性甲状腺炎、毒性多结节性甲状腺肿、促甲状腺激素（TSH）分泌型垂体瘤或转移性甲状腺癌较少见）未治疗或控制不佳的基础上发生的，下列因素诱发所致：

- 抗甲状腺药物突然停药
- 甲状腺手术
- 非甲状腺手术
- 创伤
- 急性疾病，如感染、糖尿病酮症酸中毒、急性心肌梗死、心血管事件、心力衰竭等
- 药物反应：胺碘酮、索拉菲尼、易普利姆玛（人CTLA4抗体）
- 哮喘
- 分娩
- 近期使用碘造影剂
- 放射性碘治疗（少见）

入 ICU 后进一步的检查

心电图检查提示窦性心动过速，左房大，非特异性ST段改变。

心脏超声提示：左室射血分数50%，左室大小和厚度正常；轻中度二尖瓣反流，二尖瓣增厚，轻度三尖瓣反流。

超声提示：甲状腺多结节性肿大，最大结节直径3.6cm，位于甲状腺峡部。

进一步甲状腺功能检查提示游离 T_3/T_4 水平升高（表2-18-1）。每4小时复查心肌酶谱提示：cTnI 0.43 → 0.56ng/ml；CK 81 → 66ng/ml；CK-MB 6.3 → 4.86ng/ml。

表2-18-1　甲状腺功能检查结果

项目	结果	正常值
总 T_3	269ng/dl	71～180ng/dl
游离 T_3	10pg/ml	2.0～4.4pg/ml
游离 T_4	5.05ng/dl	0.82～1.77ng/dl
促甲状腺激素（TSH）	0.005μU/ml	0.45～4.50μU/ml
甲状腺过氧化物酶抗体（TPO Ab）	67.0IU/ml	0～34IU/ml
甲状腺刺激抗体（TSAb）	446%	0～139%
抗甲状腺球蛋白抗体（TgAb）	<20U/ml	0～40U/ml
甲状旁腺激素（PTH）	74pg/ml	15～65pg/ml

注：T_3为三碘甲腺原氨酸，T_4为四碘甲腺原氨酸。

【问题2】 根据患者目前的临床症状、体征和辅助检查,诊断是什么?

目前诊断:①重症哮喘;②甲状腺危象。

思路1:甲状腺功能亢进可增加哮喘的发作频率和严重程度。不仅如此,一些药物的副作用,如震颤、焦虑、易激惹、心率快、脉压增宽、攻击行为和腹泻又可掩盖甲亢的症状。本例中患者家属未提供甲亢病史,且合并哮喘,诊断较为困难。但患者近半年来出现心悸、腹泻及体重减轻,查体发现眼突及甲状腺结节性肿大,且机械通气、镇静、镇痛治疗半小时后氧合明显改善,仍有无法解释的高热及心率快等表现,可初步做出甲状腺危象的诊断。随后进一步检查甲状腺超声及甲状腺功能即可确诊。

思路2:值得注意的是,血清甲状腺素水平与甲状腺危象的发生不存在直接相关,且甲状腺功能检查往往耗时较长,因此我们不应该等待甲状腺功能检查,而应依据临床表现早期做出诊断,积极治疗。

知识点

甲状腺功能亢进患者出现甲状腺危象的病理生理机制

目前甲状腺功能亢进患者发生甲状腺危象的病理生理机制尚不明确,存在多种假说。

一种假说认为是甲状腺激素快速释放导致的,如放射性碘剂治疗、抗甲状腺药物突然停药。交感神经系统过度激活导致机体对儿茶酚胺释放反应增强。

此外,在急性反应期或感染情况下,机体对甲状腺素反应亦会增强,导致细胞因子释放和免疫失衡,可能也是甲状腺危象的一个致病因素。

值得一提的是,大部分的研究均未发现血清甲状腺素水平升高与甲状腺危象的发生直接相关

【问题3】 如何在危重患者中早期诊断甲状腺危象?

主要依据临床表现、既往病史、辅助检查及可能存在的诱因,早期做出诊断。甲状腺危象引起的多器官功能不全的表现并不特异,缺乏甲状腺危象诊断特异的标志物,因此早期诊断有时还依靠医生的临床经验。

知识点

甲亢危象的的临床表现和诊断

1. 高热　体温急骤升高,常常39℃以上。
2. 脉压明显增大,心率显著增快,>160 次/min。
3. 大汗淋漓,皮肤潮红,继而可出现汗闭、皮肤苍白和脱水。
4. 中枢神经系统　烦躁、嗜睡,谵妄,最后陷入昏迷。

目前国际上比较公认的早期诊断标准是1993年提出的Burch-Wartofsky评分系统(BWPS,表2-18-2)和2012年日本甲状腺协会(The Japanese Thyroid Association,JTA)提出的JTA标准(表2-18-2)。

表2-18-2　Burch-Wartofsky 评分系统

标准	评分
体温调节障碍	
体温 /℃	
37.2～37.7	5
37.8～38.3	10
38.4～38.8	15
38.9～39.3	20
39.4～39.9	25
≥40.0	30

续表

标准	评分
心血管系统	
心率增快/(次•min^{-1})	
90～109	5
110～119	10
120～129	15
130～139	20
≥140	25
房颤	
无	0
有	10
充血性心力衰竭	
无	0
轻度	5
中度	10
重度	15
消化道-肝功能障碍表现	
无	0
中度（腹泻、腹痛、恶心/呕吐）	10
重度（黄疸）	15
中枢神经系统障碍表现	
无	0
轻度（焦虑）	10
中度（谵妄、精神错乱、极度昏睡）	20
严重（癫痫、昏迷）	30
迅速恶化	
无	0
有	10
总分	
≥45	甲状腺危象
25～44	即将出现甲状腺危象
<25	不可能是甲状腺危象

思路1：该患者体温38.8℃ 15分，心率178次/min 25分，腹痛10分，因气管插管无法正确评估意识评分，但总分已达到50分，高度怀疑甲状腺危象。

表2-18-3　JTA标准

必须符合的诊断依据

甲状腺功能亢进且血清游离 T_3 和/或游离 T_4 升高

症状

1. 中枢神经系统（CNS）表现　坐立不安，谵妄，神经/意识失常，昏睡/困倦，昏迷（日本昏迷评分≥1或GCS≤14）

2. 发热≥38℃

续表

3. 心率增快≥130 次 /min 或房颤心室率≥130 次 /min

4. 充血性心力衰竭（CHF）　肺水肿，超过一半肺野出现啰音，心源性休克或心功能 NYHA Ⅳ级或 Killip Ⅲ级

5. 消化道（GI）/ 肝功能异常　恶心，呕吐，腹泻或总胆红素 > 3mg/dl

诊断

TS 分级	诊断标准	诊断需符合的标准
TS1*	必须符合	甲状腺功能亢进和至少一个 CNS 表现和发热，心率增快，CHF 或 GI/ 肝功能异常
TS1*	也可以符合	甲状腺功能亢进和至少三个下列表现联合：发热，心率增快，CHF 或 GI/ 肝功能异常
TS2#	必须符合	甲状腺功能亢进和至少两个下列表现联合：发热，心率增快，CHF 或 GI/ 肝功能异常
TS2#	也可以符合	患者符合 TS1，但血清游离 T_3 或 T_4 水平无法获得

排除标准

如有明确的其他疾病引起下列症状：发热（如肺炎和恶性高热），意识障碍（如精神性疾病和脑血管病），心力衰竭（如急性心肌梗死）和肝功能障碍（如病毒性肝炎和急性肝衰竭），很难确定上述症状是由 TS 引起还是因为其他疾病迅速恶化所致。需要临床医生根据经验做出判断。

注：TS1*，确诊 TS；TS2#，疑诊 TS。

思路 2：该患者血清游离 T_3 和 / 或游离 T_4 升高且同时出现发热，心动过速及腹泻，即使因机械通气镇静镇痛的原因无法评估中枢神经系统症状，也可确诊为 TS。利用上述评分系统做出诊断必须同时结合临床表现。BWPS 评分系统提示评分 >45 敏感性较强，但其特异性不如 JTA 评分系统。BWPS 评分系统在 25～45 之间提示未来可能发生甲状腺危象。因此，临床上也提出了先兆危象的诊断标准。

> **知识点**
>
> **先兆危象的诊断标准**
>
> 1. 体温在 38～39℃之间。
> 2. 心率在 120～159 次 /min，也可有心律不齐。
> 3. 食欲不振，恶心，大便次数增多，多汗。
> 4. 焦虑、烦躁不安。

思路 3：ICU 患者机械通气镇静镇痛的药物使用及患者高龄（>70 岁）时，医生还需警惕不典型甲亢危象的表现。即表情淡漠、嗜睡、反射降低、低热、恶病质、明显无力、心率慢、脉压小，突眼和甲状腺肿常不明显，最后陷入昏迷而死亡。临床上称之为淡漠型甲亢危象。值得一提的是，血清甲状腺素水平与甲状腺危象的发生不存在直接相关，且甲状腺功能检查往往耗时较长，因此我们不应该等待甲状腺功能检查，而是依据临床表现早期做出诊断，积极治疗。

【问题 4】　ICU 患者明确甲状腺危象后，需要做哪些检查？

思路 1：甲状腺功能检查。ICU 医生需明确下列问题。

1. 一般来说，甲状腺功能检查可表现为游离 T_3/T_4 升高，TSH 水平降低。其中游离 T_3/T_4 升高的速度比浓度更为重要。本例中患者游离 T_3/T_4 升高，TSH 水平降低。

2. 帮助明确甲状腺功能亢进病因，为下一步治疗提供线索。本例患者 TPO Ab 和 TSAb 水平升高，提示

Graves病，结合患者为女性，既往哮喘，考虑自身免疫疾病。

3．游离T_3/T_4，而不是TSH，可用于抗甲状腺药物及碘化钾减量和停药。

4．甲状腺功能检查不是诊断甲亢危象的特异性指标，临床医生不应该等待甲状腺功能检查结果做出甲亢危象的诊断。

思路2：关注血电解质紊乱的监测和及其他脏器功能（特别是肝功能）的检查。

知识点

甲状腺危象处理要点

1．积极脏器功能支持，维持水电解质平衡

2．特异性治疗

（1）减少甲状腺激素合成：抗甲状腺药物。

（2）减少甲状腺激素的释放：碘化钾。

（3）阻止外周T_4向T_3转化：皮质激素；丙硫氧嘧啶；普萘洛尔。

（4）降低交感神经张力：β受体阻滞剂。

（5）减少甲状腺激素肠肝循环：胆汁酸螯合剂。

3．积极治疗原发病。

对于存在甲状腺危象的重症患者来说，积极的脏器功能支持、维持水电解质平衡是进行下一步特异性治疗的基础。同时需排查引起TS的诱发因素并积极治疗。本例患者因哮喘发作引起，需积极呼吸、循环支持，吸入舒张支气管药物，改善气道痉挛。但在哮喘急性发作控制后根据心率情况慎用β受体激动剂。如心率过快可考虑使用硫酸镁松弛支气管平滑肌。

【问题5】 甲状腺危象如何进行紧急的支持治疗？

1．积极心肺功能支持。早期气管插管、机械通气、镇静镇痛，有助于降低体温和代谢。

2．针对TS治疗　抗甲状腺药物、碘剂及皮质激素的应用。

3．降温　可采用物理降温。特别强调的是，慎用水杨酸类退热药，因其可与甲状腺激素结合球蛋白竞争性结合，从而使游离T_3/T_4水平升高。此外，本例患者合并哮喘，阿司匹林类退热药也是禁忌。

4．如物理降温效果不明显，可考虑采用CRRT，以避免出现凝血激活、全身炎症反应综合征及横纹肌溶解等热相关损伤。

5．维持水电解质酸碱平衡，注意补充葡萄糖。此外对于存在营养风险的患者，还需同时补充维生素B_1。

6．积极查找引起发热的感染因素，如有必要启动抗生素治疗。

知识点

关于抗甲状腺药物应用

1．一旦患者诊断为TS，需立即予以抗甲状腺药物治疗，以减少甲状腺激素合成。立即给予负荷量丙硫氧嘧啶（PTU）600mg，此后减量为200mg，每8小时一次。也可给予甲硫咪唑（MMI）20mg，每8小时一次（JTA推荐的因Graves病引起的TS最大剂量）。美国甲状腺协会推荐的剂量更大，分别是PTU负荷剂量500～1 000mg，继续以250mg，每4小时一次；或MMI 60～80mg/d。

2．药物选择　因PTU同时具有轻度阻止外周T_4向T_3转化，故在临床上更为常用。在治疗最初的24小时内，PTU可降低45% T_3，而MMI仅可降低10%～15%。然而，MMI治疗可使体内血清T_3水平在数周后迅速恢复正常，且较PTU相比其肝毒性更小。因此，在患者稳定后应该将PTU更换为MMI。如患者无法口服给药，抗甲状腺药物可经直肠给药。如患者胃肠道无法使用，可考虑MMI注射剂型30mg/d治疗（少见）。

思路1：抗甲状腺药物只能阻滞新的甲状腺激素合成，对于已经合成的贮存在甲状腺内的甲状腺激素无效，必须给予碘剂阻滞已经合成的甲状腺激素的释放。

常用的减少甲状腺激素释放的药物是碘化钾（SSKI）。PTU或MMI给药后1小时，可经胃肠道予以复方碘溶液10～20滴，每6小时一次；或者碘化钠静脉滴注1～3g/d。必须强调的是，在给SSKI之前，必须给予减少甲状腺激素合成的药物，才能阻止由于补充超饱和碘化钾引起的甲状腺激素的合成。此外，若发生甲状腺危象前患者已经用过碘化钾，则效果常不明显。

2016年JTA指南基于两项前瞻性研究结果推荐SSKI与抗甲状腺药物同时给予，但我国仍沿用抗甲状腺药物1小时后给予的习惯。也有报道称碳酸锂可抑制甲状腺激素的释放，可用于抗甲状腺药物或SSKI过敏的患者。此外，碘化钾减量需在调整抗甲状腺药物剂量之前。

思路2：阻止外周T_4向T_3转化。

糖皮质激素具有减轻肾上腺皮质功能不全和甲状腺功能亢进的作用，可给予氢化可的松100mg，静滴，每8小时一次，或地塞米松2mg，每6小时一次。根据患者临床表现及血清皮质醇的水平及时减量。普萘洛尔也有阻止T_4向T_3转化的作用，但需要注意其禁忌证。

知识点

β受体阻滞剂应用

碘和抗甲状腺药物对控制甲状腺危象的临床症状作用不明显。降低周围组织对TH的反应可选用抗交感神经药物来减轻周围组织对儿茶酚胺增敏的效应。因此，支持治疗的同时，须立刻启动β受体阻滞剂治疗。

普萘洛尔口服40～80mg（每4～6小时一次）可用于无心力衰竭的患者以减轻症状。用药后心率常在数小时内下降，继而体温、精神症状，甚至心律失常有明显改善。但对心脏储备不全、心脏传导阻滞、心房扑动及支气管哮喘的患者慎用或禁用β受体阻滞剂。如确有需要，可以考虑短效制剂。ICU常用的艾司洛尔是一种短效β受体阻滞剂，可予以负荷量250～500mg/kg，持续50～100mg/（kg·min）持续泵入。

美国甲状腺协会推荐，如患者同时合并气道疾病，则需要选用心脏选择性较大的β受体阻滞剂，如阿替洛尔或美托洛尔。如存在β受体阻滞剂的禁忌证（如本例中哮喘），则可选用地尔硫草。

【问题6】 如何减少甲状腺激素肠肝循环？其他的治疗还应注意什么？

极其危重患者均可以给予口服消胆胺4g，3～4次/d。如抗甲状腺药物因瘙痒/红疹、粒细胞缺乏和肝功能损伤无法足量使用或无法使用时，也可在β受体阻滞剂治疗后辅以氢化可的松、消胆胺和碘溶液治疗，并择期行甲状腺切除术。

思路1：如上述方法均不能采用，或标准治疗（抗甲状腺药物、碘化钾、激素、β受体阻滞剂和原发病治疗）24～48小时后症状仍未见缓解，血浆置换（TPE）可能是挽救治疗的唯一手段，特别是合并高胆红素血症的患者。

思路2：需排查引起TS的诱发因素，积极治疗原发病。本例患者因哮喘发作引起，需积极呼吸、循环支持，吸入舒张支气管药物，改善气道痉挛。但在哮喘急性发作控制后根据心率情况慎用β受体激动剂。如心率过快可考虑使用硫酸镁松弛支气管平滑肌。

本例患者收入ICU后，根据症状、体征考虑哮喘合并甲亢危象，立即予以降温、镇静、镇痛、机械通气、改善气道痉挛、地尔硫草、硫酸镁等呼吸、循环支持治疗。并立即给予PTU 600mg胃管注入，1小时后予以碘化钾溶液10滴胃管注入。同时氢化可的松100mg静滴。

入ICU治疗第3天，患者意识明显好转，镇静减量后呼之能应。查体：体温37.9℃，血压140/92mmHg，呼吸22次/min，脉搏120次/min，SpO_2 100%（呼吸机辅助呼吸，压力控制模式，支持压10cmH_2O，PEEP 3cmH_2O，FiO_2 40%）。双肺哮鸣音消失。

血气分析：pH 7.36，PaCO$_2$ 42mmHg，PaO$_2$ 110mmHg，Lac 4.2mmol/L。

血常规：WBC 10.8×10^9/L，中性粒细胞百分比 89.6%，Hb 102g/L

肝功能：TB 42μmol/L，DB 29μmol/L

入 ICU 治疗第 4 天，患者意识完全清醒，体温 37.6℃，血压 138/70mmHg，呼吸 20 次/min，脉搏 107 次/min，继续维持原治疗。改 PTU 150mg，每 6 小时一次，复方碘溶液 5 滴 3 次/d，停用氢化可的松及地尔硫䓬。

入 ICU 第 5 天，经充分评估后拔除气管插管，并转入内分泌科继续治疗。

【问题】 什么时候停用抗甲状腺药物？

在治疗过程中不要突然中断抗甲状腺药物或骤减剂量。

一旦患者临床情况稳定，可在抗甲状腺药物减量之前减少碘溶液的治疗并最终停止。抗甲状腺药物也需要滴定剂量，特别是如患者起始采用 PTU，可更换为 MMI。可根据复查甲状腺功能情况决定药物减量的速度。氢化可的松也可逐渐减量并停止。并根据患者情况调整 β 受体阻滞剂的剂量。但不管是抗甲状腺药物还是 β 受体阻滞剂，均不能突然停药。此外，患者还需要实施放射碘或甲状腺切除术。

综合上述诊断及治疗措施，TS 的诊断流程见图 2-18-1，治疗流程见图 2-18-2。

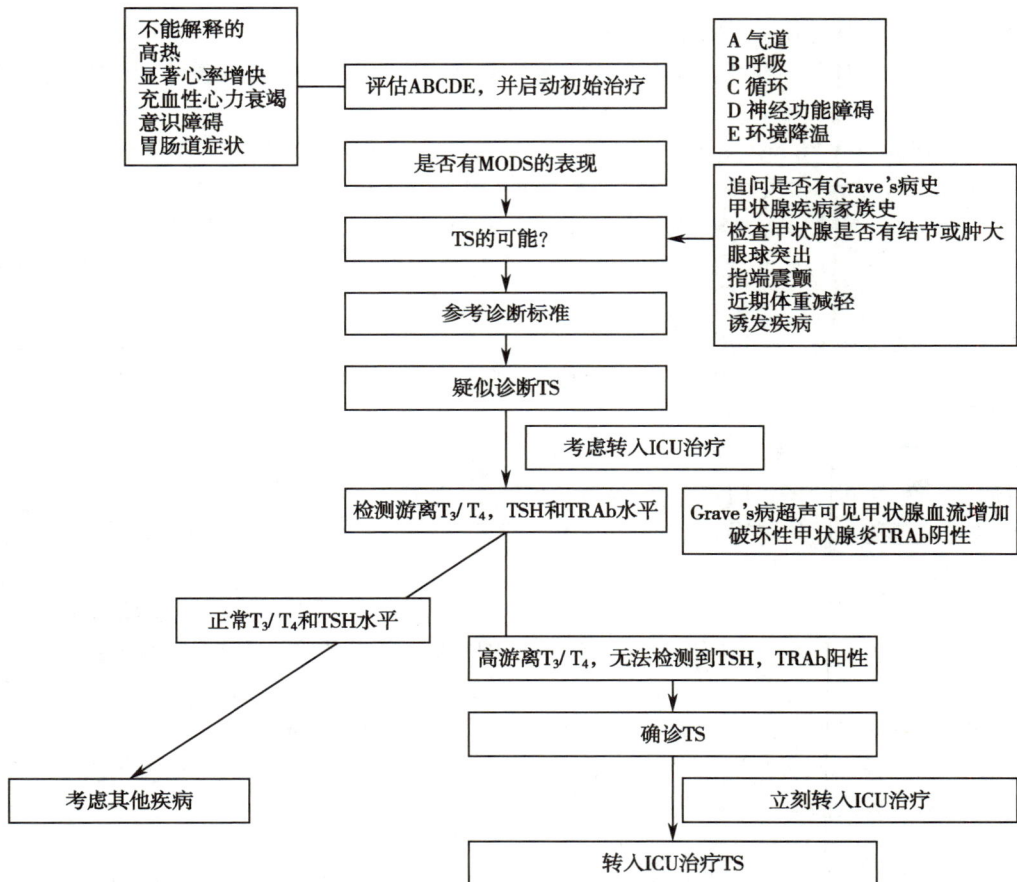

图 2-18-1 TS 的诊断流程

MODS 为多器官功能障碍综合征，TS 为甲状腺危象，T$_3$ 为三碘甲状腺原氨酸，T$_4$ 为四碘甲状腺原氨酸，TSH 为促甲状腺激素，TRAb 为促甲状腺激素受体抗体，ICU 为重症治疗病房。

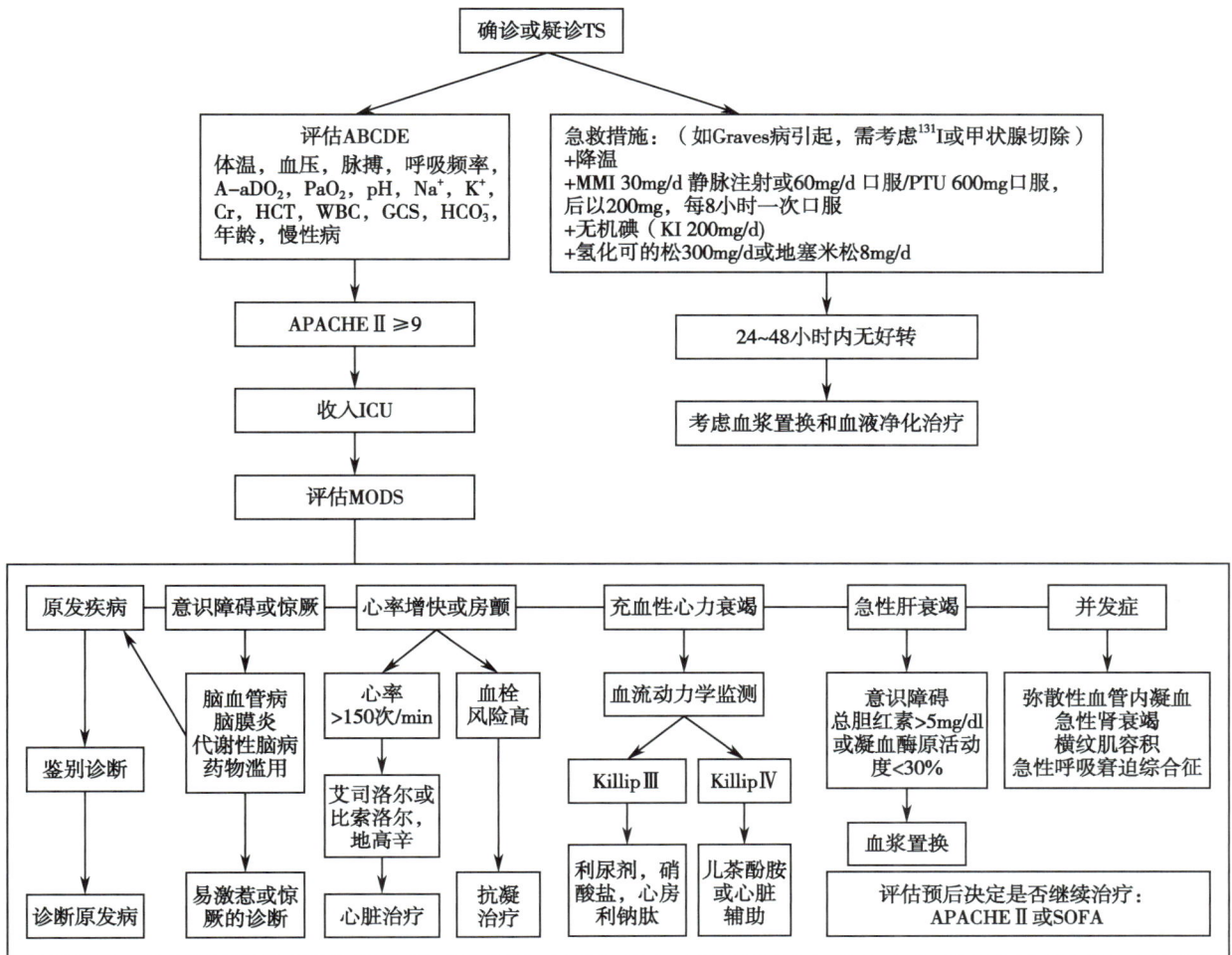

```
                          确诊或疑诊TS

        ┌──────────────────────────┴──────────────────────────┐
   评估ABCDE                                          急救措施：（如Graves病引起，需考虑¹³¹I或甲状腺切除）
   体温，血压，脉搏，呼吸频率，                        +降温
   A-aDO₂，PaO₂，pH，Na⁺，K⁺，                        +MMI 30mg/d 静脉注射或60mg/d 口服/PTU 600mg口服，
   Cr，HCT，WBC，GCS，HCO₃⁻，                         后以200mg，每8小时一次口服
   年龄，慢性病                                        +无机碘（KI 200mg/d）
                                                      +氢化可的松300mg/d或地塞米松8mg/d

   APACHE Ⅱ ≥ 9                                       24~48小时内无好转

   收入ICU                                             考虑血浆置换和血液净化治疗

   评估MODS
```

原发疾病	意识障碍或惊厥	心率增快或房颤	充血性心力衰竭	急性肝衰竭	并发症
	脑血管病 脑膜炎 代谢性脑病 药物滥用	心率>150次/min ／ 血栓风险高	血流动力学监测	意识障碍 总胆红素>5mg/dl 或凝血酶原活动度<30%	弥散性血管内凝血 急性肾衰竭 横纹肌溶积 急性呼吸窘迫综合征
鉴别诊断		艾司洛尔或比索洛尔，地高辛	Killip Ⅲ ／ Killip Ⅳ	血浆置换	
诊断原发病	易激惹或惊厥的诊断	心脏治疗 ／ 抗凝治疗	利尿剂，硝酸盐，心房利钠肽 ／ 儿茶酚胺或心脏辅助	评估预后决定是否继续治疗：APACHE Ⅱ或SOFA	

图 2-18-2　TS 的紧急处理流程

Killip 分级，急性心肌梗死后的心力衰竭分级。Ⅲ级：重度心力衰竭，出现急性肺水肿，肺啰音出现范围大于两肺的50%，病死率 35%～40%。Ⅳ级：出现心源性休克，收缩压<90mmHg，尿少于每小时 20ml，皮肤湿冷，发绀，呼吸加速，脉搏>100 次/min，病死率 85%～95%。

A-aDO₂ 为肺泡动脉氧分压差，Cr 为肌酐，HCT 为红细胞比容，WBC 为白细胞计数，GCS 为格拉斯哥昏迷评分，PTU 为丙硫氧嘧啶，MMI 为甲硫咪唑，MODS 为多器官功能障碍综合征，APACHE Ⅱ 为急性生理与慢性健康状况评分，ICU 为重症治疗病房。

（周飞虎）

参 考 文 献

[1] SATOH T，ISOZAKI O，SUZUKI A，et al. 2016 Guidelines for the management of thyroid storm from The Japan Thyroid Association and Japan Endocrine Society（First edition）. Endocr J. 2016；63（12）：1025-1064.

[2] LUONG KV，NGUYEN LT，SETTIPANE GA. Hyperthyroidism and asthma Hyperthyroidism exacerbating asthma. J Asthma. 2000；37（2）：125-130.

[3] SETTIPANE GA. Hyperthyroidism exacerbating asthma. Allergy Asthma Proc. 2000；21（2）：75-77.

[4] AKAMIZU T. Thyroid Storm：A Japanese Perspective. Thyroid. 2018；28（1）：32-40.

第二节　糖尿病酮症酸中毒

我国目前已经成为糖尿病患者最多的国家，更令人担忧的是，约 60% 的糖尿病患者没有得到诊断。未得到及时诊断的糖尿病患者有很大的风险以发生高血糖危象为首发表现而就诊,如糖尿病酮症酸中毒(diabetic ketoacidosis,DKA)、高血糖高渗综合征(hyperglycemic hyperosmolar syndrome,HHS),如诊疗不及时则有生命危险。

在胰岛素发现以前,DKA 的死亡率可高达 90% 以上,随着胰岛素的应用及补液纠正脱水,死亡率降至 20% 以下。50 年代应用大剂量胰岛素治疗,死亡率降至 10% 以下。近 20 多年,随着标准化 DKA 治疗方案的实施,死亡率也逐渐下降,但在老年患者以及合并有危及生命的严重疾病者,死亡率仍较高。

病例摘要

患者男,74 岁,体重 72kg。主因"口干、多饮、多尿 8 年,咳嗽、咳少量黄白痰 3 天,发热 1 天,加重伴心慌、进行性呼吸困难 4 小时"就诊,自行口服"阿莫西林颗粒"。患者曾于 8 年前诊为"2 型糖尿病",平时血糖控制欠佳。3 天来伴有腹胀不适及精神差,尿量减少,无其他不适主诉。既往有"慢性支气管炎"病史 10 余年、"胆囊结石"病史 6 年、"脑梗死"病史 2 年,遗留有右侧肢体活动不利;否认"高血压""冠心病"病史。

查体:体温 38.1℃,脉搏 116 次 /min,呼吸 28 次 /min,血压 123/78mmHg,SpO$_2$ 87%(FiO$_2$ 21%),精神欠佳,急性病容,呼吸深大,呼气中有烂苹果味,咽充血。两肺呼吸音弱,未闻及干湿性啰音。腹部平软,全腹轻压痛,无反跳痛及肌紧张。右侧肢体肌力 Ⅳ 级,肌张力正常,巴氏征阳性。

急查血糖:27.1mmol/L,尿酮体(+++),立即给予吸氧、补液、静脉应用胰岛素,并以"2 型糖尿病、DKA、慢性支气管炎急性发作、呼吸功能衰竭"收入 ICU。

【问题】 此患者的初步诊断是什么?

早期诊断是决定治疗成功的关键。根据患者现病史、既往史,初步考虑为高血糖危象;慢性支气管炎急性发作、Ⅰ型呼吸功能衰竭;脑梗死后遗症期。

思路 1:此患者为 2 型糖尿病,平时血糖控制欠佳,近 3 天出现呼吸道感染表现,此类患者要高度警惕高血糖危象的发生。

知识点

高血糖危象的诱因

DKA 和 HHS 是糖尿病的两个严重的急性并发症,是糖尿病患者的主要死亡原因,胰岛素治疗不当和感染是其主要诱因(表 2-18-4)。

表 2-18-4　DKA 和 HHS 的主要诱因

诱因	举例
糖尿病	新发、控制不佳、治疗中断、胰岛素泵故障
急性疾病	感染、心肌梗死、急性胰腺炎、腹部严重疾病、脑血管意外、严重烧伤、肾衰
药物	噻嗪类利尿药、甘露醇、β 受体阻滞剂、苯妥英钠、糖皮质激素、地达诺新、顺铂中毒、L- 门冬酰胺、生长激素抑制激素、静脉营养
药物滥用	酒精、可卡因

思路 2:患者呼气中有烂苹果味,高度怀疑为 DKA,应该立即进行相应的实验室检查,寻找 DKA 的确诊依据。按照酸中毒的严重程度(血 pH,血碳酸氢盐和血酮)以及是否存在精神症状分为轻、中、重度。诊断及分级标准见表 2-18-5。

入 ICU 时室检查结果

血糖:27.34mmol/L。

尿常规:酮体(+++),潜血(++),葡萄糖(++++),比重 1.020。

动脉血气分析：pH 7.018，PaO_2 54.6mmHg，$PaCO_2$ 10.3mmHg，HCO_3^- 2.6mmol/L，BE −26.4mmol/L，SpO_2 87.2%，FiO_2 35%。

电解质：Na^+ 133mmol/L，Cl^- 109.6mmol/L，K^+ 3.90mmol/L，P_3^- 1.27mmol/L，阴离子间隙 27mmol/L。

肾功能：Scr 113μmol/L，BUN 4.0mmol/L。

血浆有效渗透压：301mmol/L。

血常规：WBC $12.6×10^9$/L，Hb 112g/L，PLT $211×10^9$/L，中性粒细胞百分比 89%。

床旁胸部 X 线片：心肺未见明显异常。

表 2-18-5 DKA 诊断及分级标准

分级标准	轻度	中度	重度
血糖/(mmol·L⁻¹)	>13.9	>13.9	>13.9
动脉血 pH	7.25~7.30	7.00~7.24	<7.00
血清 HCO_3^-/(mmol·L⁻¹)	15~18	10~14	<10
尿酮*	阳性	阳性	阳性
血酮*	阳性	阳性	阳性
有效血浆渗透压†	可变的	可变的	可变的
阴离子间隙‡	>10	>12	>12
精神状态	清醒	清醒/嗜睡	木僵/昏迷

*硝普盐反应方法。

†有效血浆渗透压的计算公式：$2×([Na^+]+[K^+])$（mmol/L）+血糖（mmol/L）

‡阴离子间隙的计算公式：$[Na^+]$（mmol/L）−$[Cl^-+HCO_3^-]$（mmol/L）

知识点

DKA 诊断的关键指标

1. 血酮 DKA 最关键的诊断标准为血酮。当血酮≥3mmol/L 或尿酮体阳性，即可诊断为酮症。

2. 阴离子间隙 DKA 是酮酸积聚导致阴离子间隙增加的代谢性酸中毒，若 >10mmol/L 表明存在阴离子间隙增加性酸中毒。

【问题1】 此时患者的诊断是什么？

根据诊断标准，此患者诊断为 DKA（重度）；慢性支气管炎急性发作、I 型呼吸功能衰竭；脑梗死后遗症期。

【问题2】 DKA 和 HHS 均为高血糖危象，怎样进行鉴别诊断（表 2-18-6）？

表 2-18-6 高血糖危象 DKA 与 HHS 的区别

区别	DKA	HHS
病史	T_1DM；未进行正规治疗；前驱疾病（数天）；感染；体重减轻	T_2DM；饮水障碍和/或老年患者；前驱疾病（数周）；胃肠外营养；药物治疗：β受体阻滞剂、苯妥英钠、利尿药、糖皮质激素类；腹膜透析/血液透析
症状及体征	多尿、多饮，恶心、呕吐、腹痛	多尿
诊断标准	显著特点：酮症酸中毒 pH<7.3；血清 HCO_3^-<18mmol/L；血糖 >13.9mmol/L；血酮≥3mmol/L 或尿酮阳性；进行性意识障碍	显著特点：高渗透压、高血糖 血糖 >33.3mmol/L；血浆渗透压 >320mmol/L；无酮症酸中毒；pH>7.3；血清 HCO_3^->18mmol/L；进行性意识障碍（抽搐）

注：T_1DM/T_2DM 为 1 型/2 型糖尿病。

DKA 与 HHS 这两种代谢紊乱的发病机制有许多相似之处。HHS 可能是由于血浆胰岛素分泌相对不足,虽然不能使胰岛素敏感组织有效利用葡萄糖,却足以抑制脂肪组织分解,不产生酮体,没有明显的代谢性酸中毒。但目前与此有关的研究证据尚不充分,发生 HHS 的部分患者可伴有酮症。

DKA 常呈急性发病,发病很快;而 HHS 发病缓慢,历经数日到数周。DKA 和 HHS 临床表现相似,HHS 失水更为严重,神经精神症状更为突出,还可表现为局灶神经症状(偏盲和偏瘫)及占位性表现(局灶性或广泛性)。

【问题 3】 诊断为重度 DKA,主要和首要的治疗方法是什么?

DKA 的治疗原则:尽快补液以恢复血容量、纠正失水状态,降低血糖,纠正电解质及酸碱平衡失调,同时积极寻找和消除诱因,防治并发症,降低病死率。主要治疗方法包括:补液、胰岛素、补钾、补碱及磷酸盐、抗感染(图 2-18-3)。

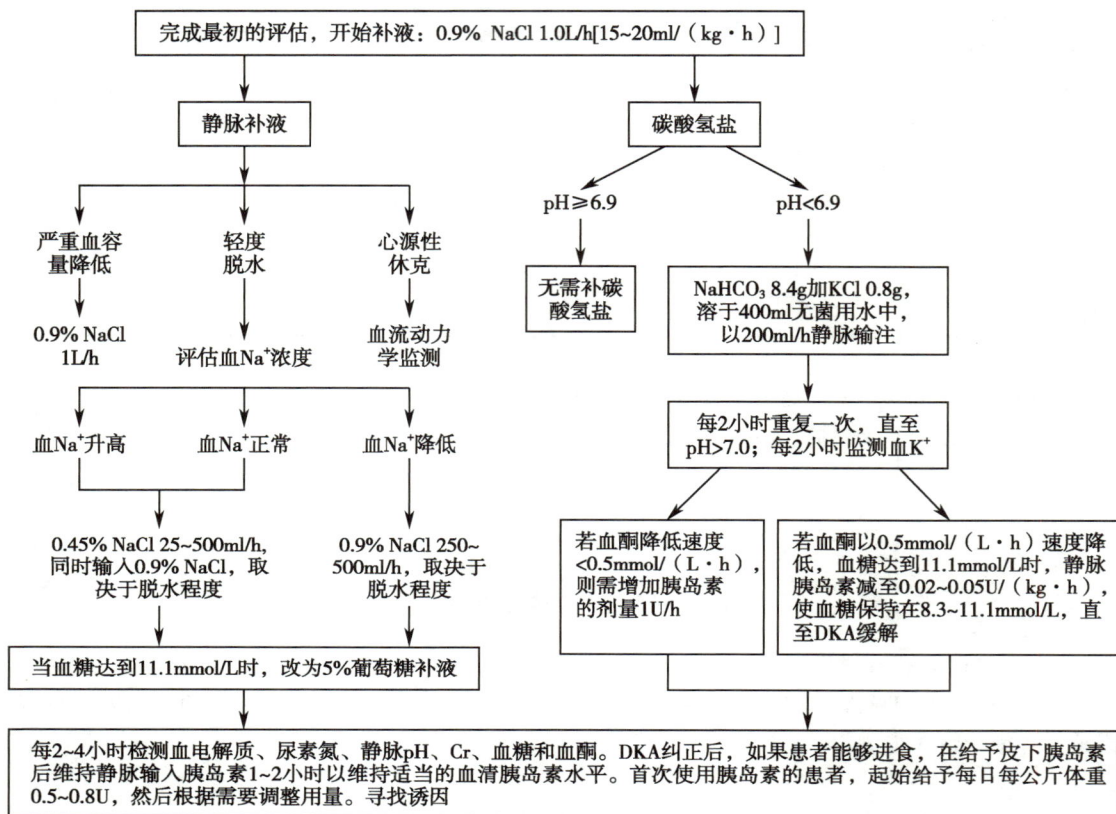

图 2-18-3　DKA 治疗流程图

(一)补液治疗

思路: DKA 伴有严重失水,严重 DKA 患者通过单纯补液治疗即可显著降低血糖,降低胰岛素拮抗激素水平及改善胰岛素抵抗,因此补充液体会给胰岛素治疗带来益处。充足的有效循环血量是保证脏器组织灌注的前提,同样,液体过负荷也是重症患者不良预后的独立危险因素。容量管理在 DKA 患者救治中同样具有非常重要的地位。

知识点

补液治疗

1. 严重脱水患者,需采用等渗液体迅速补充血浆及细胞外液容量。第 1 小时输入平衡盐溶液,速度为 15~20ml/(kg·h)(一般成人 1~1.5L)。随后补液速度取决于脱水的程度、电解质水平、尿量等。

2．当 DKA 患者的血糖≤11.1mmol/L 时，须补 5% 葡萄糖并继续胰岛素治疗，直到血酮、血糖均得到控制。

3．补液时，应该监测血浆渗透压，其下降速度应≤3mmol/(L·h)，目标值为 285～295mmol/L。

知识点

DKA 患者的容量管理

1．对于 DKA 患者，建议应用血流动力学监测指导补液治疗，以防止液体不足或过负荷。

2．不推荐人工胶体用于扩容治疗。

3．为防止高氯性酸中毒，可以应用平衡盐溶液进行补液治疗。

【问题 4】 此患者血 Na⁺133mmol/L，是否需要补充高渗盐水？

思路： DKA 患者由于高血糖造成高渗透压，血钠水平可以低于正常，此时应该计算校正后的血钠浓度。

知识点

DKA 患者血钠浓度

1．血钠的下降通常是由于高血糖造成高渗透压，使细胞内的水转移至细胞外稀释所致。如果高血糖患者血钠浓度增加则提示严重水丢失。血清乳糜微粒会干扰血糖、血钠的测定结果。

2．通过公式计算实际血钠水平。

校正的 $[Na^+]$＝测得的 $[Na^+]$(mmol/L)＋1.6×[血糖值(mg/dl)−100]/100。

3．如果校正后的血钠浓度正常或升高，则最初以 250～500ml/h 的速度补充 0.45% NaCl，同时输入 0.9% NaCl；如果纠正后的血钠浓度低于正常，仅输入 0.9% NaCl。

治疗： 此患者校正后的血 Na⁺ 139mmol/L，在正常范围之内，考虑为高渗透压状态下细胞内水转移至细胞外稀释所致，给予快速补充等渗生理盐水和林格液，同时监测血钠浓度变化。

（二）胰岛素治疗

DKA 缓解的标准包括血糖 <11.1mmol/L，血酮 <0.3mmol/L，血清 HCO_3^-≥15mmol/L，静脉血 pH>7.3，阴离子间隙≤12mmol/L。不可完全依靠监测尿酮值来确定 DKA 的缓解，因尿酮在缓解时仍可持续存在。最近的随机对照研究显示小剂量胰岛素疗法能够获得与大剂量胰岛素疗法相似的效果。小剂量胰岛素疗法：初始不给予负荷剂量，即不给予胰岛素静脉推注，而直接给予 0.14U/(kg·h)胰岛素(如 70kg 患者，10U/h)静脉输注。

知识点

DKA 患者的胰岛素治疗

1．持续静脉输注胰岛素 0.1U/(kg·h)，重度 DKA 患者则以 0.1U/kg 静注后以 0.1U/(kg·h)输注，若第 1 小时内血糖下降不到 10%，则以 0.14U/kg 静注后继续先前的速度输注。

2．床旁监测患者血糖及血酮，当 DKA 患者血酮值的降低速度 <0.5mmol/(L·h)，如果不能监测血酮，可以监测 HCO_3^- 上升的速度，如果 <3mmol/L，则需增加胰岛素的剂量 1U/h。

3．当 DKA 患者血浆葡萄糖达到 11.1mmol/L，可以减少胰岛素输入量至 0.02～0.05U/(kg·h)，此时静脉补液中应加入葡萄糖。此后需要调整胰岛素给药速度及葡萄糖浓度，以维持血糖值在 8.3～11.1mmol/L，血酮 <0.3mmol/L。

4. 治疗轻、中度的DKA患者时，可以采用皮下注射超短效胰岛素类似物或短效胰岛素的方法。

5. 当DKA缓解，患者可以进食时，应该开始常规皮下注射胰岛素方案。在停止静脉输入胰岛素前1~2小时进行胰岛素皮下注射。若患者无法进食，推荐持续静脉注射胰岛素及补液治疗。

治疗：此患者首先静脉注射胰岛素6U，随后6U/h持续静脉泵入，监测血糖及血气分析。

（三）补钾治疗

【问题5】　此患者血钾3.9mmol/L，在正常范围之内，还需要补充钾吗？

思路：DKA患者由于存在代谢性酸中毒，常发生轻至中度高钾血症，胰岛素的使用、酸中毒的纠正、补液扩容等治疗，均可使血钾浓度下降；如果存在低钾血症，更需要优先补充。高血糖危象患者的具体补钾措施见表2-18-7。

> **知识点**
>
> **DKA患者补钾治疗**
>
> 1. 补液治疗应和补钾治疗同时进行。
>
> 2. 为防止发生低钾血症，在血钾<5.2mmol/L并有足够尿量的前提下，应开始补钾，以保证血钾在正常水平。
>
> 3. 发现血钾<3.3mmol/L，应优先进行补钾治疗。
>
> 4. 在治疗过程中必须加强血钾浓度监测。

表2-18-7　DKA患者的补钾措施

血清钾/(mmol·L^{-1})	治疗措施
>5.2	无须额外补钾，1h内复查
4.0~5.2	静脉补液同时补钾0.8g/h
3.3~4.0	静脉补液同时补钾1.5g/h
<3.3	优先补钾

治疗：此患者血钾3.9mmol/L，静脉补钾1.5g/h。

（四）补碱治疗

严重的代谢性酸中毒将会伴随一系列严重的并发症，如心肌受损、脑血管扩张、昏迷及严重的胃肠道并发症，但是，DKA患者接受碳酸氢盐治疗对改善心脏和神经系统功能、降低血糖及缓解酮症酸中毒并无优势，相反会发生低钾血症、组织摄氧量减少和中枢神经系统酸中毒等一些不利的影响。

【问题6】　此患者存在严重的代谢性酸中毒，pH 7.018，是否应该立即给予补碱治疗？

思路：DKA患者在注射胰岛素治疗后会抑制脂肪分解，进而纠正酸中毒，因此，临床上若患者无特别严重的酸碱代谢紊乱、不伴有休克或严重高钾血症，则不需要补充碳酸氢盐治疗。

> **知识点**
>
> **DKA患者补碱治疗**
>
> 1. pH>7.0的患者无须进行碳酸氢盐治疗。
>
> 2. pH≤7.0的成年患者进行补碱治疗，方法为5% NaHCO$_3$ 150ml静脉滴注（至少2小时），直至pH>7.0。此后，血pH应该每2小时测定一次，以防过量，直到pH维持在7.0以上。
>
> 3. 注意补碱的同时补钾，以防止纠酸后出现严重的低钾血症。

治疗：此患者血 pH 7.018，未予补碱治疗。

（五）磷酸盐治疗

【问题7】 此患者存在血磷 1.27mmol/L，是否应该给予补充磷酸盐治疗？

思路：大多数 DKA 患者无磷酸盐治疗的指征，而且过量补充磷酸盐可引起严重的低钙血症。

知识点

磷酸盐治疗

为避免与低磷有关的心肌、骨骼肌麻痹及呼吸抑制，对心力衰竭、贫血、呼吸抑制以及血浆磷酸盐浓度 <0.3mmol/L 者可以适当补充磷酸盐。如需要，可以将磷酸钾 4.2~6.4g 加入输液中。在磷酸盐治疗过程中须监测血钙。

治疗：此患者血磷 1.27mmol/L，未予补充磷酸盐。

（六）抗感染治疗

【问题8】 此患者咳嗽、咳少量黄白痰 3 天，发热 1 天，加重伴心慌、进行性呼吸困难 4 小时，曾自行口服"阿莫西林"无效，应该如何调整抗生素？

思路：感染是 DKA 的主要诱因，积极控制感染是治疗 DKA 的关键。此患者已经应用"阿莫西林"3 天，未见好转，因为考虑是社区获得性感染，不能除外衣原体和支原体感染。

治疗：加用"阿奇霉素"。

入 ICU 治疗 4 小时后的情况

患者仍然心率快，呼吸快而深大，尿量 20ml/h 左右，腹部不适症状似乎有所加重。

体格检查：体温 38.2℃，脉搏 121 次/min，呼吸 26 次/min，血压 113/58mmHg，SpO$_2$ 96% 左右（FiO$_2$ 40%，CPAP 5cmH$_2$O+PEEP 5cmH$_2$O），神清，淡漠，精神欠佳，呼吸深大，皮肤弹性可。咽充血，扁桃体Ⅱ度肿大，两肺呼吸音粗，未闻及干、湿性啰音。腹部平坦，Murphy 征（±），无反跳痛及肌紧张，肠鸣音弱。

复查相关检查结果如下：

血糖 23.55mmol/L。

血常规：WBC 13.7×10^9/L，Hb 106g/L，PLT 117×10^9/L，中性粒细胞百分比 88%。

尿常规：酮体（+++），潜血（++），葡萄糖（++++），比重 1.015。

血气分析：pH 7.102，PaO$_2$ 89.1mmHg，PaCO$_2$ 22.1mmHg，HCO$_3^-$ 6.4mmol/L，BE −20mmol/L。

电解质：Na$^+$ 138mmol/L，K$^+$ 3.80mmol/L，阴离子间隙 24mmol/L。

肾功能：Scr 112μmol/L，BUN 4.0mmol/L。

【问题】 经过 4 小时，患者病情没有明显好转，为什么？应如何处理？

思路1：此患者的诊治是按照《中国高血糖危象诊断与治疗指南》进行的，如果有效，血糖应该以每小时 2.8~4.2mmol/L 速度下降，HCO$_3^-$ 应该至少以每小时 3mmol/L 速度上升，但患者病情不见明显好转，应该积极寻找治疗反应差的原因。

思路2：心率较前增快，仍然尿少，代谢性酸中毒纠正不理想，是补液不充分还是容量过负荷？

患者 74 岁，容易发生心肺功能失代偿，床旁血流动力学监测可以指导治疗，可以应用容量负荷试验、被动抬腿试验等评价患者的容量反应性。

此患者 CVP 5mmHg，超声提示下腔静脉变异率 60%，心脏收缩功能较好，双肺为 A 线，以上这些提示患者目前不存在容量过负荷，具有容量反应性，可以继续补液，但应该连续监测血流动力学，防止容量过负荷。

思路3：患者病情没有改善，心肺功能好，提示导致 DKA 的病因在进展或被忽视。此患者呼吸道感染的症状、体征没有明显变化；既往有胆囊结石病史，此次有腹胀不适表现，要警惕急性胰腺炎和/或急性胆囊炎的发生。立即检查血、尿淀粉酶，并行腹部 CT 检查。血淀粉酶 86U/L；尿淀粉酶 67U/L。腹部 CT 示胆囊结石，胆囊壁增厚，符合急性胆囊炎表现。

DKA 腹痛患者的鉴别诊断

1. 腹痛是 DKA 的常见症状,可能与代谢性酸中毒有关,常被认为是急腹症。DKA 引起的腹痛症状较重,体征轻,没有固定的压痛点;21%~79% 的 DKA 患者血淀粉酶水平升高,但影像学没有胰腺炎表现;经过积极治疗 3~6 小时,随着病情好转,腹痛大多会缓解。

2. 以腹痛为首要表现的患者,要警惕 DKA 的可能,尤其是未曾诊断为糖尿病的患者。

3. 同样,DKA 伴有腹痛的患者,要警惕急腹症的可能。

4. 要完善相关实验室检查,密切观察病情变化,避免误诊误治。

思路 4: 以上证据提示有"急性胆囊炎"的可能。

治疗: 给予更换抗生素,哌拉西林 / 他唑巴坦;同时继续补液、应用胰岛素、补钾等治疗。

入 ICU 治疗 24 小时后的情况

经过 24 小时治疗,患者腹痛缓解,已经停呼吸机辅助呼吸,病情基本平稳。

体格检查:体温 38.0℃,脉搏 102 次 /min,呼吸 20 次 /min,血压 114/69mmHg,神清,精神欠佳,皮肤弹性可。咽充血,扁桃体Ⅱ度肿大,两肺呼吸音清,未闻及干细湿性啰音。腹部平坦,Murphy 征(±),无反跳痛及肌紧张,肠鸣音弱。

复查相关检查,结果如下:

血糖 10.8mmol/L。

血常规:WBC $15.88×10^9$/L, Hb 94g/L, PLT $119×10^9$/L, 中性粒细胞百分比 91%。

尿常规:酮体(+),潜血(+),葡萄糖(++),比重 1.015。

血气分析:pH 7.377, PaO_2 94.9mmHg, $PaCO_2$ 26.4mmHg, HCO_3^- 15.2mmol/L, BE −9.0mmol/L, FiO_2 30%。

电解质:Na^+ 133mmol/L, K^+ 3.30mmol/L, 阴离子间隙 9.48mmol/L。

肾功能:Scr 92μmol/L, BUN 3.8mmol/L。

【问题 1】 经过 24 小时治疗,患者病情基本平稳,此时应该关注的问题是什么?

思路: 患者在大量补液、应用胰岛素之后,有可能会发生液体过负荷、低血糖和低钾血症等,应该给予关注。

DKA 患者缓解后应关注的问题

1. 随着大量液体的补充,高血糖、代谢性酸中毒纠正,患者脱水现象纠正,并且第三间隙液体也大量回吸收,可能会导致容量过负荷,尤其是心肺功能不全的患者,建议应用血流动力学监测手段进行评价,及时调整治疗方案。

2. 在输注胰岛素过程中最常见的并发症为低血糖。当 DKA 患者血浆葡萄糖达到 11.1mmol/L 时,可以减少胰岛素输入量,静脉补液中应加入葡萄糖,监测血糖,以维持血糖值 8.3~11.1mmol/L。

3. 低血钾是 DKA 治疗过程中常见的电解质紊乱。

DKA 患者病情缓解后胰岛素的应用

1. DKA 患者在高血糖危象缓解前须持续静脉注射胰岛素,缓解标准包括血糖 <11.1mmol/L,血酮

<0.3mmol/L，血清 HCO_3^->15mmol/L，血 pH>7.3，阴离子间隙≤12mmol/L。

2．缓解后可过渡至常规皮下注射胰岛素。为避免高血糖及酮症酸中毒的复发，在开始皮下注射后仍需静脉维持输注胰岛素 1～2 小时。若患者未进食，继续静脉输注胰岛素及补液治疗。

3．既往已经诊断糖尿病并且应用胰岛素治疗的患者，按照发生 DKA 前的胰岛素剂量继续治疗。

4．对于胰岛素初治患者，起始给予胰岛素 0.5～0.8U/(kg·d)，2～3 次 /d。

【问题2】　对于糖尿病患者，怎样预防 DKA 的发生?

DKA 是可以预防的，糖尿病患者在病情突然加重时，要做到早期发现和及时处理，具体措施如下。

1．及时就诊，不要延误。

2．强调胰岛素应用的重要性，未与医务人员沟通前不要停止胰岛素治疗。

3．评估血糖控制目标，合理使用短效或速效胰岛素。

4．在流感季节，建议成人糖尿病患者（18～65 岁）注射流感疫苗。

5．应用药物治疗发热或感染。

6．有恶心呕吐者，可以进食时，选择易消化的包含碳水化合物和盐的食物。

7．家庭成员的日常护理教育及记录，包括评估及记录体温、血糖、尿酮、血酮、胰岛素用药，口服药及体重，及早预防老年人脱水。

（胡振杰）

参 考 文 献

[1] 中华医学会糖尿病学分会. 中国高血糖危象诊断与治疗指南. 中国糖尿病杂志，2013，5(8)：449-461.

[2] KiTABCHI AE，UMPIERREZ GE，MILES JM，et al. Hyperglycemic crises in adult patients with diabetes. Diabetes Care，2009，32：1335-1343.

[3] 葛均波，徐永健，王辰. 内科学. 9 版. 北京：人民卫生出版社，2014.

[4] UMPIERREZ G，FREIRE AX. Abdominal pain in patients with hyperglycemic crises. J Crit Care，2002，17(1)：63-67.

[5] SAVAGE MW，DHATARIYA KK，KILVERT A，et al. Joint British Diabetes Societies guideline for the management of diabetic ketoacidosis. Diabet Med，2011，28(5)：508-515.

[6] PEREL P，ROBERTS I，KER K. Colloids versus crystalloids for fluid resuscitation in critically ill patients. Cochrane Database Syst Rev，2013，2(4)：CD000567.

[7] BOYD JH，FORBES J，NAKADA TA，et al. Fluid resuscitation in septic shock：A positive fluid balance and elevated central venous pressure are associated with increased mortality. Crit Care Med，2011，39(2)：259-265.

[8] KITABCHI AE，MURPHY MB，SPENCER J，et al. Is a priming dose of insulin necessary in a low-dose insulin protocol for the treatment of diabetic ketoacidosis? Diabetes Care，2008，31(11)：2081-2085.

[9] SHEIKH-ALI M，KARON BS，BASU A，et al. Can serum β-hydroxybutyrate be used to diagnose diabetic ketoacidosis? Diabetes Care，2008，31(4)：643-647.

[10] LAU D，EURICH DT，MAJUMDAR SR，et al. Working-age adults with diabetes experience greater susceptIBity to seasonal influenza：A population-based cohort study. Diabetologia，2014，57(4)：690-698.

第十九章　中毒与药物过量

中毒（poisoning）是指有毒化学物质进入人体，达到一定剂量后作用在效应部位，造成脏器损害的全身性疾病。可引起中毒的化学物质称为毒物（poison）。根据其来源和用途不同可将毒物分为：①工业性毒物；②药物；③农药；④有毒动植物；⑤军事性毒物。临床上根据患者接触毒物的时间与剂量分为急性中毒和慢性中毒。急性中毒（acute poisoning）是指短时间内接触并吸收大量毒物所致，患者起病急骤，临床上具有典型的症状，病情变化迅速且危重，不及时治疗可危及生命。急性中毒多由于误食、意外接触毒物、用药过量、自杀或被投毒等生活原因造成。慢性中毒则是长时间接触，小量反复吸收毒物的结果，起病缓慢，病程较长，缺乏特征性临床表现，也缺乏特异性诊断指标。慢性中毒多因为长期接触（包括保管、使用、运输等）有毒原料、辅料、中间产物、成品等所致，所以慢性中毒多归属于职业病的范畴。

本章将以我国临床常见的"急性有机磷杀虫剂中毒"为例，引导学习关于中毒与药物过量的临床思维和处理过程。

病例摘要

患者男，35岁，农民。患者无明显原因于1天前被家人发现呼叫不应，当时口周可见有较多的白色泡沫样物溢出，有抽搐及大小便失禁。立即送往当地医院，以"意识不清10小时"就诊。患者既往体健，无急慢性传染病史，无手术及外伤史。追问病史，近日来为果树喷洒农药，每日工作10小时左右。回家后洗手，未更换衣物。发病当日，患者工作完毕回家休息中，家人发现呼之不应，随即送当地医院。

入院查体：体温35.8℃，脉搏62次/min，呼吸12次/min，血压100/60mmHg。全身皮肤湿冷，全身大汗，以额头及腋下明显。皮肤黏膜无黄染，无出血点。双侧瞳孔等大，直径1mm，无对光反射。面颊部肌肉抽动，颈部无抵抗。呼出气有明显的农药味，两肺可闻及较多的湿啰音。心率62次/min，心音低钝。腹软，肠鸣音活跃。四肢肌张力不高，可见间断性肌肉抽动（肌束震颤），双侧膝腱反射稍活跃，双侧巴氏征（±）。

【问题】　患者目前可能的诊断是什么？如何确诊？

根据患者现病史和最近的生活情况以及查体所见，高度怀疑急性有机磷杀虫剂中毒。

思路1：青年男性，在喷洒有机磷杀虫剂后急性发病，既往体健，也无其他疾病线索（特别是中枢神经系统疾病）。故在形成诊断思维中，急性中毒应作为最先考虑的问题。

思路2：患者的临床表现具有典型的急性有机磷杀虫剂中毒所具备的M受体症状、N受体症状及中枢神经系统症状，故应重点考虑有机磷杀虫剂中毒。

知识点

急性有机磷杀虫剂中毒的临床特征

有机磷杀虫剂是一类强烈的胆碱酯酶抑制剂，进入机体内的有机磷化合物可以与胆碱酯酶结合，使其失去分解乙酰胆碱的能力，造成神经末梢的乙酰胆碱积聚，引起神经功能紊乱。

急性有机磷杀虫剂中毒，临床上的典型表现包括三个方面。

1. 毒蕈碱（M）样症状　为副交感神经末梢兴奋所致。表现为平滑肌痉挛和腺体分泌增加，如多汗、恶心呕吐、腹痛腹泻、流涎、流涕、尿频、大小便失禁、心率慢、瞳孔小、气促、肺水肿等。

2.烟碱（N）样症状　乙酰胆碱在神经肌肉接头处过多积蓄和刺激，使面、眼、舌、四肢等全身横纹肌持续兴奋，表现出肌纤维颤动，甚至肌肉强直痉挛，继而出现肌力减退或瘫痪、呼吸肌麻痹引起周围性呼吸衰竭。

3.中枢神经系统症状　乙酰胆碱在神经系统堆积，可产生头晕头痛、疲乏、共济失调、谵妄、抽搐、昏迷等。严重者呼吸、循环中枢抑制而死亡。

思路3：通过查全血胆碱酯酶活力确诊急性有机磷杀虫剂中毒。

知识点

全血胆碱酯酶活力对急性有机磷杀虫剂中毒有确诊意义

乙酰胆碱酯酶（acetylcholinesterase，AChE）一般常简称为胆碱酯酶，主要存在于胆碱能神经末梢突触间隙，为选择性水解乙酰胆碱的必需酶。有机磷杀虫剂在体内的主要毒理作用是抑制神经系统胆碱酯酶活性，使乙酰胆碱大量堆积，作用于效应细胞的胆碱能受体，产生相应的临床表现。

全血 AChE 活力下降是急性有机磷杀虫剂中毒的确诊指标，依据其下降程度可协助判断患者中毒的严重程度，也可作为调节抗胆碱治疗药物（如阿托品）用量调节的参考指标。

1.轻度中毒　全血胆碱酯酶活力下降到正常值的50%~70%。同时具有头晕头痛、恶心呕吐、出汗、胸闷、视力模糊、瞳孔缩小等临床表现（M 样症状）。

2.中度中毒　全血胆碱酯酶活力下降到正常值的30%~50%。除上述 M 样症状更加明显外，尚有肌束震颤、步态蹒跚、神志模糊等临床症状。

3.重度中毒　全血胆碱酯酶活力下降到正常值的30%以下。在中度中毒症状基础上，出现昏迷、肺水肿、呼吸衰竭等。

胆碱酯酶的正常值（全血标本测定）：

比色法：130~310U/L。

酶法：儿童和成人男性、女性（40岁以上）5 410~32 000U/L。

女性（16~39岁）4 300~11 500U/L。

当地医院以"急性有机磷杀虫剂中毒"收住急诊。

急查 AChE 为0，头颅 CT 无异常。

立即给予0.9% 生理盐水洗胃，共7L；静脉给予阿托品，10mg/15min，静脉注射；1 小时后达到阿托品化，2 小时后改为5mg/30min，静脉注射；氯解磷定1g，肌内注射；同时给予补液支持及奥美拉唑等治疗。

【问题1】　该患者系喷洒农药所致的中毒，非口服中毒，为什么要洗胃？

有机磷杀虫剂在体内代谢的过程存在显著的肠肝循环现象。所以，无论其中毒的途径是经胃肠，还是经皮肤吸收、经呼吸道吸入，均应进行洗胃。该患者因喷洒农药而中毒，其中毒的途径可能包括皮肤吸收和呼吸吸入两种。

知识点

有机磷杀虫剂中毒的肠肝循环现象

肠肝循环（enterohepatic cycle）指经胆汁或部分经胆汁排入肠道的药（毒）物，在肠道中又重新被吸收，经门静脉进入血液又返回肝脏的现象（图 2-19-1）。

胆固醇

结合胆汁酸

（合成0.4~0.6g/d
代谢池3~5g）

（肝脏）

（门静脉）

（95%）

（被动吸收）

排泄
（0.4~0.6g/d）

（主动吸收）

（小肠）

水解
脱羟
（肠菌）

（大肠）

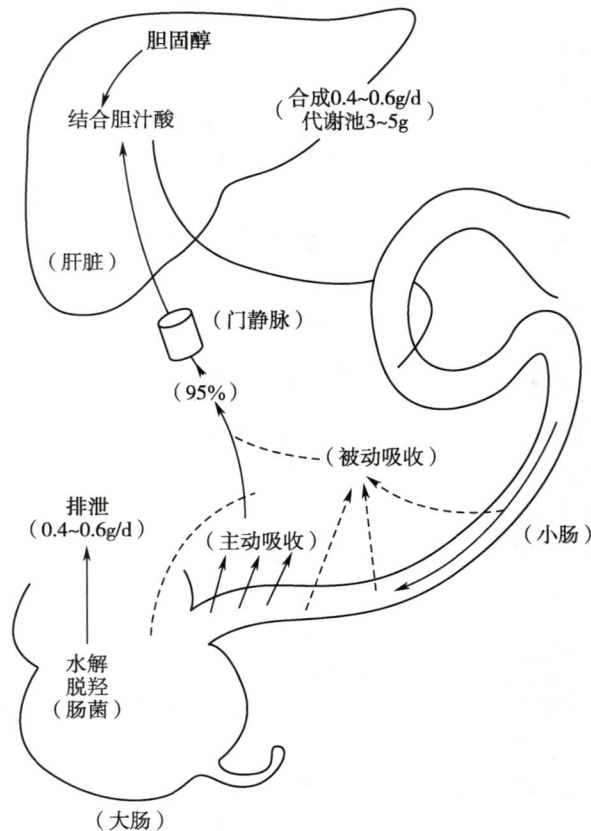

图 2-19-1 肠肝循环

当有机磷杀虫剂吸收进入体内引起中毒的同时，这些毒物经过肝脏的水解、还原、结合等化学反应，经血液及胆汁排泌到达胃、肠道，可在经胃肠道吸收入血。故无论中毒物以何种途径进入体内，均要进行反复洗胃。临床上，还有不少毒物具有"肝肠循环"特别代谢途径，特别是经肝代谢，经胆道排泄的毒 / 药物，均要关注该问题。

【问题 2】 阿托品如何使用？疗效的判断标准是什么？

阿托品是最常用的抗胆碱药，用于急性有机磷杀虫剂中毒可迅速解除 M 受体样症状。其首次用量和重复用量根据病情轻重及用药后的效应而定。一般首次用量轻度中毒 1~4mg，中度 5~10mg，重度 10~20mg，同时联用胆碱酯酶复能剂。以后根据病情，分别重复多次给予 0.5~1.0mg（轻度）、1.0~2.0mg（中度）、2.0~3.0mg（重度），直至 M 样症状消失。治疗时应使患者尽快达到"阿托品化"并维持 1~3 天。根据阿托品的清除半衰期，该药重复用药的间隔时间至少在 15 分钟以上。

知识点

阿托品化指征（轻度阿托品药物反应）：

1. 体温略升高，37.3~37.5℃。

2. 颜面潮红、口干、皮肤干燥。

3. 心率 100 次 /min 左右。

4. 轻微躁动。

5. 瞳孔扩大。

6. 肺啰音消失。

治疗 8 小时后，患者曾一度出现烦躁，无呕吐，未见抽搐。由于查体发现双肺可闻及少量湿性啰音，腋下皮肤潮湿，医生当时考虑为阿托品化不充分，故加大阿托品用量，以 5mg/20min 给药，同时给予 20% 甘露醇 125ml，快速静脉滴注。

治疗 12 小时后，烦躁加剧，极度躁动，语言劝说无效。患者突然呼吸停止，颜面口唇发绀，口周有较多泡沫样物溢出，双肺湿性啰音明显增加，心电监护显示心率迅速下降至 20～30 次/min，血压为 0/0mmHg。在场医护人员立即给予心肺复苏（徒手及药物复苏）、气管插管、机械通气、多巴胺升压等处理。20 分钟后心律转复，紧急转入 ICU。

【问题 1】 什么原因造成该患者突然呼吸停止？为什么？

根据以上临床情况的描述，临床判断为阿托品过量。

思路 1：患者呼吸停止前的临床状况如下。①已经按急性有机磷杀虫剂中毒治疗 12 小时，当地医院在入院时查 AChE 0U/L；②阿托品以 5mg 剂量，每 15 分钟一次，治疗 2 小时已经达到"阿托品化"；③治疗 8 小时曾有烦躁，因肺部再次出现湿啰音，腋下皮肤潮湿，加大了阿托品用量；④治疗 12 小时烦躁加剧，极度躁动，突然患者呼吸停止，当时口周有较多泡沫样物溢出，听诊两肺湿性啰音明显增加。

知识点

阿托品的过量与不足主要依据"阿托品化"的标准，结合阿托品的药理特点，通过对临床征象的观察进行判断（表 2-19-1）。

表 2-19-1　阿托品过量与不足的鉴别要点

鉴别点	阿托品化	阿托品不足	阿托品过量
神志	轻微烦躁，答问尚切题	各种静默型意识障碍	各种静默型意识障碍，或极度躁动、呼吸骤停
皮肤	皮温稍高；潮红，干燥	湿冷（腋窝、前胸等更明显），明显出汗	皮温高；皮肤干燥或多汗（腋窝、前胸等更明显）
分泌物	流涎消失，呕吐、腹泻消失	流涎，口吐白沫，呕吐，腹泻	流涎，口吐白沫，呕吐，腹泻
肺部听诊	湿性啰音消失	湿性啰音满布	湿性啰音消失后重新出现
瞳孔	扩大至 3～6mm	缩小至 1～2mm	缩小或扩大 1～6mm
心率	≥100 次/min	<100 次/min	≥100 次/min 或 <100 次/min
肌束震颤	轻微或消失	震颤明显	震颤有或无，但肌力无减弱
临床鉴别		增加阿托品剂量，出现"阿托品化"	减少阿托品剂量，出现"阿托品化"

思路 2：需要与中间综合征相鉴别

鉴别要点：①该患者呼吸突然停止发生在发病 12 小时，不符合中间综合征发生的时间特点；②呼吸停止前，增加阿托品用量后 M 样症状进一步加剧，应着重考虑阿托品使用是否恰当；③患者极度躁动，无肌肉无力（包括四肢、眼睛、颈部等）征象。

知识点

中间综合征

中间型综合征（intermediate syndrome，IMS）指急性有机磷杀虫剂中毒所引起的一组以肌无力为突出表现的综合征。常发生于重度中毒后的 48～96 小时，急性有机磷中毒症状缓解后和迟发性神经病发病前，称为中间综合征。以第Ⅲ～Ⅶ和Ⅹ对脑神经支配的面部肌肉、颈部肌肉、肢体近端肌肉无力和呼吸肌麻痹为特征。主要表现为睁眼无力、眼球活动受限、吞咽困难、声音嘶哑、复视、抬头困难、胸闷气短、呼吸困难、肢体近端肌肉无力，严重者呼吸肌麻痹而死亡。

目前认为其发病机制与胆碱酯酶受到长时间抑制，使蓄积在突触间隙内的大量乙酰胆碱持续作用于突触后膜上的 N_2 受体使其失敏，导致神经、肌肉接头处传递障碍而出现骨骼肌麻痹。也有人认为，IMS 的发生可能与复能剂应用不足有关。

IMS 通常为自限性疾病，一般持续 2～20 天，个别可长达 1 个月。

迅速建立有效的人工呼吸是抢救的关键。同时可采用突击量氯解磷定治疗，直接对抗胆碱酯酶抑制剂引起的神经肌肉传导阻滞。

【问题 2】 急性有机磷杀虫剂中毒患者治疗中发生呼吸停止，如何准确判断其发生原因？

由于有机磷杀虫剂在体内特殊的代谢特点，急性有机磷杀虫剂中毒，特别是重度中毒危重患者在救治过程中存在较高的死亡概率，其原因包括中毒直接所致，阿托品使用不当及中间综合征。这三种情况均可能导致急性有机磷杀虫剂中毒患者发生呼吸骤停，但在临床上，通过对其发生的时间、发生时的症状特征以及发生当时阿托品的使用（特别是用量调节）情况等仔细分析，比较容易发现它们之间存在明显区别，从临床上可以区分认识（表 2-19-2）。中毒直接所致多发生在中毒早期，中毒症状严重，没有达到阿托品化。随着治疗的进行，务必要关注阿托品使用是否恰当及中间综合征的问题。

表 2-19-2 急性有机磷杀虫剂中毒治疗中"反跳"与 IMS 及阿托品过量的比较

项目	阿托品减量过早 （反跳）	中间型综合征 （外周肌无力）	阿托品过量 （逆反效应）
发病时间	中毒后 2～3 日	中毒后 2～7 日	中毒后 1～2 日
症状特征	M 样症状治疗后重现； 无神经麻痹现象； 再次发生意识不清	M 样症状消失后出现肌无力或麻痹； 呼吸困难，甚至停止； 神志淡漠，无烦躁与躁动	大剂量阿托品使用后迟迟难以达到"阿托品化"； 增加阿托品剂量 M 样症状及意识障碍加剧
使用阿托品	增加阿托品剂量有效	无效或疗效不定	减少阿托品用量，"阿托品化"征象再现
恢复期	1～6 日	2～30 日	数小时
发生原因	有机磷杀虫剂继续吸收； 阿托品及复能剂停用过早或减量过快	中毒后未及时应用复能剂或用量小； 大剂量阿托品的使用	阿托品使用过量

入住 ICU 后的检查

1. 查体 体温 38.5℃，呼吸 15 次 /min，脉搏 118 次 /min，血压 110/60mmHg。患者无自主呼吸，深昏迷状态，球结膜水肿，双瞳孔等大等圆，直径 4mm，光反射弱。腋下及前胸皮肤潮湿，听诊两肺有较多的湿啰音，心音正常，腹部稍胀，四肢肌张力增高，腱反射活跃，双侧巴氏征(+)。

2. 实验室检查

肝功能：AChE 0U/L，AST 56.4U/L，ALT 49.6U/L，TB 7.79μmol/L，ALB 28.62g/L。

肾功能：BUN 3.69mmol/L，Scr 43.26μmol/L，葡萄糖（Glu）11.5mmol/L；K^+ 3.0mmol/L，Na^+ 121mmol/L，Cl^- 88mmol/L。

血气分析：pH 7.26，PCO_2 30.1mmHg，PO_2 135mmHg，BE −4mmol/L，SBE −5mmol/L，Lac 5.8mmol/L。

血常规：Hb 125g/L，WBC $12.3×10^9$/L，中性粒细胞 $9.84×10^9$/L，PLT $98×10^9$/L。

心肌酶：LDH 799U/L，羟丁酸脱氢酶 478.2U/L，CK 190U/L，三硝基甲苯（TNT-hs）0.074ng/ml。

凝血功能：PT 12 秒，APTT 40.9 秒，TT 16 秒，FIB 2.0g/L，D- 二聚体 5.89mg/L。

3. 液体出入量 患者治疗 12 小时的液入量共计 4 200ml，尿量 1 300ml。

【问题 1】 针对该患者，ICU 应该从哪些方面进行处理？

思路 1：该患者为重度急性有机磷杀虫剂中毒，应遵循中毒处理原则进行相关处理。

思路2：患者心肺复苏后入住ICU，先应使用冰帽给予脑保护，并使用脱水剂。

思路3：根据患者血常规、血气结果，结合目前的血乳酸升高，血糖水平升高，血钠降低，以及液体明显正平衡，判断该患者存在循环功能障碍，应加强循环功能支持，积极液体复苏，以维护循环功能。

知识点

急性中毒的临床处理原则

急性中毒救治的四项基本原则：

1. 立即终止接触毒物。
2. 清除进入体内已被或尚未被吸收的毒物。
3. 使用特效解毒药。
4. 对症支持治疗。

【问题2】　在ICU能够采取什么措施以有效清除毒物？

依据中毒治疗的原则，清除毒物包括清除进入体内已被吸收和尚未被吸收的毒物。其中进入体内尚未被吸收的毒物主要清理措施包括：清洗皮肤、毛发、洗胃以及灌肠等。而清除已吸收的毒物最有效的措施则是迅速进行血液净化。

知识点

急性中毒毒物清理的方法与原则

急性中毒患者的毒物清理方法包括以下两大方面：

1. 进入体内未被吸收的毒物的清理　主要指存在于消化道、皮肤、黏膜、毛发上，没有进入血液的毒物，其中包括肝肠循环重新进入消化道的毒物。清除的方法包括催吐、洗胃、导泻、灌肠、清洗皮肤与毛发、更换衣物和被单等。由于有机磷杀虫剂治疗中使用大量的阿托品，导泻的效果往往不佳，催吐效果不确切，该方法仅用于没有洗胃设备的现场救治中。有意识障碍的患者更不宜进行催吐，避免造成误吸。

2. 进入体内已被吸收的毒物的清理　指已经吸收入血液的毒物。这部分毒物除了加快输液从尿液排出外，有条件时应尽早采用血液净化（尤其是血液灌流）的方式进行清除。

入ICU后进行的治疗

1. **监测**　生命体征；脏器功能与内环境状况监测；评估危重程度；根据需要进一步获取必需数据（如有创血流动力学）；查AChE；监测PCT。

2. **生命支持**　循环功能评估与支持；冰帽头部降温及使用脱水剂；抑制炎症因子；血糖控制；预防应激性溃疡；预防性使用抗生素；预防VAP。

3. **洗胃**　立即洗胃一次，以后每日洗胃1～2次，直到AChE恢复50%以上。

4. **血液净化**　以血液灌流为基础，结合患者的脏器功能情况（包括肝功能、肾功能及血流动力学等）实施杂合式血液净化治疗（CRRT+血浆治疗）。

5. **解毒药使用**　阿托品暂时不用，完成第一次灌流后根据患者阿托品化程度决定给药量及间隔；氯解磷定1g，肌内注射，每6～8小时一次。

【问题1】　有机磷杀虫剂中毒洗胃需要特别关注什么？

由于有机磷杀虫剂存在胃-血-胃及肝肠循环，在消化道黏膜皱襞有残留，应反复彻底洗胃。洗胃宜用粗胃管反复洗胃，持续引流。每次应洗至洗胃液清澈、无味为止，总液量一般需要5～10L，洗胃液的种类以生理浓度的盐水为宜。直至病情好转，全血胆碱酯酶基本恢复正常值的2/3以上，方可拔除胃管，停止洗胃。

【问题2】 对于严重意识障碍(昏迷)的患者,原则上属于洗胃禁忌证,应如何处理?

对于急性中毒患者来说,无论其毒物的性质如何,有意识障碍者一定属于重症。按照中毒救治的原则,去除没有被吸收的毒物则是首要原则(其他毒物则需考虑中毒的时间等因素),必须洗胃!为保证患者的安全,需要在建立安全人工气道(气管插管,且确定好气囊压力)的前提下进行洗胃,特别要注意在洗胃时将患者放置于左侧卧位。

【问题3】 急性有机磷杀虫剂中毒的治疗中,复能剂该如何使用?

目前复能剂的使用方法尚未得到完全统一。以氯解磷定为例,其主要原则:①早期、足量接受氯解磷定治疗均有效,且越早疗效越好,一般认为应该在12小时内应用;②肌内注射或静脉给药均可,但静脉注射速度不超过500mg/min;③对消化道摄入患者要持续用药;④日总量不超过12g。

给药方法主要有以下两种。①短期间断给药:先给一个冲击剂量1～2g肌内注射或静脉注射,随后根据临床症状反复给予此剂量2～3次,直到N样症状消失(如肌颤、呼吸肌麻痹消失或改善),一般使用1～3天;②持续给药:首剂给予30mg/kg负荷剂量,随后以≥8mg/(kg·h)持续静脉滴注,直至N样症状消失,一般使用2～3天。

用药终点:AChE恢复至正常50%～60%,并维持48小时。

> **知识点**
>
> **复能剂的作用**
>
> 针对急性有机磷杀虫剂中毒的解毒治疗,目前国内外已形成了以复能剂和抗胆碱能药联合治疗的方案。两种药物联合使用具有协同作用,可以使较小剂量即可达到较大剂量阿托品的对抗疗效,增强阻止神经突触过度兴奋作用。临床常用的复能剂分为单肟类和双肟类,前者包括氯解磷定、解磷定等,后者包括双复磷、双解磷等。
>
> 复能剂除了重活化磷酰化乙酰胆碱酯酶外,还有针对有机磷杀虫剂中毒的直接药理作用。
>
> 1. 对胆碱能神经系统的直接作用,改变中枢神经递质的释放。
> 2. 弱抗胆碱作用,可解除M样症状。
> 3. 参与有机磷酸酯类化合物的水解(拟酯酶活性),具有直接抗惊厥和兴奋呼吸的作用。
> 4. 大剂量复能剂可造成呼吸肌神经肌肉接头传导阻滞,可能抑制呼吸。

【问题4】 为什么血液灌流可以清除血液中的有机磷杀虫剂?

作为血液净化的方法之一,血液灌流(hemoperfusion,HP)在临床上最常用于治疗急性中毒。血液灌流技术是利用吸附原理,将流经灌流器血液中的脂溶性、与血浆蛋白结合率高的中/大分子物质通过活性炭颗粒或树脂颗粒,以吸附的方法进行清除,达到血液净化的治疗效果。有机磷杀虫剂属脂溶性物质,只能通过吸附的方法清除。

常用的肾脏替代治疗原理及方式(视频)

> **知识点**
>
> **血液净化与血液灌流**
>
> 1. 血液净化　把患者的血液引出身体外并通过一种净化装置,除去体内的代谢产物或某些致病因子,使血液成分得到净化,达到替代器官功能,清除致病物质以治疗疾病的目的。临床常用的血液净化方式包括:血液透析、血液滤过、血液灌流、血浆置换、免疫吸附等。
>
> 2. 血液灌流　是将患者血液从体内引出,通过灌流器中吸附剂将血液中的毒物、药物、代谢产物,以及某些外源性或内源性毒素等以范德华力的原理吸附清除,并将净化了的血液输回体内的一种治疗方法。目前主要用于抢救药物过量及毒物中毒。原则是只要有血液净化的指征就应尽早进行,治疗越早,效果越好。同时还要依据患者的病理生理状况以及毒物的代谢特点,决定是否需要增加或联合其他血液净化方式,以完成患者所需的血液净化治疗。

【问题5】 是否所有中毒患者都需要进行血液净化？本例患者为什么要进行血液灌流治疗？

对于轻症中毒患者，根据所涉及的毒物性质以及患者接触毒物的量，若经过洗胃、输液等处理能保证患者没有生命危险的情况下，可以不进行血液净化。

本例患者需要进行血液净化的原因：①患者为急性有机磷杀虫剂中毒，毒物在体内存在肝肠循环现象；②患者为重度中毒并伴有全身危重状态：入 ICU 查 AChE 仍为 0；在入 ICU 前发生心跳、呼吸停止；且患者处于昏迷状态，有循环与代谢功能障碍；③入 ICU 时，本例患者除了有机磷杀虫剂中毒外，还存在阿托品过量问题。

知识点

急性中毒时进行血液净化的指征

1. 毒物在体内达到或超过致死量者。
2. 药物或毒物种类、剂量不明者。
3. 无特异性对症解毒药的中毒者。
4. 两种以上药物、毒物中毒者。
5. 病情进行性恶化或出现意识障碍、呼吸抑制、低血压等生命危险者。
6. 患者存在基础肝、肾疾病，或中毒造成患者肝肾功能不全者。
7. 血液净化清除率高于内源性清除者。
8. 毒物对内环境有严重影响或有延迟效应（如甲醇、百草枯等）。

入住 ICU 后的治疗及效果

1. 入住 ICU 12 小时后自主呼吸恢复，48 小时后脱机拔管。

2. 脏器功能支持　经 12 小时治疗，包括液体复苏，循环功能稳定，血乳酸水平下降，酸碱平衡及电解质正常，尿量 2 000～2 400ml/d。实验室检查：AChE 0U/L，ALB 30g/L，LDH 1 200U/L，CK 280U/L，TNT-hs 0.05ng/ml，Hb 108g/L，HCT 30.5%，WBC 11.5×10^9/L，PLT 76×10^9/L，PT 18 秒，APTT 58.8 秒，TT 15 秒，FIB 2.1g/L，D- 二聚体 4.58mg/L。

3. 维持阿托品化　灌流治疗后，阿托品以 2mg、q2h 给药，治疗 6 小时临床所见：体温 36.8℃，心率 108 次 /min，呼吸 15 次 /min，血压 126/78mmHg。镇静状态，皮肤潮红，额顶部、前胸、腋下等干燥无汗，双侧瞳孔等大圆，直径 4mm，光反射灵敏；两肺呼吸音清晰，未闻及干湿性啰音；心率 108 次 /min，律齐，心音有力，病理性杂音（-）。腹部查体（-），四肢肌张力及肌力正常，双侧巴氏征（-）。

阿托品减量至 1mg，q2h 给药，临床病情稳定。6 小时后再次将给药间隔延长至 4 小时，24 小时后延长至 8 小时。

72 小时后，AChE 10U/L，阿托品减量至每次 1mg，12 小时给药一次，临床病情稳定。

96 小时后，AChE 25U/L，阿托品减量至每次 1mg，24 小时给药一次，临床病情稳定。

4. 复能剂氯解磷定一直与阿托品平行使用。
5. 血液灌流治疗共 5 次。
6. 无感染并发症。
7. 治疗 5 天，转回当地医院继续治疗。

（王　雪）

参 考 文 献

[1] 王质刚. 血液（浆）吸附疗法. 北京：北京科学技术出版社，2009.
[2] 陈香美. 血液净化标准操作规程（2010 版）. 北京：人民军医出版社，2010.

[3] EDDLESTON M . The pathophysiology of organophosphorus pesticide self-poisoning is not so simple. Netherlands Journal of Medicine，2008，66（4）：146-148.

[4] 张华林，张丽莎，黄瑾，等. 阿托品治疗急性有机磷农药中毒的荟萃分析. 药学服务与研究，2011，11（6）：456-458.

[5] HUSAIN K，ANSARI R A，FERDER L. Pharmacological agents in the prophylaxis/treatment of organophosphorous pesticide intoxication. Indian Journal of Experimental Biology，2010，48（7）：642-650.

[6] 石汉文，宫玉，崔晓磊. 急性有机磷中毒治疗的研究进展. 中华急诊医学杂志，2011，20（11）：1125-1127.

[7] EDDLESTON M，BUCKLEY N A，EYER P，et al. Management of acute organophosphorus pesticide poisoning. Lancet （London，England），2008，371：597-607.

[8] WU X，XIE W，CHENG Y，et al. Severity and prognosis of acute organophosphorus pesticide poisoning are indicated by C-reactive protein and copeptin levels and APACHE II score. Experimental & Therapeutic Medicine，2016，11：806-810.

中英文名词对照索引